煉丹修養法

伊藤光遠

煉丹修養法

伊藤光遠著

本書を讀まるゝ人は、必ず始めから讀まれたい。然らざれは、道語が多いので、屢々解し難いことがある。

緒言

一、煉丹《れんたん》の法《はふ》は、精《せい》を化《くわ》して炁《き》と爲《な》し、炁《き》を化《くわ》して藥《くすり》と爲《な》し、藥《くすり》を化《くわ》して丹《たん》と爲《な》す。要《えう》は、性的本能《せいてきほんのう》に出發《しゆつぱつ》して、大道《たいだう》を煉成《れんせい》するのである。

二、卒然《そつぜん》これを聞《き》いて驚怪《きやうくわい》するを休《や》めよ。誰《たれ》か、人間生活《にんげんせいくわつ》の眞相《しんさう》を曝露《ばくろ》すれば、性的本能《せいてきほんのう》がその中核《ちうかく》を爲《な》さざるを言《い》ひ得《え》よう。

三、煉丹《れんたん》が、こゝに基礎《きそ》を置《お》いたのは、頗《すこぶ》る當《たう》を得《え》てゐる。

四、が、煉丹《れんたん》を以《もつ》て誨淫《くわいいん》の法《はふ》としてはならぬ。煉丹《れんたん》、一に火化斷淫《くわくわだんいん》の法《はふ》と名《な》づける。淫志《いんし》を轉《てん》じて、睿智《えいち》を發《はつ》するの法《はふ》である。

五、煉丹《れんたん》には、小周天《せうしうてん》と大周天《だいしうてん》の工法《こうはふ》がある。小周天《せうしつてん》は、中年以後《ちうねんいご》の男子《だんし》が行《ぎやう》ずるによい。精《せい》を以《もつ》て精《せい》を補《おぎな》ふの法《はふ》である。

六、小周天《せうしうてん》、一に築基《ちくき》の法《はふ》と名《な》づける。大周天《だいしうてん》を行《ぎやう》ずる基礎《きそ》を築《きづ》くが故《ゆゑ》である。この書《しよ》小周天《せうしうてん》を說《と》いてゐる。

七、故《ゆゑ》にこの書《しよ》は、女人《によにん》と年少男子《ねんせうだんし》との用《よう》にはならない。が、この書《しよ》の精神《せいしん》を活用《くわつよう》することは、また不可能《ふかのう》ではない。麻姑《まこ》の如《ごと》き、西王母《せいわうぼ》の如《ごと》き、有名《いうめい》な女仙《ぢよせん》があつた。

八、煉丹《れんたん》の道《みち》は、支那《しな》の文化《ぶんくわ》と共《とも》に我《わ》が國《くに》に傳《つた》はるべくして、傳《つた》はらなかつた。佛教《ぶつけう》が我《わ》が國《くに》に傳《つた》へられて、禪定《ぜんちやう》の業《ごふ》が普及《ふきふ》すべくして、普及《ふきふ》しなかつたのと軌《き》を同《おな》じくする。その理由《りいう》はこゝに述《の》べない。

九、今《いま》の禪《ぜん》は、見性成佛《けんしやうじやうぶつ》を宗《しう》とす。所謂禪定宗《いはゆるぜんちやうしう》ではない。

十、煉丹《れんたん》は、禪定《ぜんちやう》の體驗《たいけん》ある人《ひと》なれば、理解《りかい》し易《やす》く、また入《い》り易《やす》い。

十一、禪定《ぜんちやう》を修《しう》して、よく定《ちやう》が發《はつ》すれば、性的機能《せいてききのう》の昂進《かうしん》を見《み》るのが例《れい》である。この時《とき》、よくこれを利導《りだう》しなければ、墮落《だらく》を免《まぬか》れない。

十二、煉丹《れんたん》を修《しう》する數日《すうじつ》、先《ま》づ發《はつ》するところは、陽生《やうせい》、藥產《やくさん》の景《けい》である。陽生《やうせい》、藥產《やくさん》には、性的機能《せいてききのう》の昂進《かうしん》を見《み》る。この時《とき》、氣息《きそく》の鼓吹《こすゐ》を用《もち》ひざれば、性慾《せいよく》が興奮《こうふん》して、走泄《そうせつ》する。

十三、修定中《しうぢやうちう》、性的機能《せいてききのう》の昂進《かうしん》に關《くわん》する直接《ちよくせつ》の記述《きじゆつ》は、佛典《ぶつてん》の中《なか》には見《み》えなかつた。況《いは》んや、こゝに基礎《きそ》を置《お》くが如《ごと》き記述《きじゆつ》のないのは、寧《むし》ろ當然《たうぜん》である。

十四、が、かの佛陀《ぶつだ》の馬陰藏相《めをんざうさう》の記述《きじゆつ》の如《ごと》きは、定境《ぢやうきやう》の過程《くわてい》を示唆《しさ》するものでなくて、何《なん》であらう。

十五、佛陀《ぶつだ》の陽《やう》は、殆《ほと》んど失《うしな》はれたが如《ごと》くさゝやかなるも、やがて小兒《せうに》の如《ごと》く、やがて壯夫《さうふ》の如《ごと》く、更《さ》らに陽《やう》より蓮華《れんげ》が生《しやう》じ、蓮華《れんげ》の中《なか》に化佛《けぶつ》があつて、五欲《よく》の厭患《えんくわん》すべきを訶《か》した。これが馬陰藏《めをんざう》に關《くわん》する記述《きじゆつ》である。

十六。性的本能《せいてきほんのう》、これを以《もつ》て修養《しうやう》の起點《きてん》とした、古昔《こせき》の高眞《かうしん》を禮讃《らいさん》する。

十七、定境《ぢやうきやう》が熟《じゆく》すれば、先《ま》づ身幹《しんかん》が聳直《しようちよく》にして、物《もの》あつて扶《たす》け起《おこ》すが如《ごと》きを感《かん》ず。或《あるひ》

は痛癢《つうやう》の感《かん》が全身《ぜんしん》の毫竅《がうけう》に生《しやう》し、白光《びやくくわう》の身《み》に遍《あまね》きを見《み》るが如《ごと》き發相《はつさう》がある。煉丹《れんたん》も、また
この過程《くわてい》を取《と》る。

十八、修定中《しうぢやうちう》に、魔境《まきやう》の發相《はつさう》がある。煉丹《れんたん》にも、陰氣《いんき》が陰怪《いんくわい》を爲《な》すといつてゐる。それはよく魔境《まきやう》の發相《はつさう》に類同《るゐどう》してゐる。

十九、煉丹《れんたん》の效果《かうくわ》として、健康《けんかう》が得《え》られ、病《やまひ》が除《のぞ》かれ、神氣《しんき》が安靜《あんせい》に、睿智《えいち》が明淨《めいじやう》に開《ひら》かれる。かゝる方法《はうはふ》の枝葉細目《しえふさいもく》に渉《わた》つては、今《いま》一々これを述《の》べない。

二十、今《いま》や體育《たいいく》に關《くわん》する諸般《しよはん》の施設《しせつ》は、實《じつ》に目《め》ざましい勢《いきほひ》で勃興《ぼつこう》してゐる。この煉丹《れんたん》の如《ごと》きは、また體育家《たいいくか》に一顧《こ》せられんことを望《のぞ》む。

二十一　世界的長距離選手《せかいてきちやうきよりせんしゆ》として超人《てうじん》の稱《しよう》あるパーボ・ヌルミの如《ごと》きは、場《ちやう》に起《た》つに先《さきだ》つて、必《かなら》ず冥想《めいさう》を修《しう》したことは周知《しうち》の事實《じじつ》である。

北信輕井澤の客窓に於て

著者識す

目次

第一部　汎説

第一章　序説……一
修養中の白眉＝煉丹は性的本能の煉成を內容とす＝生殖器崇拜の迷信とは違ふ＝老子の嬰兒に對する觀察＝屈原の離騷＝易の陰陽說＝煉丹は方士の藥にあらず＝煉丹と禪定との關係＝現代の病弊の救濟＝性的內分泌＝首楞嚴經の魔境＝吾人の生活に應用するには＝精を以て精を補ふ

第二章　性的本能と煉丹……一五
性的本能と精神的體驗とは密接の關係あり＝法悅の境＝性的本能の昇華なる信仰＝

二
天上の愛地上の愛＝煉丹は愛著思慕の移行にあらず＝聖カタリナの所謂天國の匂ひ＝禮拜中の情熱及び遺精＝煉丹の陽生＝性空上人と室の遊女＝親鸞上人と救世菩薩＝聖尼ソアー・ジーン・デス・アンデスの幻視幻聽＝聖尼テレーゼと天使との肉交の幻覺＝法悅と肉悅＝靈的至上境はかゝる種類のものではない＝釋尊成道時の魔女の誘惑＝恍惚の境には精の走泄を戒めよ＝暹羅の僧園＝性交畫を文身した沙門及び佛陀＝壁畫及びその解釋

第三章　根本禪と煉丹……三一
禪定は佛陀に始まつたものではない＝止觀均等＝止觀は煉丹の文火と武火の關係である＝禪に於ける身息心の調和＝煉丹に於ける神炁呼吸の煉成＝禪定の品類＝根本禪の圖示＝欲定＝麁住＝細住＝欲界定＝未到地定＝色定＝八觸＝十功德＝五支＝初禪＝二禪＝三禪＝四禪＝禪定に於て陷るべき病弊＝煉丹は佛家の禪定に學ぶところが多い＝築基の工法は欲界定＝築基の功が成れば濟世利民の上に活躍する

第四章　修丹の方法……四七

禪定の體驗から解釋した煉丹＝生活の簡素＝飲食の調節＝睡眠の適度＝靜寂の居處＝先覺の指導＝澄心靜坐＝煉丹要旨＝腎中の元精を煉る＝引頭＝精を以て精を補ふ＝築基の工＝第一工程煉己＝第二工程調藥＝第三工程採藥＝陽擧＝煉藥＝第四工程封固＝第五工程煉藥＝第六工程採丹

第五章　入修の注意……七〇
煉丹は入修が稍困難なるのみ＝火の應用及び文武の火候＝還虛煉已＝銷魂忘我に誘導するための文火＝別法としての武火＝數息＝數息の訣として片假名のレ＝修道中妄想の起るは一種の進境＝還虛の外景＝體溫の上升及びその理由

第六章　修證の過程……七七
原坦山師の佛仙論＝白隱禪師の野船閑話＝發相＝煉丹の發相と禪定との對比＝藥產の發相としての七項目＝成丹の發相としての白光＝體力增進＝感冒に罹らぬこと＝不眠に耐ゆること＝二十四日間不眠で著述＝饑餓に堪ゆること＝寒に耐ゆること＝疾患の治法＝心を丹田に止む＝疾患部位に心を專注する＝治法ならぬ治法＝定と發

汗＝他を治する法＝指頭押壓と强吹息＝精神病者と共に實修＝一般人も精神病者のみ＝同行某氏が精神病の妻を癒したる報知

第二部　金仙證論解說

第一章　序煉丹…………………………………………………………九三

修道は神炁に依る＝生殖の中樞＝淸濁を分つ＝內呼吸と外呼吸＝神炁の融合＝母氣と子炁＝混採混煉してはならぬ＝爐鼎道路＝性的昂進に出發した煉丹＝鉛汞藥物眞丹假丹＝煉丹の邪說としての房術＝簡易の妙を知れ＝恍惚の境に先天の神炁が發す＝精を煉つて炁、形を煉つて神＝風火の用＝神を凝らして炁穴に入る＝陽生の時息れば走泄する＝藥物炁穴に歸すれば周天を行へ＝用火を知らざれば藥も成らない＝空煉は頑空に墮つ＝神は暢明に志は猛勇＝心は炁穴に住して周天を行ず＝神炁同行は煉丹の訣

第二章　正道淺說…………………………………………………………一一三

元精を煉つて丹と爲す＝丹成れば奇蹟現る＝造化の機に就て知れ＝精は養身立命の至寶＝陽精を留め得て神仙現成す＝精を以て精を保する若返り法＝童眞は工を成し易し＝順なれば個體を生じ逆なれば丹が成る＝精は死に入り生に入るの關＝精は本來無形動いて精と爲る＝未動の前即ち先天の炁＝神寂にして精炁深く藏す＝恍惚として融會の妙意あり＝動いてその名あり＝機が萠して元炁、旋動して元精＝修仙作佛の種子塵念起れば淫精に化す＝元精を逆回させる＝神炁の鎔化＝兩般の靈物天然に合す＝火は臍下より發す＝牝牡の交會神炁の妙融＝藥の老嫩と丹田の暖信＝時至り神知る＝神炁を合して我が妙藥とす＝藥炁を採取し身中にめぐらす＝神炁は呼吸によりて外遊しない＝周天の法＝中途の沐浴＝行住起止多少の限法＝精竅漏らさず能く長生す＝大藥成るの候

第三章　煉已直論……………一五〇

七返還丹の訣＝神を丹田に入れ炁を泥丸に升らしむ＝本來の虚靈を現す＝已を煉らざれば走泄の失あり＝煉己の漸法＝煉已の諸相＝煉丹の節目＝呂祖、邱祖の受難＝費長房、佛陀の誘惑

第四章　小周天藥物直論……一六九
元精より藥物、金丹更らに大道＝精は眞人長生の根＝性の機轉を制す＝陽關を閉して外藥を採る＝精は炁穴にのみ止まつてゐない＝調藥に口訣多し＝採取の時を知れ陽が生じても直ちに採取しない＝藥の長ずるを待つて採取する＝藥炁あらば周天の火を行ぜよ＝邪說に注意せよ
第五章　小周天鼎器直論……一八二
爐鼎は我に在り＝鼎爐の訣＝鼎々もと鼎なし
第六章　風火經……一九一
第一節　序說……一九一
風は升降往來の呼吸火は煉丹の主＝佛の漏盡成仙道の煉精化炁＝元精も風火を得て道と爲り炁と爲る＝修煉は風火による＝風火の傳は聖眞の禁＝中古の聖の訣＝周天煉法＝火を說いて風を略す＝風を說いて火を略す＝言の詳略＝「風火の詩」

第二節　行　火……二〇五

神炁交らなれば藥を採る能はず＝陽動いて直ちに火を行ず＝丹田に陽動く＝夢裏に陽擧る＝心火を降して丹田に入る＝水火交媾＝有情の下種は元炁の萠動＝先天の眞種子に根基を立つ＝南辰、北辰の位に入る＝太陽、太陰を伏す＝汞、鉛竈に投ず＝靈烏桂柯に宿す＝太陽月明の中に＝陽生の時下手の時＝精の煅煉に火

第三節　用　風……二一六

眞鉛は風によいて產ず＝巽風、坤火＝呼吸元炁巽風扇＝氣をもつて精を攝す

第四節　風火及調藥……二二〇

精調炁候＝精生の動機＝藥の老嫩＝走泄の炁を調す＝機を知る＝一陽の發現大力の白牛＝雪山に白牛あり＝五穀の精怪を作す＝風火を用ひて煉盡せよ＝日月虛危の地に會す＝結文

第五節　藥　生……二三九

恍惚として陰陽初めて變化す＝瘥毫竅に生ず＝藥物元竅より生ず＝因地の果＝龍宮吼一聲＝彈指したがつて豁開す＝機動き籟鳴る＝復眞元を覺る

第六節　起火、採藥、歸爐、沐浴……二三五

起火採藥＝藥を採つて爐に歸せしむ＝封固停息

第七節　煉　藥……二三八

刻漏の火と靈芽＝內符＝起火受炁＝神火を引いて金に逼る＝神火の運動＝採藥には武火＝意中宮を守るの要＝天罡斗柄＝斗牛＝河車の登駕＝一脉の天津＝寒泉瀝々＝一吸一呼＝子升午降＝呼吸闔闢

第八節　周天之息數……二五二

乾坤橐籥＝一爻又一爻＝天上分明なり十二辰＝生成の數＝周天の息＝三十六また二十四＝陰陽の數＝息火停符の沐浴＝進火退符＝煉てまた煉り周つてまた周る

第九節　成丹之日期……二六一

百日にして精漏れず＝百日危險を防ぐ＝夢寐の昏迷を忌む

第十節　止火及成丹……二六四

定裏丹成る＝丹熟せば火候を行せず＝止足を知れ＝止火の候＝止火の景＝景の多きを待つ＝景三びにして止む＝結文

第七章　藥產之効驗……二七三
引頭＝炁穴を返照す＝藥產の景＝元竅の炁下より後に往く＝速かに採つて烹煉せよ
第八章　總　說……二八三
性よく虛靜なれば眞機動く＝藥の老嫩を明かにす＝虛危穴と文武火＝度數息數＝丹成景至、超凡入聖
第九章　周天圖說……二九四
周天圖＝金丹造化の元功こゝに在り＝元關中宮天心＝八脈一穴に拱す＝無形の竅
第十章　火候次序……三〇五
忽然陽生ず＝神炁交る＝陽擧卽ち武火を用ひ歸根文火を用ふ＝活子時＝二候牟尼を取る＝火候明白を要す

第十一章　任督二脈圖說……三一六
任督二脈圖＝任督二脈の正說
第十二章　決　疑……三二〇
第一節　僧豁然七問……三一〇
打七一門の修法の吐血の理由＝參禪道を成ずるを見ず＝念經念佛の缺陷＝參禪者の走泄＝參禪に走泄を言はざる弊＝佛陀の對斗明星＝紙上の傳法
第二節　王會然七問……三三三
兩月藥產三月成丹別門是ありや＝周天の度數を知らざれば走泄あり＝藥先行せざれば丹を結ばず＝津液呑下の妄說＝二候の妄說＝呼吸に陽生を知らざれば陰神を出す＝吐血の病は何に由るか＝升降遲速は病を生ず
第三節　了然五問……三四一
正道の火候も不是＝乾の用九坤の用六も不是＝子行午行も不是＝陰陽の數も不是＝陰陽の策數も不是＝是不是は眞傳の有無による

第三部　道語字解

煉丹修養法

第一部　汎説

第一章　序説

修養中の白眉

煉丹《れんたん》は修養法《しうやうはふ》の白眉《はくび》である。諸多《しよた》の修養法《しうやうはふ》とは遥《はる》かに異《ことな》つた根礎《こんそ》の上《うへ》に立《た》つてゐる。それが諸多《しよた》の修養法《しうやうはふ》の上《うへ》に、嶄然群《ざんぜんぐん》を抜《ぬ》いてゐる觀《くわん》あると共《とも》に、またその實修上《じつしうじやう》の効果《かうくわ》が確《かく》實《じつ》なる所以《ゆゑん》である。

諸多《しよた》の修養法《しうやうはふ》は、何《いづ》れも大同小異《だいどうせうい》であつて、結局《けつきよく》はその歸著點《きちやくてん》を一にすることになつて

煉丹は性的本能の煉成を内容とす

敢《あへ》て門《もん》を立《た》て戸《こ》を分《わか》つの要《えう》はない。然《しか》るに煉丹《れんたん》はこれらと全然《ぜんぜん》その趣《おもむき》を異《こと》にしてゐて、「任他萬般差別法。總與㆓金丹㆒事不㆑同。」（さもあらばあれ萬般差別《まんぱんさべつ》の法《はふ》、總《そう》に金丹《きんたん》と事同《ことおな》じからず。）と、高《たか》く自己《じこ》を標置《へうち》してゐる。「分《わ》け登《のぼ》る麓《ふもと》の道《みち》は異《ことな》れど、同《おな》じ高根《たかね》の月《つき》を見《み》るかな」と誰《たれ》やらの道歌《だうか》のやうに、おほろかにかたづけたのでは慊《あきた》らない色《いろ》を示《しめ》してゐるのには、當然《たうぜん》その理由《りいう》がなければならない。

世《よ》の中《なか》には種々《しゆじゆ》な修養法《しうやうはふ》があつて、それらの何《いづ》れも、心力《しんりよく》を強固《きやうこ》に保《たも》つとか、身體《しんたい》を鍛錬《たんれん》するとか、呼吸《こきふ》を深《ふか》く強《つよ》くするとかいふどれかに歸《き》して、結局《けつきよく》は大同小異《だいどうせうい》になつてしまふ。獨《ひと》り煉丹《れんたん》に於《おい》ては、如上《ちよじやう》の諸件《しよけん》も必要《ひつえう》ではあるが、別《べつ》に猶《なほ》もつと大切《たいせつ》なものがあるといつてゐる。それは吾人《ごじん》の性的本能《せいてきほんのう》である。これがあるがために、新《あた》らしい個體《こたい》も造《つく》り出《いだ》され、人類《じんるゐ》が地上《ちじやう》に蕃息《はんそく》するのである。外面《ぐわいめん》に向《むか》つて、性的本能《せいてきほんのう》がかくの如《ごと》く重大《ちうだい》なる關係《くわんけい》をもつてゐると共《とも》に、内面《ないめん》に向《むか》つてもまた重大《ちうだい》なる機樞《きすう》を握《にぎ》つてゐる。即《すなは》ち吾人《ごじん》の身心《しんしん》を最《もつと》も適正《てきせい》に、最《もつと》も理想的《りさうてき》に導《みちび》くことである。然《しか》るに、世《よ》の修養家《しうやうか》には、それが顧《かへり》みられ

生殖器崇拜の迷信とは違ふ

てゐないで、たゞ獨《ひと》り煉丹家《れんたんか》に於《おい》てのみ注意《ちうい》されてゐる。これが全《まつた》く他《た》に類例《るゐれい》を見《み》ない特《とく》異《い》の點《てん》である。

世《よ》に諸種《しよしゆ》の信仰《しんかう》があつて、原始時代《げんしじだい》には各地方《かくちはう》に、生殖器崇拜《せいしよくきすうはい》の風《よう》が行《おこな》はれた時《とき》もあつた。原始人《げんしじん》の生殖器《せいしよくき》に對《たい》する信念《しんねん》は、極《きは》めて眞摯《しんし》なもので、かの印度《インド》に於《お》けるリンガ、ヨーニ等《とう》の信仰《しんかう》の如《ごと》き、或《あるひ》は我《わ》が國《くに》に於《お》ける道祖神《だうそじん》（サヘノカミ）の如《ごと》き、すべて人間創造《にんげんさうざう》の驚異《きやうい》から發《はつ》した現象《げんしやう》である。さりながら、その信仰《しんかう》が如何《いか》に眞摯《しんし》であるといつても、一個《こ》の迷信《めいしん》たるに過《す》ぎない。直《たゞ》ちにこれを移《うつ》して現代人《げんだいじん》の信仰《しんかう》の對象《たいしやう》とすることは、現代人《げんだいじん》の常識《じやうしき》に於《おい》て許《ゆる》し能《あた》はぬところである。

煉丹《れんたん》の術《じゆつ》に於《おい》て、性的本能《せいてきほんのう》に修養《しうやう》の根礎《こんそ》を置《お》くのは、決《けつ》してかゝる迷信《めいしん》によるのではなく、儼《げん》として動《うご》かすべからざる體驗《たいけん》に出發《しゆつぱつ》してゐる。これが他《た》を指《さ》して「總《そう》に金丹《きんたん》と事同《ことおな》じからず」と、煉丹家《れんたんか》が高《たか》い矜持《きようぢ》を以《もつ》て斷言《だんげん》する所以《ゆゑん》である。

煉丹《れんたん》といふ名稱《めいしよう》は、多《おほ》くの人《ひと》によりて謬つた見解《けんかい》をもつて迎《むか》へられてゐる。多《おほ》く鉛汞《えんかう》を化《くわ》して丹《たん》とする方法《はうはふ》なるが如《ごと》く解《かい》する者《もの》が多《おほ》い。それも一つの手段《しゆだん》で、藥《くすり》を服《ふく》して壽《じゆ》を延《の》ぶるが如《ごと》き方術《はうじゆつ》も、仙家《せんけ》に於《おい》て傳《つた》はつてゐないのではない。これはたゞ仙家《せんけ》のみではない、遠《とほ》く埃及《エヂプト》に於《おい》ても、同《どう》一の目的《もくてき》の下《もと》に煉金術《れんきんじゆつ》なるものが存在《そんざい》してゐた。それが現代《げんだい》の化學《くわがく》の祖《そ》となつたといはれてゐる。併《しか》しこれは所謂《いはゆる》外丹《ぐわいたん》、外藥《ぐわいやく》で、かゝる藥餌《やくじ》を服食《ふくしよく》することも、敢《あへ》て無用《むよう》とするのではないが、それよりも一層全的《そうぜんてき》で、根本的《こんぽんてき》なものがある。卽《すなは》ち内丹《ないたん》、内藥《ないやく》である。この内丹《ないたん》、内藥《ないやく》は何《なに》によつて成《な》るかといふに、性的本能《せいてきほんのう》の煉成《れんせい》によりて始《はじ》めて得《う》るものである。

かの生殖器崇拜《せいしよくきすうはい》は、何《いづ》れの國《くに》に於《おい》ても相應《さうおう》に流布《るふ》した迹《あと》があるから、若《も》し煉丹《れんたん》の如《ごと》く性《せい》に出發《しゆつぱつ》したる修養法《しうやうはふ》が、生殖器信仰《せいしよくきしんかう》と聯絡《れんらく》があるものとすれば、當然《たうぜん》かゝる俗信《ぞくしん》の行《おこな》はれた國々《くにぐに》に於《おい》ても發生《はつせい》すべき筈《はず》であるが、それらに於《おい》ては殆《ほと》んどその萌芽《ほうが》をすら見《み》ることもなく、獨《ひと》り支那《しな》に於《おい》てのみ創見《さうけん》せられ、稍深《やゝふか》い研究《けんきう》にまで進《すゝ》んだことは、生殖器崇拜《せいしよくきすうはい》の如《ごと》きものと關係《くわんけい》のない、特殊《とくしゆ》な發達《はつたつ》をしたものなることをいひ得《う》る。

老子の嬰兒に對する觀察

更《さ》らに眼《め》を轉《てん》じて、かゝる修養法《しうやうはふ》が支那《しな》に於《おい》て發達《はつたつ》した理由《りいう》を別《べつ》の方面《はうめん》から觀察《くわんさつ》して見《み》よう。抑々《そもく》支那《しな》は驚《おどろ》くべく多《おほ》くの怪談《くわいだん》をもつてゐる國《くに》である。然《しか》してその多《おほ》くが性《せい》に關係《くわんけい》をもつてゐることは、その國民《こくみん》が如何《いか》に生殖《せいしよく》を尊重《そんちよう》してゐるかを語《かた》るものである。性《せい》に關《くわん》する書《しよ》が毎家《まいか》必備《ひつぴ》の書《しよ》として購入《こうにふ》せらるゝが、若《も》しその中《なか》に宣淫導慾《せんいんだうよく》の記述《きじゆつ》があれば、忽《たちま》ちそれが退《しりぞ》けられるといふ事實《じじつ》は、著者《ちよしや》の目撃《もくげき》して知《し》つてゐる事《こと》である。却說《さて》その怪談《くわいだん》たるや、稍《やゝ》深刻《しんこく》な味《あぢ》をもつてゐる。これらの怪談《くわいだん》は、稍《やゝ》文化《ぶんくわ》の發達《はつたつ》してからの產物《さんぶつ》で、特《とく》に性的本能《せいてきほんのう》に就《つい》ては、深甚《しんじん》の興味《きようみ》をもつて對玩《たいぐわん》するやうになつてからの事《こと》である。要《えう》するに、性《せい》に對《たい》する漢人《かんじん》の扱《あつか》ひ方《かた》は、訓練《くんれん》されたる文化人《ぶんくわじん》の觀察《くわんさつ》から出《で》てゐる。そのうちには性《せい》に對《たい》して興味《きようみ》を惹《ひ》かるゝの餘《あま》り、若《も》しくは眞面目《しんめんもく》なる思索《しさく》からこれを煉成《れんせい》せば、何等《なんら》かの歸結《きけつ》に到達《たうたつ》しはすまいかと考《かんが》へた者《もの》も出《で》たのであらう。かの老子《らうし》の如《ごと》きはその一人《ひとり》で、その著《ちよ》道德經《だうとくきやう》にも、「未《いま》だ牝牡《ひんぼ》の合《がふ》を知《し》らずして朘作《さいおこ》るは、精《せい》の至《いた》れるなり。」といつてゐる。朘《さい》とは小兒《せうに》の陽《やう》なりと註《ちう》されてゐる。老子《らうし》は、未《いま》だ性慾《せいよく》の起《おこ》らざる小兒《せうに》にして、猶《なほ》朘《さい》の作《おこ》るのに對《たい》して心《こゝろ》が惹《ひ》かるゝこと少《すくな》くなかつたと見《み》え、その原因《げんいん》を探《さぐ》つた。また幼兒《えうじ》の握《にぎ》ることの固《かた》いのは何《なん》の故《ゆゑ》かと思索《しさく》して、その無心《むしん》なるに歸《き》した。また終日《しうじつ》號《さけ》んで聲《こゑ》の嗄《か》れない理由《りいう》は、常《つね》に無慾《むよく》にして精《せい》を全《まつた》うしてゐるからだと考《かんが》へて、精《せい》を全《まつた》うする方法《はうはふ》を探求《たんきう》した。

また屈原《くつげん》の離騷《りさう》を讀《よ》んでも、その措辭《そじ》の幽玄《いうげん》にして、神韻縹緲《しんゐんへうべう》たる中《なか》に、精《せい》を全《まつた》うする方法《はうはふ》を暗示《あんじ》してゐるが如《ごと》くである。儒教《じゆけう》はもとより倫理《りんり》主義《しゆぎ》の教《をしへ》であるので、表面《へうめん》はさうした問題《もんだい》に觸《ふ》れてゐないやうであるが、儒門《じゆもん》の根柢《こんてい》を爲《な》すと稱《しよう》する大學《だいがく》に「止《とゞま》ることを知《し》つて、而《しか》して後《のち》に定《さだ》まることあり。定《さだ》まつて而《しか》して後《のち》に能《よ》く靜《しづ》かなり。靜《しづ》かにして而《しか》して後《のち》に能《よ》く慮《おもんぱか》る。慮《おもんぱか》つて後《のち》に能《よ》く得《う》。」とあるのを讀《よ》めば、孔門傳授《こうもんでんじゆ》の心法《しんぱふ》とか、道統《だうとう》の傳《でん》とかいふものは、この止《とゞま》るを知《し》つて云々《うんぬん》の數語《すうご》のうちに含有《がんいう》せらるゝが如《ごと》くに思《おも》はれる。然《しか》しこれを實修《じつしう》する細目《さいもく》に至《いた》つては、何等《なんら》の口訣《くけつ》がないので、明《あき》らかに知《し》ることが出來《でき》ない。かの堯《げう》が舜《しゆん》に傳《つた》へたといふ「維《こ》れ精《せい》、維《こ》れ一にして、まことにその中《ちう》を執《と》れ。」といつた中《ちう》の如《ごと》きも、當然《たうぜん》別《べつ》に何等《なんら》かの口傳《くでん》がなければならない筈《はず》である。

易《えき》に「天地絪縕《てんちいんうん》、萬物化醇《ばんぶつくわじゆん》す。男女精《だんちよせい》を構《あは》せて、萬物化生《ばんぶつくわせい》す。」といつてゐるのも、たゞ自《し》然現象《ぜんげんしやう》をありのまゝに語《かた》つたものとのみ見《み》ることは出來《でき》ない。易《えき》の全部《ぜんぶ》が、陰陽《いんやう》の交錯《かうさく》から成立《なりた》つてゐて、道《みち》の本源《ほんげん》もこゝに在《あ》りとして「一陰《いん》一陽《やう》これを道《みち》といふ。」と稱《しよう》して、道《みち》の出發點《しゆつぱつてん》を一陰《いん》一陽《やう》に求《もと》めてゐるのに徴《ちよう》すれば、それから演繹《えんえき》して來《き》て、修養《しうやう》の根柢《こんてい》を男女《だんちよ》の精《せい》をあはせる上《うへ》に置《お》いてゐないことは誰《たれ》かいひ得《え》よう。同《おな》じく易《えき》に「聖人《せいじん》これを以《もつ》て心《こゝろ》を洗《あら》ひ、密《みつ》に退藏《たいざう》す。吉凶民《きつきようたみ》と憂《うれひ》を同《おなじ》ふす。」といつて、心《こゝろ》を洗《あら》つて密《みつ》に退藏《たいざう》するの要《えう》を說《と》いたのは、以《もつ》て神明《しんめい》を幽贊《いうさん》する所以《ゆゑん》で、目的《もくてき》を定《さだ》めず徒《いたづ》らにこれをいつたものではなく、修養上《しうやうじやう》、實《じつ》にその指《さ》すところがなければならぬ筈《はず》である。

かうした修養法《しうやうはふ》は、恐《おそ》らくは支那《しな》の古代《こだい》に於《おい》て傳《つた》へられてゐたが、かの「中冓《ちうこう》の言《げん》は說《と》くべからず。」の筆法《ひつぱふ》で、師々弟々《しゝていく》、密《みつ》に口傳《くでん》したもので、中冓《ちうこう》の言《げん》は、誰《たれ》しも日々常用《にちくじやうよう》の事《こと》でありながら、言《げん》の醜《しう》なるを忌《い》んで、これを語《かた》らないやうに、修養《しうやう》の眞訣《しんけつ》は、これを公《こう》然顯說《ぜんけんせつ》しなかつたことゝ思《おも》はれる。爲《た》めに、その傳《でん》は、儒家《じゆか》に於《おい》てはいつしか絕《た》えて、遂《つひ》

煉丹は方士の藥にあらず

に傳《つた》はらないやうになつたのではあるまいか。

かく性的本能《せいてきほんのう》に基礎《きそ》を置《お》いてゐることを内容《ないよう》とする修養《しうやう》は、特《とく》に老莊《らうさう》の學問《がくもん》に於《おい》てその色彩《しきさい》が濃厚《のうこう》なところから、その方面《はうめん》の修道者《しうだうしや》に限《かぎ》つて傳承《でんしよう》し來《きた》つた。

丹《たん》を煉《ね》り、これを服《ふく》して長生久視《ちやうせいきうし》を期《き》する方士《はうし》の術《じゆつ》が、盛《さか》んに秦漢《しんかん》の時代《じだい》に行《おこな》はれて、これに歸依《きえ》する帝王《ていわう》なども多《おほ》かつた。かの秦《しん》の始皇《しくわう》、漢《かん》の武帝《ぶてい》の如《ごと》きは、その随《ずゐ》一であつたらう。徐福《じよふく》が、始皇《しくわう》の命《めい》を受《う》けて、藥《くすり》を東瀛《とうえい》に求《もと》むべく我《わ》が國《くに》に渡來《とらい》して、その子孫《しそん》が紀州《きしう》の熊野《くまの》浦《うら》に止《とゞ》まつたといふ口碑《こうひ》さへ殘《のこ》してゐる。さういふ外藥《ぐわいやく》、外丹《ぐわいたん》を用《もち》ふる術《じゆつ》があつたので、その名《な》もこれに擬《ぎ》して煉丹《れんたん》と稱《しよう》し、その修法《しうはふ》も藥《くすり》の製造《せいざう》といふところから工法《こうはふ》と唱《とな》へ　藥生《やくせい》、採藥《さいやく》、火煉《くわれん》、封固《ほうこ》、歸爐《きろ》、金丹《きんたん》などゝいつて、直接《ちよくせつ》に性的文字《せいてきもんじ》を使用《しよう》しない。然《しか》して、山野《さんや》に金石草木《きんせきさうもく》の藥餌《やくじ》を採取《さいしゆ》し、これを擣篩《たうし》和合《わがふ》烹煉《はうれん》して造《つく》るところの藥《くすり》や丹《たん》を、外藥《ぐわいやく》、外丹《ぐわいたん》と稱《しよう》し、自己《じこ》の心身《しんく》の上《うへ》に化成《くわせい》するところの過程《くわてい》に於《お》ける諸多《しよた》の現象《げんしやう》を、内丹内藥《ないたんないやく》と稱《しよう》するに至《いた》つた。

煉丹と禪定との關係

そこに佛教《ぶつけう》が渡來《とらい》して、禪定《ぜんぢやう》の方法《はうはふ》が傳《つた》へられた。禪定《ぜんぢやう》は、今日《こんにち》に於《おい》てこそ、佛教《ぶつけう》に於《おい》てさう重要《ぢうえう》な位置《ゐち》を占《し》めてゐない。禪宗《ぜんしう》の如《ごと》きも、禪《ぜん》とは直示《ぢきし》單傳《たんでん》の示《じ》と單《たん》の合成《がふせい》で、禪《ぜん》定《ぢやう》の禪《ぜん》ではないと強辯《きやうべん》してゐる。が、昔《むかし》は晋《しん》より盛唐《せいたう》にかけて、よほど盛《さか》んに行《おこな》はれてゐて、禪師《ぜんし》と稱《しよう》して、修禪《しうぜん》を專門《せんもん》とする僧侶《そうりよ》もあつた。さうして、その傳《でん》が、煉丹《れんたん》とも共通《きようつう》の點《てん》が多《おほ》いので、その頃の道教《だうけう》の組織《そしき》のうちに、取入《とりい》れて、これを消化《せうくわ》し、煉丹《れんたん》の方法《はうはふ》も完成《くわんせい》の域《ゐき》に近《ちか》づいて來《き》た。

現代の病弊の救濟

道家《だうけ》に於《おい》て稱《しよう》するところに依《よ》れば、「人間《にんげん》には精《せい》の本源《ほんげん》があつて、それが順《じゆん》に行《おこな》はるゝときは、人《ひと》を生《しやう》ずるの因《いん》となる、即《すなは》ち凡夫《ぼんぷ》の行《おこな》ふところである。逆《ぎやく》にこれを修《しう》するときは、丹《たん》を成《じやう》ずるの機《き》となつて、眞人《しんじん》の道法《だうはふ》となるのである。即《すなは》ち始《はじ》め性的本能《せいてきほんのう》の動《うご》くがまゝに從《したが》へば、人《ひと》を生《しやう》ずるが如《ごと》き、摩訶不思議《まかふしぎ》の結果《けつくわ》を見《み》る位《くらゐ》であるから、これを化《くわ》して何等《なんら》かの一生面《せいめん》を開《ひら》くことは、敢《あへ》て空想《くうさう》ではないだらう。現《げん》に我等《われら》が、精《せい》を濫費《らんぴ》したるときは、身心《しんしん》に疲憊《ひはい》を來《きた》し、種々《しゆじゆ》な過惡《くわあく》を醸《かも》すことは誰《た》れでもが熟知《じゆくち》してゐるところである。またとに精《せい》を濫費《らんぴ》することは、これによつて生《しやう》ずる結果《けつくわ》を待《ま》つばかりでなく、濫費《らんぴ》それ自身《じしん》が過惡《くわあく》である。これに反《はん》して、努力《どりよく》してよく精《せい》を保《たも》つことは、それ自身《じしん》が淨業《じやうごふ》なるのみならず、よく聖胎《せいたい》を結《むす》ぶことも敢《あへ》て望《のぞ》み難《がた》きにあらずと考《かんが》へて、これを以《もつ》て基調《きてう》として、修養《しうやう》の方法《はうほふ》を探求《たんきう》したのである。

現代人《げんだいじん》は、性的本能《せいてきほんのう》を以《もつ》て一の生理現象《せいりげんしやう》として取扱《とりあつか》つてゐるのに過《す》ぎない。これを以《もつ》て修養《しうやう》の出發點《しゆつぱつてん》とするが如《ごと》き説《せつ》を聞《き》くときは、多分《たぶん》一種《しゆ》の迷信《めいしん》として輕視《けいし》するかも知《し》れない。然《しか》し煉丹《れんたん》の術《じゆつ》は、上下幾千年《じやうげいくねん》に渉《わた》つて、多《おほ》くの高士眞人《かうししんじん》によりて經驗《けいけん》せられ、完成《くわんせい》せられた修養《しうやう》の道法《だうほふ》である。就中《なかんづく》、周天《しうてん》の法《はふ》の如《ごと》きは、これを實際《じつさい》に照《て》らして、間然《かんぜん》すべからざる生理的現象《せいりてきげんしやう》を基礎《きそ》として築《きづ》き上《あ》げられたものである。周天《しうてん》の法《はふ》は丹田《たんでん》（臍《ほそ》より腎《じん》に向《むか》つて一線《せん》を引透《ひきとほ》し、前《まへ》より七分《ぶ》、後《うし》ろより三分《ぶ》の邊《へん》を想定《さうてい》し、これより約《やく》一寸《すん》を垂直《すゐちよく》に下《さが》つた部位《ぶゐ》）より起《おこ》つて、脊髓《せきずゐ》の内側《うちがは》に沿《そ》ひ、頭部《とうぶ》の内面《ないめん》、泥丸《でいぐわん》と稱《しよう》する部位《ぶゐ》に向《むか》つて上升《じやうしやう》する一路《ろ》を督脈《とくみやく》と稱《しよう》する。更《さ》らに泥丸《でいぐわん》より胸腹部《きようふくぶ》の内壁《ないへき》に沿《そ》ひ、丹田《たんでん》に降《くだ》る一路《ろ》を任脈《にんみやく》と稱《しよう》してゐる。この任督《にんとく》を通《つう》じて、神炁《しんき》をめぐらす、これを周天《しうてん》と名《な》づけたものである。かの腰脊部《えうせきぶ》、督脈《とくみやく》の上升路《じやうしようろ》に當《あた》る部位《ぶゐ》を以《もつ》て性交《せいかう》の中樞《ちうすう》と考《かんが》へ、これを溫養《をんやう》し、これを堅固《けんご》にして、その氣《き》を上升《じやうしよう》せしめて、神《しん》を養《やしな》ふことは、決《けつ》して非《ひ》科學的《くわがくてき》のものではない。

かの性交《せいかう》が度《ど》を過《すご》すときは、腰部《えうぶ》に硬直《かうちよく》を感《かん》ずることは、世人《せじん》の經驗《けいけん》するところであるが、また修丹《しうたん》が熟《じゆく》するときは、身《み》がおのづから聳直《しようちよく》になるを感《かん》ずる。禪定《ぜんちやう》に於《おい》ても、同一《どう》の自覺《じかく》がある。そは何《なん》の故《ゆゑ》であるか未《いま》だ明《あきら》かに知《し》られてゐないが、體驗上明瞭《たいけんじやうめいれう》なる事實《じじつ》である。また性的内分泌《せいてきないぶんぴ》が、全身《ぜんしん》を滋潤《じじゆん》し、特《とく》に腦《なう》の活力《くわつりよく》を養《やしな》ふの能《のう》あることは、現代科學《げんだいくわがく》に於《おい》て粗々《ほゞ》肯定《こうてい》してゐるところである。これは炁《き》を以《もつ》て神《しん》を養《やしな》ひ、神《しん》を以《もつ》て炁《き》を制《せい》する周天《てん》の意義《いぎ》と契合《けいがふ》するところが多《おほ》い。かの精《せい》の外《ほか》に走《はし》るのを防《ふせ》ぐには先天《せんてん》の神《しん》に依《よ》るべく、神《しん》によつてこれを抑制《よくせい》し、抑制《よくせい》されたる炁《き》を以《もつ》て神《しん》を養《やしな》ひ、神炁《しんき》互《たがひ》に相扶《あひたす》くるの術《じゆつ》は、全《まつた》く仙家《せんけ》の發明《はつめい》にして、他《た》の追隨《つゐずゐ》を許《ゆる》さないところである。

佛教《ぶつけう》に於《おい》て傳《つた》へらるゝ禪定《ぜんちやう》に於《おい》ては、性的本能《せいてきほんのう》をもつて直《たゞ》ちにその根礎《こんそ》とはしてゐない。

さりながら、その禪定《ぜんちやう》の進《すゝ》む過程《くつてい》に於《おい》ては、當然《たうぜん》これを經驗《けいけん》しなければならない。禪定《ぜんちやう》の境《きやう》が追次熟《つゐじじゆく》するときは、魔境《まきやう》の發相《はつさう》がある。そのうちには性慾《せいよく》と交錯《かうさく》をもつてゐるが如《ごと》き現境《げんきやう》もある。首楞嚴經《しゆれうごんきやう》に依《よ》るに、禪定《ぜんぢやう》の滋味《じみ》に耽著《たんちやく》するときは、忽《たちま》ちに無限《むげん》の愛心《あいしん》が生《しやう》ずる。愛《あい》が極《きは》まるところ狂《きやう》を發《はつ》し、狂《きやう》は更《さ》らに貪慾《とんよく》を發《はつ》す。畢竟《ひつきやう》、定境《ぢやうきやう》が安順《あんじゆん》にして、慧《ゑ》のこれを抑制《よくせい》することのない結果《けつくわ》である。然《しか》も、それが修定《しうちやう》の上《うへ》に發《はつ》した貪慾《とんよく》であるから、貪慾《とんよく》そのものを以《もつ》て神聖視《しんせいし》し、欲《よく》を奬《すゝ》め、婬《いん》を行《ぎやう》ずるを以《もつ》て持法《ちはふ》の人《ひと》として禮讃《らいさん》することがあるといはれてゐる。またかの祝融峰《しゆくゆうほう》の定僧《ちやうそう》が、婬女《いんぢよ》のために定身《ちやうしん》を失《うしな》つたのを非難《ひなん》して「腰間所積菩提水、灑在紅蓮一葉中。」（腰融積《えうかんつ》むところの菩提水《ぼだいすゐ》、灑《そゝ》いで在《あ》り紅蓮《ぐれん》一葉《えふ》の中《なか》）といつたのも、暗《あん》に婬慾《いんよく》はやがて菩提《ぼだい》の資糧《しりやう》であると共《とも》に、一たび菩提《ぼだい》を失《しつ》すれば愛欲《あいよく》に墮《だ》することを知《し》つてゐるところから、發《はつ》した言《げん》である。

仙家《せんけ》に於《おい》ては、この事實《じじつ》を大膽《だいたん》に、明白《めいはく》に、肯定《かうてい》し、言明《げんめい》し、この上《うへ》に修養《しうやう》を築《きづ》き上《あ》げたところに、容易《ようい》な修養《しうやう》の道《みち》が開《ひら》かれ、またそれが的確《てきかく》に成就《じやうじゆ》するものであることが想像《さうぞう》し得《え》られる。

さりながら、吾人《ごじん》はこゝに考《かんが》ふべきことがある。即《すなは》ち吾人《ごじん》は絶對《ぜつたい》に精《せい》を固《かた》くして、漏《も》らさゞるを要《えう》するか。勿論《もちろん》、吾人《ごじん》は絶對《ぜつたい》に、精《せい》の走漏《そうろう》を防止《ばうし》することは、防止《ばうし》すれば防止《ばうし》するそれだけ吾人《ごじん》の心身《しんしん》の上《うへ》によき結果《けつくわ》をもたらすことは、明《あき》らかな事實《じじつ》である。故《ゆゑ》に、理《り》想《さう》としては絶對禁慾《ぜつたいきんよく》ならんことを希望《きばう》する。併《しか》し吾人《ごじん》の生活《せいくわつ》は、多《おほ》くの場合《ばあひ》これを許《ゆる》さない事情《じじやう》のもとに在《あ》る。かゝる人《ひと》には、適度《てきど》にこれを解放《かいはう》してもよい。たゞ濫《らん》に至《いた》ることを愼《つゝし》むべきである。

周天《しうてん》の工法《こうはふ》に大周天《だいしうてん》と小周天《せうしうてん》とがある。小周天《せうしうてん》は自利《じり》の工法《こうはふ》で、佛教《ぶつけう》でいはゞ小乘的《せうじようてき》である。大周天《だいしうてん》は利他《りた》の工法《こうはふ》で、いはゞ大乘的《だいじようてき》である。前者《ぜんしや》を上求菩提《じやうぐぼだい》とすれば、後者《こうしや》は下《げ》化衆生《けしゆじやう》に相當《さうたう》する。

かの小周天《せうしうてん》の工法《こうはふ》は、また築基《ちくき》の工《こう》と稱《しよう》されてゐる。大周天《だいしうてん》の工《こう》を施《ほどこ》すべき基礎《きそ》を築《きう》くの義《ぎ》である。それは中年精《ちうねんせい》の已《すで》に敗《やぶ》れたる者《もの》に課《くわ》する修行《しゆぎやう》で、これによりて失《うしな》はれたる精《せい》を回復《くわいふく》し、これを固《かた》くし、丹《たん》を成《じやう》ずるに至《いた》つて、更《さ》らに大周天《だいしうてん》を行《ぎやう》ずるを順序《じゆんじよ》とする。若《も》し年少者《ねんせうしや》にして、未《いま》だ精《せい》の失《うしな》はれざる者《もの》に在《あ》りては、直《たゞ》ちに大周天《だいしうてん》を行《ぎやう》ずるも差支《さしつか》へがない。

抑々《そも〳〵》心氣《しんき》が動轉《どうてん》し、怒《いか》り易《やす》く激《げき》し易《やす》く、悲《かなし》みに惹《ひ》かれ喜《よろこ》びに動《うご》かされ、嗜慾《しよく》に耽《ふけ》り虚譽《きよよ》に動《うご》かされ、或《あるひ》は身體《しんたい》虚勞《きよらう》し膨滿《ばうまん》し、乾枯《かんこ》し老衰《らうすゐ》し、その他《た》内外《ないぐわい》諸種《しよしゆ》の疾患《しつくわん》あるは、すべて神氣《しんき》が相伴《あひともな》はず、精枯《せいか》れ氣《き》かぢけたる結果《けつくわ》である。これらの人《ひと》、一たびこれを修《しう》するときは、暫《しば》らくにしてこれを回復《くわいふく》し、枝頭《しとう》に春《はる》を還《かへ》すが如《ごと》き發相《はつさう》を見《み》るに至《いた》るであらう。

性的本能と精神的體驗とは密接の關係あり

第二章　性的本能と煉丹

性的本能《せいてきほんのう》と精神的體驗《せいしんてきたいけん》とは、密接《みつせつ》の關係《くわんけい》をもつてゐる。精神的體驗《せいしんてきたいけん》に止《とゞま》らず、性的本能《せいてきほんのう》は、人事《じんじ》のすべてに干渉《かんせふ》して、これを左右《さいう》する力《ちから》をもつてゐる。故《ゆゑ》に、複雑《ふくざつ》せる人事《じんじ》を觀《くわん》察《さつ》し、最《もつと》も滑《なめ》らかにこれに處《しよ》せんとするには、先《ま》づ人間《にんげん》の性的本能《せいてきほんのう》に對《たい》して考慮《かうりよ》する要《えう》がある。煉丹《れんたん》が、性的本能《せいてきほんのう》の煉成《れんせい》に出發《しゆつぱつ》したことは、それを修養《しうやう》に資《し》すると共《とも》に、人間生活《にんげんせいくわつ》の淨化《じやうくわ》に對《たい》して、大《だい》なる貢獻《こうけん》があると思《おも》ふ。

近來《きんらい》、性的本能《せいてきほんのう》と宗教信仰《しうけうしんかう》との關係《くわんけい》を論述《ろんじゆつ》する人《ひと》もボツ〳〵見《み》えて來《き》た。が、徹底的《てつていてき》に性的本能《せいてきほんのう》を煉成淨化《れんせいじやうくわ》した眞景《しんけい》に至《いた》りては、まだ世《よ》に明《あき》らかにされてゐない。そは、眞《しん》の意《い》味《み》に於《おい》ての體驗者《たいけんしや》がないので、その資料《しれう》を得《う》ることが困難《こんなん》な爲《た》めであらう。

性的本能の昇華なる信仰

世《よ》に法悦《はふえつ》の境《きやう》に就《つ》いて說《せつ》を爲《な》す者《もの》がある。佛教《ぶつけう》に於《お》ける禪定《ぜんちやう》や、瑜伽《ゆが》教徒《けうと》の瑜伽《ゆが》の發相《はつさう》から見《み》れば、定《ちやう》や修瑜《しゆゆ》伽《ゆ》の極淺《ごくあさ》い狀態《じやうたい》で、わが煉丹《れんたん》の方《はう》からいへば、陽生《やうせい》又《また》は藥產《やくさん》程度《ていど》のものである。が、近頃《ちかごろ》かゝる問題《もんだい》が、世人《せじん》の注意《ちうい》を惹《ひ》くやうになつてゐるので、これを掲《かゝ》げて、その解說《かいせつ》を試《こゝろ》みることにする。

田中香涯氏《たなかかうがいし》の論文《ろんぶん》「性的本能《せいてきほんのう》の昇華《しようくわ》としての宗教信仰《しうけうしんかう》」のうちに左《さ》の記述《きじゆつ》がある。

彼《か》の有名《いうめい》なる精神分析法《せいしんぶんせきはふ》の創唱者《さうしやうしや》なるフロイドは、昇華《しようくわ》なる化學上《くわがくじやう》の用語《ようご》を、人間《にんげん》の性《せい》的本能《てきほんのう》の變形作用《へんけいさよう》に襲用《しふよう》し、元來《ぐわんらい》は性的《せいてき》なりし慾望《よくばう》が、性的《せいてき》ならざる他《た》の方面《はうめん》の目的《もくてき》に轉《てん》向《かう》して、これに新らしい興味《きようみ》をもつやうになる働《はたら》きを昇華作用《しようくわさよう》と名《な》づけた。昇華《しようくわ》とは、固《こ》體《たい》が液體《えきたい》とならずに、直《たゞ》ちに氣體《きたい》に化《くわ》することをいふのである。これを精神上《せいしんじやう》に用《もち》ひて、恰《あだか》も物質界《ぶつしつかい》に於《お》けるエネルギーの保存變形《ほぞんへんけい》と同《おな》じであつて、一のエネルギーが他《た》のエネルギーに變化《へんくわ》する如《ごと》くに、性的本能《せいてきほんのう》も他方面《たはうめん》の事項《じかう》に變形《へんけい》して、而《し》かも間接《かんせつ》に、その欲望《よくばう》を滿足《まんぞく》することが、卽《すなは》ち玆《こゝ》にいふところの昇華作用《しようくわさよう》である。

抑々《そもそも》性慾《せいよく》の代償《だいしやう》又《また》は等價《とうか》として、純肉體的《じゆんにくたいてき》なる性的行爲《せいてきかうゐ》の代《かは》りに、詩歌《しいか》美術《びじゆつ》及《およ》び宗敎等《しうけうとう》の如《ごと》き精神的創作物《せいしんてきさうさくぶつ》の現《あら》はるゝことに就《つい》ては、夙《つと》にイワン・ブロッホの述《の》べたるところで、彼《かれ》は是等《これら》の想像的所產物《さうざうてきしよさんぶつ》をば、性的行爲《せいてきかうゐ》の等價《とうか》といひ、人間《にんげん》の想像的生活《さうざうてきせいくわつ》は、性慾《せいよく》の自然《しぜん》的實行《てきじつかう》の減少《げんせう》したる際《さい》に於《おい》て、性的等價《せいてきとうか》を供給《きようきふ》するものであると述《の》べた。然《しか》るにフロイドは、性的本能《せいてきほんのう》の欲望《よくばう》が、他《た》の方面《はうめん》の事項《じかう》に振《ふ》り向《む》けられて、それに新《あた》らしき興味《きようみ》を有《いう》するやうになつた無意識的《むいしきてき》の轉向變形《てんかうへんけい》に對《たい》して昇華《しようくわ》なる名《な》を附《ふ》したのであるが、その根本的《こんぽんてき》事實《じじつ》に於《おい》ては、ブロッホの所謂《いはゆる》等價《とうか》の說《せつ》と、左程《さほど》の逕庭《けいてい》がなく、たゞこれに關《くわん》する說明《せつめい》を新《あら》たに附加《ふか》したまでゞある。

性的《せいてき》の感情《かんじやう》と宗敎的情緒《しうけうてきじやうしよ》とは、その根本《こんぽん》に於《おい》て異《こと》なるところあるに拘《かゝは》らず、その性質《せいしつ》及《およ》び形式上《けいしきじやう》に於《おい》て、多《おほ》くの共通性《きようつうせい》をもつてゐる。即《すなは》ち性的感情《せいてきかんじやう》も、宗敎的情緒《しうけうてきじやうしよ》も、共《とも》に愛《あい》の對象《たいしやう》を有《いう》し、これに一身《しん》を委《ゐ》して、熱烈無限《ねつれつむげん》の愛情《あいじやう》を捧《さゝ》ぐることは、兩者共《りやうしやとも》に同《どう》一である。

されば歐洲《おうしう》に於《おい》ては、神《かみ》に對《たい》する愛《あい》を天上《てんじやう》の愛《あい》といひ、男女間《だんぢよかん》の愛《あい》を地上《ちじやう》の愛《あい》と稱《しよう》してゐ

煉丹は愛著思慕の移行にあらず

る。かくの如《ごと》くに兩種《りやうしゆ》の愛《あい》には共通性《きようつうせい》があるから、一方《ぱう》の愛《あい》が他方《たはう》の愛《あい》を誘起《いうき》し、或《あるひ》はこれに變化《へんくわ》することのあるのも、決《けつ》して偶然《ぐうぜん》でない。クラフト・エビングも、宗教的及《しうけうてきおよ》び性的感情《せいてきかんじやう》は、その興奮《こうふん》の度《ど》に於《おい》て相《あひ》一致《ち》せることを論《ろん》じ、兩者《りやうしや》は相互《あひたが》ひに代償《だいしやう》するものであることを說《と》いた。

故《ゆゑ》に宗教信仰《しうけうしんかう》の根柢《こんてい》には、彼等《かれら》宗教家《しうけうか》の陋視《ろうし》する、性的情緒《せいてきじやうしよ》が横《よこた》はり、而《し》かもこれが基調《きてう》となつて、その信仰《しんかう》の度《ど》を强《つよ》めることが案外多《あんぐわいおほ》いものである。這般《しやはん》の事實《じじつ》に就《つい》ては、有名《いうめい》なる醫學者《いがくしや》にして且《か》つ人間界《にんげんかい》の事情《じじやう》を精知《せいち》せるテオドール・ビルロートも說《と》いたところで、一八九一年《ねん》、その友人《いうじん》たるハンスリックに與《あた》へた書簡《しよかん》の中《なか》にも、全然肉慾《ぜんぜんにくよく》より離脱《りだつ》したる宗教的感情《しうけうてきかんじやう》の存在《そんざい》することを否定《ひてい》して曰《いは》く「余自身《よじしん》の感《かん》ずるところに依《よ》れば、特殊《とくしゆ》の宗教的感覺《しうけうてきかんかく》ありといふが如《ごと》きは全《まつた》く無意味《むいみ》なり。」云々《うんぬん》。

抑々《そもそも》煉丹《れんたん》に於《おい》て、根礎《こんそ》を性的本能《せいてきほんのう》に置《お》いてゐることは勿論《もちろん》であるが、性的本能《せいてきほんのう》は、必《かなら》ずその對象《たいしやう》を有《いう》することを必要《ひつえう》として愛着思慕《あいちやくしぼ》の情《じやう》が甲《かふ》より乙《おつ》に移行轉化《いかうてんくわ》したものであるといふことは、高度《かうど》の宗教《しうけう》に於《おい》て、少《すくな》くとも煉丹《れんたん》の工法《こうはふ》に於《おい》ては、必《かなら》ずしも同意《どうい》さるべきことではない。叙上《じよじやう》の如《ごと》く、性的感情《せいてきかんじやう》が、宗教的情緒《しうけうてきじやうしよ》に變化《へんくわ》したとしても、未《いま》だ純化《じゆんくわ》されないそれであつて、假令《たとへ》これを宗教的情緒《しうけうてきじやうしよ》と稱《しよう》しても、更《さ》らに高《たか》い宗教意識《しうけういしき》をもつて批判《ひはん》すれば、等《ひと》しく愛着《あいちやく》の羈絆《きはん》を斷《た》つことの出來《でき》ない程度《ていど》のものである。その異《こと》つてゐるところはその對象《たいしやう》のみである。假令《たとへ》宗教的信仰《しうけうてきしんかう》と稱《しよう》しても、煩惱流轉《ぼんなうるてん》の業《ごふ》たるに過《す》ぎない。煉丹《れんたん》に於《おい》ては、遙《はる》かにこれらの愛着《あいちやく》より超出《てうしゆつ》して、縱横無礙《じうわうむげ》の心境《しんきやう》を開拓《かいたく》せんと企《くはだ》つるものである。

　更《さ》らに肉慾感《にくよくかん》と宗教感《しうけうかん》と相互《あひたが》ひに移行《いかう》しても、到底《たうてい》、敬虔純潔《けいけんじゆんけつ》なる宗教的生活《しうけうてきせいくわつ》に到達《たうたつ》し得《え》られない實例《じつれい》としては、フリードリッヒは、次《つぎ》のやうな尼僧《にそう》があつたことを記述《きじゆつ》してゐる。それはゲヌアの聖《せい》カタリナといへる尼僧《にそう》であつて、その宗教心《しうけうしん》は旺盛《わうせい》で、その操持《さうぢ》も嚴肅《げんしゆく》なるに拘《かゝ》はらず、胸裡《きようり》には絶《た》えず情火《じやうくわ》が燃《も》えてゐるがため、彼女《かのぢよ》はこれを冷却《れいきやく》せんとして故意《こい》に地上《ちじやう》に横《よこた》はり、Liebe, liebe, ich kann nicht mehr！と叫《さけ》んだ。そしてその際《さい》に

禮拜中の情熱及び遺精

煉丹の陽生

は、教父《けうふ》に特別《とくべつ》の愛着《あいちやく》を感《かん》ずるのが常《つね》であつた。或《あ》る日《ひ》彼《か》の女《ちよ》は、自己《じこ》の手《て》を鼻《はな》に觸《ふ》れたところが、身《み》にしみわたる許《ばか》りの一種《しゆ》の匂《にほ》ひを感《かん》じた。彼《か》の女《ちよ》はそれを「天國《てんごく》の匂《にほ》ひ」だと稱《とな》へて、これを吸《す》ふと死《し》ぬやうな心地《こゝち》がするといつた。

また熱烈《ねつれつ》に、敬虔《けいけん》に、神《かみ》に奉仕《ほうし》してゐる時《とき》、遺精《ゐせい》する僧侶《そうりよ》のあることや、神《かみ》の禮拜中《らいはいちう》、情熱《じやうねつ》に苦《くる》しむ婦人《ふじん》のあることは、エリスの擧《あ》げたことであるが、我《わ》が國《くに》に於《おい》ても、昔《むかし》から「法悦《はふえつ》」といつて、僧尼《そうに》が佛《ぶつ》を專念《せんねん》し、三昧《まい》の境《きやう》に入《い》る時《とき》には、性的感覺《せいてきかんかく》と同《どう》一なる快感《くわいかん》に襲《おそ》はれるといふことである。思《おも》ふに、禁慾生活《きんよくせいくわつ》をなせる僧尼《そうに》の中《なか》にも、所謂法悦《いはゆるはふえつ》の三昧《まい》に入《い》つて、肉慾《にくよく》の代償《だいしやう》を得《え》てゐる者《もの》が多《おほ》いかも知《し》れない。

法悦《はふえつ》は、煉丹《れんたん》に於《おい》て所謂陽生《いはゆるやうせい》の時《とき》である。心《こゝろ》は統《とう》一されて、虚無《きよむ》に還《かへ》つてゐるので、陽《やう》が生《しやう》じたのである。陽生《やうせい》の感《かん》、或《あるひ》は法悦《はふえつ》の感《かん》ともいひ得《え》よう。さりながら、彼等《かれら》はたゞ佛《ぶつ》陀《だ》や神《かみ》や基督等《キリストなど》の對象《たいしやう》にその心志《しんし》を奪《うば》はれてゐるので、自《みづか》ら省《かへり》みるの力《ちから》がない。或《あ》る場合《ばあひ》にはその精《せい》を走泄《そうせつ》するに至《いた》ることは、寧《むし》ろ當然《たうぜん》である。所謂神《いはゆるかみ》に奉仕《ほうし》してゐるとき、たゞ

性空上人と室の遊女

親鸞上人と救世菩薩

恍惚《くわうこつ》としてゐるので、内《うち》に精《せい》を守《まも》る力《ちから》を失《うしな》つたからである。この危險《きけん》に際《さい》しては、當然風《たうぜんふう》を用《もち》ひなければならぬ。この術《じゆつ》あることを解《かい》せず、陽炁《やうき》をして外《そと》に走泄《そうはつ》せしむるが如《ごと》きは悲《かな》しむべきである。

禁慾生活《きんよくせいくわつ》をなせる聖者善知識《せいじやぜんちしき》に於《おい》ても、その抑壓《よくあつ》せる性的本能《せいてきほんのう》は、時《とき》として何等《なんら》かの形《かたち》のもとに表現《へうげん》することがある。その實例《じつれい》として先《ま》づ第《だい》一に擧《あ》ぐべきものは、播磨《はりま》書寫山《しよしやさん》の性空上人《しやうくうしやうにん》は、嘗《かつ》て生身《しやうしん》の普賢菩薩《ふげんぼさつ》の姿《すがた》を拜《はい》せんと欲《ほつ》し、七日間祈願《かかんきぐわん》をこめたりしに、滿願《まんぐわん》の曉《あかつき》に至《いた》りて、その夢《ゆめ》に「室《むろ》の遊女《いうぢよ》の長者《ちやうじや》を拜《をが》め、これぞ實《まこと》の普賢菩薩《ふげんぼさつ》なるぞ」との天啓《てんけい》を得《え》、直《たゞ》ちに室《むろ》の廓《くるわ》に至《いた》りて、「端正柔和《たんせうにうわ》の生身《しやうしん》の普賢《ふげん》、白象《はくざう》に乘《の》れる」遊女《いうぢよ》の長者《ちやうじや》に接《せつ》し、隨喜《ずゐき》の涙《なみだ》を流《なが》さん許《ばか》りに喜《よろこ》んだといふ話《はなし》が、撰集抄《せんじふせう》に記《しる》されてある。

また親鸞上人《しんらんしやうにん》が肉食妻帶《にくじきさいたい》をなす前《まへ》に當《あた》りて、「吾《われ》、玉女《ぎよくぢよ》の身《み》となりて犯《をか》されん。」との佛告《ぶつごう》を得《え》たといふことは「御傳抄《ごでんせう》」に記《しる》せるところで、卽《すなは》ち六角堂《かくだう》の救世菩薩《ぐせいぼさつ》、顏容端嚴《がんようたんげん》なる聖僧《せいそう》の形《かたち》を示《しめ》して、白衲の袈裟《けさ》を着服《ちやくふく》せしめ、廣大《くわうだい》の白蓮華《びやくれんげ》の上《うへ》に端坐《たんざ》し、親鸞《しんらん》に告命《こうめう》して宣《のたま》はく、「行者宿報設二女犯一、我成二玉女身一被レ犯。一生之間能莊嚴。臨終引導生二極樂一」（行者《ぎやうじや》宿報《しゆくはう》、女犯《によぼん》を説《と》く、我《われ》、玉女《ぎよくによ》の身《み》となつて犯《をか》されん。一生《しやう》の間能《あひだよ》く莊嚴《さうごん》し、臨終《りんじう》には引導《いんだう》して極樂《ごくらく》に生《しやう》ぜしめん。」とあつて、觀世音菩薩《くわんぜおんぼさつ》が玉女《ぎよくによ》となりて、上人《しやうにん》に犯《をか》されんとの夢《ゆめ》のお告《つ》げであつた。これらの傳説《でんせつ》をもつて一の事實《じじつ》なりとせば、潜在《せんざい》せる或《ある》ひは抑壓《よくあつ》せる性的《せいてき》本能《ほんのう》の宗教的表現《しうけうてきへうげん》と認《みと》むべきものである。

歐洲《おうしう》に於《おい》ても這般《しやはん》の實例《じつれい》が尠《すくな》くない。過去世紀間《くわこせいきかん》に尼院《にゐん》に流行傳播《りうかうでんぱ》せしヒステリーに於《おい》て、性的幻覺《せいてきげんかく》が主要《しゆえう》なる關係《くわんけい》を有《いう》せしことは明白《めいはく》な事實《じじつ》である。十七世紀《せいき》に於《お》ける聖尼《せいに》ソアー・ジーン・デス・アンデスは、或《あ》る異性《いせい》の僧《そう》に關《くわん》する話《はなし》だけを聞《き》いてこれに愛情《あいじやう》を懷《いだ》くやうになつたが、併《しか》し彼《か》の女《ぢよ》は勉《つと》めてその性的本能《せいてきほんのう》の衝動《しようどう》を抑壓《よくあつ》し、純潔《じゆんけつ》なる生涯《しやうがい》を續《つゞ》けた。されど夜間《やかん》に至《いた》れば幻視幻聴《げんしげんちやう》を來《き》たし、誰《た》れか一人《ひとり》の男《をとこ》の忍《しの》びくるを見《み》たり、或《あるひ》は床《とこ》の傍《そば》にその息《いき》を聞《き》き、その聲《こゑ》を聞《き》いたりした。時《とき》にはその幻《まぼろし》に見《み》ゆる男《をとこ》が、彼《か》の女《ぢよ》の被《かう》むれる床《とこ》の蒲團《ふとん》を引《ひ》きめくることを感《かん》じた。彼《か》の女《ぢよ》は終夜《しうや》それに抵抗《ていかう》し、時《とき》には恐怖《きようふ》して床《とこ》から飛《と》び出《だ》すこともあつた。一夜《や》その男《をとこ》は彼《か》の女《ちよ》の傍《そば》に來《きた》りて、自分《じぶん》の意《い》に從《したが》はねば、お前《まへ》は世界《せかい》にて最《もつと》も不幸《ふかう》なる女《をんな》になるぞといつて彼《か》の女《ちよ》を挑《いど》んだ。併《しか》し彼《か》の女《ちよ》は自分《じぶん》の身體《からだ》は神《かみ》に捧《さゝ》げてあるといつて、極力《きよくりよく》それに抵抗《ていかう》したこともあつた。また或《あ》る夜《よ》などは、一種《しゆ》の恐《きよう》怖《ふ》にうたれて、終夜《しうや》戸外《こぐわい》の雪《ゆき》の上《うへ》に立《た》つて、曉《あかつき》を待《ま》つやうなこともあつた。併《しか》し彼《か》の女《ちよ》は、最後《さいご》に基督《キリスト》との情交《じやうかう》を想像《さうぞう》することに由《よ》つて、始《はじ》めてその汚《けが》れたる思想《しさう》より免《まぬか》れ、純潔《じゆんけつ》なる生活《せいくわつ》を維持《ゐぢ》することが出來《でき》た。

聖尼《せいに》テレーゼもまた屢々《しば／＼》性交《せいかう》を象徴《しやうちよう》せる不思議《ふしぎ》の幻覺《げんかく》をもつてゐた。彼《か》の女《ちよ》は、一日《じつ》容《よう》色端麗《しよくたんれい》なる天使《てんし》が、黄金作《こがねづく》りの長鎗《ちやうさう》を携《たづさ》へ、これを以《もつ》て彼《か》の女《ちよ》の胸《むね》を突《つ》き刺《さ》したり、引《ひ》き抜《ぬ》いたりして、苦痛《くつう》と共《とも》に最美《さいび》なる快樂《くわいらく》を與《あた》ふることを感《かん》じた。聖《せい》フランチェスカも、また天使《てんし》と肉的《にくてき》に交《まじは》ることを幻覺《げんかく》したことがある。宗教上《しうけうじやう》、恍惚狀態《くわうこつじやうたい》に陷《おちい》る場合《ばあひ》には、これに伴《ともな》ふて性的感情《せいてきかんじやう》の起《おこ》り、その極度《きよくど》に於《おい》て神《かみ》或《あるひ》は基督《キリスト》との性交《せいかう》を幻覺《げんかく》することの屢々《しば／＼》あるのは、實際上掩《じつさいじやうおほ》ふべからざる事實《じじつ》であつて、宗教的《しうけうてき》エクスターゼと性的《せいてき》エクスターゼとは、その間《かん》に密接《みつせつ》の關係《くわんけい》をもつてゐる。

所謂《いはゆる》法悦《はふえつ》なるものが、如何《いか》にその感覺《かんかく》に於《おい》て、性的快樂《せいてきくわいらく》のそれに類同《るゐどう》するかは、嘗《かつ》て沼波瓊音氏《なみけいおんし》が俳味《はいみ》誌上《しじやう》に於《おい》て掲載《けいさい》せられたる法悦《はふえつ》の記事《きじ》に徵《ちよう》しても明《あきら》かである。その一節《せつ》を左《さ》に轉載《てんさい》して見《み》よう。

マックスノルダウは、三昧《さんまい》に入《い》れる者《もの》は、性交《せいかう》の際《さい》に起《おこ》ると同《おな》じ快味《くわいみ》を覺《おぼ》え、また肉《にく》體《たい》に同《おな》じ現象《げんしやう》を起《おこ》す由《よし》を記《しる》せり。かゝることをいひ、若《もし》くは記《しる》したる人他《ひとた》にありや否《いな》や。未《いま》だ法悦《はふえつ》の經驗《けいけん》なき余等《よら》には甚《はなは》だ珍《めづ》らしく聞《きこ》ゆるなり。

余《よ》の知《し》る僧《そう》某《なにがし》、語《かた》つて曰《いは》く「我《われ》は法悦《はふえつ》も經驗《けいけん》せり、肉悦《にくえつ》も經驗《けいけん》せり。我《われ》は法悦《はふえつ》を肉《にく》悦《えつ》よりも先《さ》きに經驗《けいけん》せり。さて後《のち》に、始《はじ》めて肉悦《にくえつ》を經驗《けいけん》するに及《およ》び、その感《かん》、その現象《げんしやう》（體《たい》に起《おこ》る）の全《まつた》く法悦《はふえつ》に同《おな》じきに驚《おどろ》き、慄然《りつぜん》たりき。たゞその差《さ》ともいふべきは、法《はふ》悦《えつ》の方《はう》、肉悦《にくえつ》の方《はう》よりも時間《じかん》遙《はる》かに長《なが》きことなり。法悦《はふえつ》は誠《まこと》に大悦喜《だいきえつ》なり、大歡喜《だいくわんき》なり。而《しか》してその心持《こゝろもち》は正《まさ》しく愛《あい》なり。」と。

靈的至上境はかゝる種類のものではない

性的感情《せいてきかんじやう》と宗教的情熱《しうけうてきじやうねつ》とが、情《じやう》の最《もつと》も發動興奮《はつどうこうふん》し易《やす》き經路《けいろ》に於《おい》て、共通性《きようつうせい》を有《いう》してゐることは既《すで》に前《まへ》に述《の》べたる通《とほ》りで、一方《ぱう》の情《じやう》の燃《も》ゆる時《とき》には、また一方《ぱう》に於《おい》ても炎々《えん〱》として燃《も》え上《あが》る。されば宗教心《しうけうしん》は必《かなら》ずしも性的本能《せいてきほんのう》を制克《せいこく》するものにあらずして、却《かへ》つてこれを昂《たか》める機會《きくわい》が多《おほ》い。基督《キリスト》に對《たい》する愛《あい》が、恰《あだか》も異性間《いせいかん》に於《お》ける愛《あい》の如《ごと》きものであることは、これを聖者《せいじや》の自傳《じでん》等《とう》に徴《ちよう》しても明《あき》らかなるところであり、またかの殉教者《じゆんけうしや》が、慘酷《さんこく》なる迫害《はくがい》に堪《た》へ忍《しの》び得《え》られるのも、その根柢《こんてい》に於《おい》て性的快樂《せいてきくわいらく》の伴《ともな》ふに因《よ》ることの多《おほ》いのは、吾人《ごじん》の推測《すゐそく》するに難《かた》からぬところである。

信仰《しんかう》、即《すなは》ち世間《せけん》一般《ぱん》に稱《しよう》する信仰《しんかう》は、性愛《せいあい》から變化《へんくわ》したものである。この意味《いみ》に於《おい》て、熱烈《ねつれつ》なる信仰《しんかう》を養《やしな》はんと欲《ほつ》せば、たゞ性的愛《せいてきあい》を宗教的愛《しうけうてきあい》に轉向《てんかう》させればよいのである。この場合《ばあひ》に於《おい》て、性的愛《せいてきあい》が熱烈《ねつれつ》なる素質《そしつ》をもつてゐるに比例《ひれい》して、宗教的愛《しうけうてきあい》が熱烈《ねつれつ》なるべきは、以上《いじやう》の所説《しよせつ》を待《ま》つまでもなく首肯《しゆこう》し得《え》られる。然《しか》しそれは煉成《れんせい》を經《へ》て純化《じゆんくわ》せられたる宗教的心境《しうけうてきしんきやう》と稱《しよう》することは出來《でき》ない。勿論《もちろん》、宗教的心境《しうけうてきしんきやう》が、吾人《ごじん》の心身《しん〱》を離《はな》れて建設《けんせつ》さるるものにあらざる限《かぎ》りは、たとへ今《いま》が今《いま》まで諸多《しよた》の過惡《くわあく》の根本《こんほん》となつてゐたとしても、我《わ》が心身《しんしん》を棄《す》てきつて、靈的至上境《れいてきしじやうきやう》を求《もと》め得《え》られるものではない。たゞに靈的至上境《れいてきしじやうきやう》は、我《わ》が心身《しんく》に即《そく》せざる限《かぎ》りは、建設《けんせつ》されないばかりでなく、靈的至上境《れいてきしじやうきやう》を味得《みとく》し、體驗《たいけん》する主《しゆ》體《たい》も、また我《わ》が心身《しんく》に外《ほか》ならない。この心身《しんく》の上《うへ》に起《おこ》るところの諸種《しよしゆ》の機能《きのう》及《およ》び現象《げんしやう》は、各機關《かくきくわん》の内分泌《ないぶんぴ》によりて促進《そくしん》されてゐるがうちには、性機關《せいきくわん》の内分泌《ないぶんぴ》によりて多大《ただい》の影響《えいきやう》を受《う》けてゐる。かの兩性《りやうせい》の性徴《せいちよう》の如《ごと》きは、すべてその性機關《せいきくわん》の内分泌《ないぶんぴ》によりて發育成熟《はついくせいじゆく》するものであつて、この兩性生活《りやうせいせいくわつ》が我等《われら》の生活《せいくわつ》の大部分《だいぶぶん》に、至大《しだい》の影響《えいきやう》を與《あた》へてゐることは言《げん》を要《えう》せざるところである、煉丹家《れんたんか》に於《おい》ては、この性的本能《せいてきほんのう》に對《たい》して、如實《じよじつ》に、寧《むし》ろ過度《くわど》に注意《ちうい》を拂《はら》つて、これを基調《きてう》として修煉《しうれん》を加《くは》へ、これを純化《じゆんくわ》して全《まつた》く痕跡《こんせき》を認《みと》めないまでのものにしたのが、所謂金丹《いはゆるきんたん》である。如上《じよじやう》の諸例《しよれい》の如《ごと》く、性的本能《せいてきほんのう》の面影《おもかげ》を存《そん》して、性慾《せいよく》より信仰《しんかう》に轉向《てんかう》させた如《ごと》きものではない。

佛陀《ぶつだ》や基督《キリスト》を愛慕《あいぼ》する心《こゝろ》は、性的愛《せいてきあい》から移化《いくわ》したもので、それがやがて宗教的信仰《しうけうてきしんかう》となることは、既《すで》に知悉《ちしつ》するところであるが、煉丹《れんたん》のそれは、更《さ》らにこれを煉成《れんせい》したもので、所謂《いはゆる》神《かみ》に對《たい》する愛慕《あいぼ》に出發《しゆつぱつ》した信念《しんねん》とは、全《まつた》く異《こと》つた内容《ないよう》をもつものである。所謂《いはゆる》、神《かみ》に對《たい》する愛慕《あいぼ》であつては、甲《かふ》の異性《いせい》より乙《おつ》の異性《いせい》にと移《うつ》り行《ゆ》く愛着《あいちやく》と何等《なんらこと》異《な》るところなく、かくては對象《たいしやう》をかへたる煩惱《ぼんなう》で、かゝる感情《かんじやう》が生硬《せいかう》のまゝで存在《そんざい》してゐるやうでは、宗教《しうけう》の意義《いぎ》を爲《な》さぬと共《とも》に、修養《しうやう》の意義《いぎ》をも爲《な》さない。

佛陀《ぶつだ》が菩薩樹下《ぼだいじゆげ》に於《おい》て、深禪定《じんぜんぢやう》に入《い》り、正覺《しやうがく》を成《じやう》ずるに當《あた》りて、魔王波旬《まわうはじゆん》は、百萬《まん》の魔《ま》衆《しう》を領《りやう》し、兵戈《へいくわ》をもつて佛陀《ぶつだ》に迫《せま》つた。佛陀《ぶつだ》はそれがために少《すこ》しも動《どう》じなかつた。更《さ》らに魔女《まぢよ》が來《きた》つて、淫事《いんじ》をもつて佛陀《ぶつだ》を誘惑《いうわく》せんと試《こゝろ》みたが、これもまた失敗《しつぱい》に終《をは》つた。これは禪定中《ぜんぢやうちう》の發相《はつさう》で、心《こゝろ》に染着《せんぢやく》するところがあれば、禪定《ぜんぢやう》による内壓《ないあつ》によりて、外《ほか》に排除《はいぢよ》せられる場合《ばあひ》に出現《しゆつげん》する發相《はつさう》である。禪定《ぜんぢやう》はもとより性的本能《せいてきほんのう》をもつて因種《いんしゆ》としてはゐるが、魔女《まぢよ》が現《あらは》れて淫事《いんじ》をもつて佛《ぶつ》を誘《いざな》はんとしたのは、必《かなら》ずしも性的本能《せいてきほんのう》をもつて因種《いんしゆ》とするが故《ゆゑ》ではない。若《も》しかの魔女《まぢよ》の現《あらは》れたのを以《もつ》て、禪定《ぜんぢやう》が性的本能《せいてきほんのう》から轉向《てんかう》されたるとに原《げん》

恍惚の境には精の走泄を戒めよ

暹邏の僧園

因《いん》を置《お》けば、魔王《まわう》が百萬《まん》の魔衆《ましう》を領《りやう》して佛《ぶつ》を脅《おびや》かしたのは、何《なに》を因種《いんしゆ》として修《しう》した禪定《ぜんぢやう》なのか、その說明《せつめい》が困難《こんなん》にならざるを得《え》ない。

煉丹《れんたん》に於《おい》て、性的本能《せいてきほんのう》を種子《しゆし》とするから、必《かなら》ずしもそれが發現《はつげん》するのではない。たゞ、武火《ぶくわ》を用《もち》ふること（勇猛《ゆうまう》なる心《こゝろ》をもつて、性的本能《せいてきほんのう》を克伏《こくふく》することゝ解《かい》して置《お》いてもらひたい。）を過《あやま》つときは、その缺陷《けつかん》に乘《じやう》じて、陰精《いんせい》が發生《はつせい》するので、種々《しゆ〳〵》の怪《くわい》を爲《な》すのである。

彼等《かれら》敬虔《けいけん》なる宗教徒《しうけうと》は、心《こゝろ》を神《かみ》或《もしく》は佛《ほとけ》の如《ごと》き對象《たいしやう》に集中《しふちう》するために、心《こゝろ》は虛靜《きよせい》の狀態《じやうたい》を保《たも》つてゐる。その刹那《せつな》、一種《しゆ》の恍惚感《くわうこつかん》が起《おこ》つて來《く》る。それは所謂《いはゆる》、法悅《はふえつ》の境《きやう》である。この時《とき》、よく火《ひ》を用《もち》ひて、その心《こゝろ》を提醒《ていせい》せざるときは、却《かへ》つて走泄《そうせつ》の恐《おそ》れがある。この恍惚狀態《くわうこつじやうたい》は、猶未《なほいま》だ火《ひ》が周《あまね》からざる時《とき》で、それは神《かみ》に對《たい》する愛慕《あいぼ》の如《ごと》き粗硬《そかう》の狀態《じやうたい》に比《ひ》すれば、遙《はる》かに煉成《れんせい》せられたものではあるが、猶走泄《なほそうせつ》を免《まぬか》れない。

暹邏帝國《シヤムていこく》は、人《ひと》も知《し》る如《ごと》く佛教《ぶつけう》を以《もつ》て國教《こくけう》としてゐる。その國《くに》の官吏《くわんり》は、必《かなら》ず一回《くわい》は僧《そう》

性交を文身した沙門及び佛陀

壁畫及びその解釋

團《だん》に入《い》り、沙門《しやもん》の生活《せいくわつ》をしたものなることを必要《ひつえう》とする。これは官吏《くわんり》としての資格《しかく》を造《つく》るためにする僧團生活《そうだんせいくわつ》であるから．還俗《げんぞく》を以《もつ》て前提《ぜんてい》としてゐる。隨《したが》つてこれには格別《かくべつ》の事《こと》はない。

されど、眞《しん》の比丘《びく》。即《すなは》ち終生《しうせい》を期《き》して比丘《びく》の生活《せいくわつ》を爲《な》す者《もの》に在《あ》つては、その身《み》に春畫《しゆんぐわ》の文身《ぶんしん》をしてゐる者《もの》が澤山《たくさん》ある。そして彼等《かれら》のいふところに依《よ》れば、佛陀《ぶつだ》もそれと同《おな》じき文《ぶん》身《しん》があつたといつてゐる。

また寺院《じゐん》の壁畫《へきぐわ》の如《ごと》きも、多《おほ》くは性交《せいかう》の畫《ぐわ》である。併《しか》し彼等《かれら》は極《きは》めて嚴肅《げんしゆく》なる禁欲生活《きんよくせいくわつ》者《しや》で、決《けつ》して放縱《はうじう》な者《もの》ではない。これらは大率《おほむね》婆《バ》羅《ラ》門《モン》教《けう》の影響《えいきやう》を受《う》けてゐるものではあるが、恐《おそ》らくは定中《ぢやうちう》に於《おい》て發現《はつげん》する魔境《まきやう》と交錯《かうさく》したもので、これを如實《によじつ》に描《ゑが》いたものではないだらうか。また佛陀《ぶつだ》に性慾《せいよく》を象徴《しやうちよう》する文身《ぶんしん》があつたといふのは、その眞否《しんぴ》は別《べつ》として面《おも》白《しろ》い傳說《でんせつ》だと思《おも》ふ。當時《たうじ》、印度《インド》の宮庭《きうてい》に於《おい》ては、兩性《りやうせい》の交際《かうさい》が極《きは》めて赤裸々《せきら〱》に行《おこな》はれてゐたので、この中《なか》に成長《せいちやう》した釋尊《しやくそん》にもさうした文身《ぶんしん》をしたことも絕無《ぜつむ》とはいへない。そして、釋尊《しやくそん》は、日夜《にちや》さうした醜怪《しうくわい》の情景《じやうけい》に接觸《せつしよく》してゐたので、深《ふか》い厭離《えんり》の心《こゝろ》を起《おこ》して、愛妃《あいひ》と愛《あい》子《し》とを棄《す》てゝ、雪山《せつせん》に道《みち》を求《もと》められたのではあるまいか。熱帶國人《ねつたいこくじん》の常《つね》として、性慾《せいよく》が旺《わう》盛《せい》に發動《はつどう》するところから、それが禪定《ぜんちやう》と交錯《かうさく》して、種々《しゆ〳〵》の性的魔境《せいてきまきやう》を發《はつ》することが多《おほ》かつたことゝ思《おも》はれる。

禪定は佛陀に始まつたものではない

止觀均等

第三章　根本禪と煉丹

こゝに根本禪《こんぽんぜん》を掲《かゝ》げ、煉丹《れんたん》と比較對照《ひかくたいせう》せんとするは、前者《ぜんしや》は心的過程《しんてきくわてい》に重《おも》きを置《お》き、後者《こうしや》は體的過程《たいてきくわてい》に、中心《ちうしん》を置《お》きたるところに相異《さうい》はあるが、その内容《ないよう》に於《おい》て共通點《きようつうてん》が多《おほ》いので、これを比較《ひかく》して、少《すこ》しくその批判《ひはん》を試《こゝろ》みようと思《おも》ふ。

佛陀《ぶつだ》の教説《けうせつ》に係《かゝ》る諸多《しよた》の道法《だうはふ》のうちでも、禪定《ぜんちやう》はその重要《ぢうえう》なるものとして取扱《とりあつか》はれてゐる。

が、禪定《ぜんちやう》の全部《ぜんぶ》が必《かなら》ずしも佛陀《ぶつだ》によつて創始《さうし》せられたものではなく、當時《たうじ》の修道者《しうだうしや》の間《あひだ》に行《おこな》はれてゐた禪定《ぜんちやう》とも交渉《かうせふ》をもつてゐる。されどその内容《ないよう》に於《おい》て、よほど變化《へんくわ》を加《くは》へられたことは、特《とく》に注意《ちうい》すべきことである。即《すなは》ち修禪《しうぜん》の間《あひだ》に於《おい》て、心《こゝろ》を所定《しよてい》の境《きやう》に集中《しふちう》する

止觀は煉丹の文火さ武火の關係である
禪定に於ける身息心の調和

の止《し》と、その集中《しふちう》されたる心境《しんきやう》を如實《によじつ》に觀察《くわんさつ》するの觀《くわん》とを、均等《きんとう》に運營《うんえい》することに於《おい》て、始《はじ》めて諸惑《しよわく》を伏斷《ふくだん》し、眞智《しんち》を證得《しようとく》することを指示《しじ》されたのは、その變化《へんくわ》を加《くは》へられたる禪《ぜん》觀《くわん》の特性《とくせい》の一であるといつてもよいだらう。

こゝに稱《しよう》する止觀《しくわん》は、煉丹《れんたん》に於《おい》て火《ひ》を用《もち》ふる方法《はうはふ》で、止《し》は文火《ぶんくわ》を用《もち》ふることであり、觀《くわん》は武火《ぶくわ》を用《もち》ふることに相當《さうたう》する。

却說《さて》、禪定《ぜんちやう》は身息心《しんそくしん》の三事《じ》の調和《てうわ》を以《もつ》て方便《はうべん》とする。卽《すなは》ち端坐《たんざ》してからだを調《とゝの》へ、次《つぎ》に呼《こ》吸《きふ》を調《とゝの》へてから、心《こゝろ》の調和《てうわ》に及《およ》ぼすのが順序《じゆんじよ》になつてゐる。古來《こらい》の所說《しよせつ》によれば、からだは形質《けいしつ》があるので、尤《もつと》もその存在《そんざい》を認《みと》め易《やす》い、呼吸《こきふ》はからだよりは幽微《いうび》だといつても、これを認《みと》むること未《いよ》だ甚《はなは》だ難《かた》くはない。獨《ひと》り心《こゝろ》に至《いた》つては、それが相應《さうおう》に困難《こんなん》になつて來《く》る。心的作用《しんてきさよう》は認《みと》め得《え》られても、心《こゝろ》そのものは認《みと》むることは出來《でき》ない。また心《こゝろ》は常《つね》にこゝかしこと馳散《ちさん》してゐて、これを調和《てうわ》することが甚《はなは》だ困難《こんなん》である。故《ゆゑ》に、麁《そ》なるからだや呼《こ》吸《きふ》を調和《てうわ》して置《お》いて、最後《さいご》に心《こゝろ》に及《およ》ぼす順序《じゆんじよ》を取《と》つたのである。そして法《はふ》の如《ごと》くその呼《こ》吸《きふ》

煉丹に於ける心炁呼吸の煉成

が煉成《れんせい》されて靜《しづ》かになつて、鳥《とり》の綿毛《わたげ》を鼻端《びたん》にかけて置《お》いても、殆《ほと》んど動《うご》くことのない程度《ど》に達《たつ》すれば、おのづから禪定《ぜんぢやう》を發《はつ》するに至《いた》る。

この身息心《しんそくしん》の調和《てうわ》は、煉丹《れんたん》に於《お》ける神《しん》、炁《き》、呼吸《こきふ》の煉成《れんせい》と酷似《こくじ》してゐる。即《すなは》ち神《しん》は心《こゝろ》の主《しゆ》であり、炁《き》は身《み》の主《しゆ》である。呼吸《こきふ》がその間《あひだ》に運營《うんえい》されることは、禪定《ぜんぢやう》と異《こと》なるところがない。が、實際《じつさい》に就《つ》いてよく觀察《くわんさつ》するときは、また特異《とくい》の點《てん》も發見《はつけん》せられるであらう。禪《ぜん》に身息心《しんそくしん》の調和《てうわ》といふが、煉丹《れんたん》に於《おい》ては、特《とく》にこれを說《と》かないでも身息心《しんそくしん》の調和《てうわ》をもつて前《ぜん》提《てい》としてゐる。丹《たん》を修《しう》するには、先《ま》づ身《み》を端直《たんちよく》にする。次《つぎ》に心《こゝろ》を一境《きやう》に集中《しふちう》して散亂《さんらん》せしめないことを習熟《しふじゆく》するは最《もつと》も必要《ひつえう》である。然《しか》してその呼吸《こきふ》を尤《もつと》も平靜《へいせい》に保《たも》つべきは、言《げん》を須《ま》たない。その上《うへ》に丹田《たんでん》を爐《ろ》と爲《な》し、その中《なか》に於《おい》て神炁《しんき》及《およ》び呼吸《こきふ》を鍛錬《たんれん》し、その合《がふ》一を計《はか》るのが、所謂煉丹《いはゆるれんたん》の法《はふ》である。

禪定の品類

禪定《ぜんぢやう》は呼吸《こきふ》そのものではない。が、かうした三事《じ》の調和《てうわ》によりて發《はつ》せられるうちにも、呼吸《こきふ》に關係《くわんけい》するところが多《おほ》い。かくして發《はつ》せらるゝ根本禪《こんぽんぜん》の前行《ぜんかう》として、欲界定《よくかいぢやう》がある。

欲界定《よくかいぢやう》は、我等《われら》の惑業《わくごふ》の調制《てうせい》によりて、發《はつ》せられ、その定《ちやう》が發《はつ》するに及《およ》べば、全《まつた》くその價《か》値《ち》が轉換《てんくわん》されて、清淨《せいじやう》なる心境《しんきやう》が發現《はつげん》する。かくて修《しゆ》したる欲界定《よくかいちやう》から進《すゝ》んで、根本色禪《こんぽんしきぜん》の第一《だいいち》階級《かいきふ》としての初禪《しよぜん》を發《はつ》し、二禪《ぜん》、三禪《ぜん》を經《へ》て四禪《ぜん》に到達《たうたつ》する。この四禪《ぜん》は止觀《しくわん》が均《きん》等《とう》に運營《うんえい》されるといふので、佛陀《ぶつだ》は常《つね》にこの觀《くわん》に住《ぢう》してゐたといはれてゐる。

禪定《ぜんぢやう》の品類《ほんるゐ》のうちに五停心觀《ごぢやうしんくわん》がある。卽《すなは》ち數息觀《すそくくわん》、不淨觀《ふじやうくわん》、因緣觀《いんねんくわん》、慈心觀《じしんくわん》、念佛觀《ねんぶつくわん》の五《いつ》つである。このうちに於《おい》て、數息觀《すそくくわん》は稍々《やゝ》異色《いしよく》のあるものである。といふのは、數息觀《すそくくわん》は實觀《じつくわん》であり、不淨等《ふじやうとう》の四は假想《かさう》をもとゝして修《しゆ》することに於《おい》て異《こと》なつてゐる。實觀《じつくわん》とは、我等《われら》は誰《たれ》しも呼吸《こきふ》してゐる。その呼吸《こきふ》に就《つ》いて直《たゞ》ちに觀《くわん》を運營《うんえい》するがゆゑにさういふのである。始《はじ》めは呼吸《こきふ》を數《かぞ》へるのから入《はい》るので、他《た》の觀《くわん》が、特《とく》に作意《さい》によつて身《み》の不淨《ふじやう》を觀《くわん》じたり、佛《ぶつ》を念《ねん》じたりすることを爲《な》さず、單々《たんたん》に自分《じぶん》の氣息《きそく》を數《かぞ》へるのから始《はじ》めるので、誰《たれ》人《ひと》も入《い》り易《やす》く、そして心《こゝろ》を勞《らう》することが少《すくな》いので、定《ちやう》が發《はつ》し易《やす》い特性《とくせい》をもつてゐる。されどこの特性《とくせい》は、やがてその缺點《けつてん》で、學人《がくじん》が往々《わうわう》に禪定《ぜんぢやう》の味《あぢ》に耽著《たんちやく》して、巧《たく》みに觀《くわん》を運營《うんえい》する能力《のうりよく》を銷磨《せうま》するの虞《おそれ》がないともいへない。こゝに於《おい》て、他《た》の不淨等《ふじやうとう》の觀《くわん》が成《な》りたるときは、無漏《むろ》を證得《しようとく》する機會《きくわい》を與《あた》へらるゝことが多《おほ》いが、數息《すうそく》に於《おい》てはそれが稍々《やゝ》少《すくな》い。

根本禪の圖示

今説明《いませつめい》を爲《な》すに當《あた》り、便宜《べんぎ》のために、欲定及《よくぢやうおよ》び根本禪《こんぽんぜん》を圖示《づし》すれば左《さ》の如《ごと》くである。

定境
- 欲定
  - 麁住　塵境が思惟を亂さない心境。
  - 細住　前より稍進みたる心境。
  - 欲界定　自己の存在は忘れないが、茫漠としてその輪廓を分別せざる心境。
  - 未到地定　自己も環境も存せざる心境。
- 根本禪
  - 初禪　八觸十功德五支が發する。五支のうち覺觀二支の發相が著明である
  - 二禪　八觸十功德の發相はない。覺觀を斷じて、喜支の發相が著明である。
  - 三禪　喜支を斷じて、樂支の發相が著明である。
  - 四禪　樂支を斷じて、たゞ一心支に冥合す。

根本禪《こんぽんぜん》を修《しう》するには、必《かなら》ずしも行住坐臥等《ぎやうぢうざぐわとう》の威儀《ゐぎ》にかゝはる必要《ひつえう》はない。またその何《いづ》れ

に在《あ》りても發《はつ》するのであるが、特《とく》に坐《ざ》によりて修《しう》するのが、これを發《はつ》する機會《きくわい》が尤《もつと》も多《おほ》いので、これによりて解說《かいせつ》する。

欲定

定《ぢやう》を修《しう》するに當《あた》つて、第《だい》一に發《はつ》するのが麁住《そぢう》である。次《つぎ》に細住《さいぢう》、欲界定《よくかいぢやう》、未到地定《みたうちぢやう》と次第《しだい》する。但《たゞ》し未到地定《みたうちぢやう》は、初禪《しよぜん》の近分定《こんぶんぢやう》である。他《た》の上地《じやうち》の近分定《こんぶんぢやう》とは趣《おもむき》を異《こと》にしてゐるところがあるので、別《べつ》に名《な》を與《あた》へて未到地定《みたうちぢやう》と稱《しよう》する。

麁住

定《ぢやう》を修《しう》せんとして、身《み》を端正《たんせい》に保《たも》ち、心《こゝろ》を收《をさ》め、氣息《きそく》がおのづから調和《てうわ》された狀態《じやうたい》になれば、心《こゝろ》が内《うち》を守《まも》つて澄靜安穩《ちようせいあんをん》なり、音《おと》とか光《ひかり》とかまた諸多《しよた》の當然心《たうぜんこゝろ》を動《うご》かすべき緣《えん》に逢《あ》つても、些《さ》の馳散《ちさん》することがない。これが定《ぢやう》に入《い》らんとして最初《さいしよ》に發《はつ》する相《さう》である。

細住

心《こゝろ》の澄靜安穩《ちようせいあんをん》なることは、前《まへ》の麁住《そぢう》より一層《そう》すぐれた心境《しんきやう》が發《はつ》する。これを細住《さいぢう》といふ。

叙上《じよじやう》の麁細《そさい》の住《ぢう》が發《はつ》したときには、頭部《とうぶ》が分外《ぶんぐわい》に輕《かる》く、からだが自然《しぜん》に端直《たんちよく》になりて、恰《あだか》も物《もの》あつて身力《しんりよく》を扶持《ふち》するの感《かん》がある。心《こゝろ》は無論《むろん》ます〱澄靜《ちようせい》な狀態《じやうたい》を繼續《けいぞく》してゐる。それはからだが尤《もつと》もよき條件《でうけん》のもとに置《お》かれてゐるので、心《こゝろ》がよく收斂《しうれん》されるためである。

からして定《ちやう》に住《ちう》すれば、更《さ》らに疲勞《ひらう》することがなく、またからだに疼痛《とうつう》を感《かん》ずることがない。これを好持法《かうちはふ》といふ。この反對《はんたい》で、惡持法《あくちはふ》に住《ちう》するときは、からだに無理《むり》を生《しやう》じ、頸部《けいぶ》が凝《こ》り、四肢《し》に痛《いた》みや痲痺《まひ》を感《かん》ずる。これが出定《しゆつちやう》の後《のち》までも續《つゞ》いて、倦怠疲困《けんたいひこん》を覺《おぼ》え、後《のち》の入定《にふぢやう》を妨《さまた》げることがある。要《えう》するに、麁細《そさい》に住《ちう》するときの氣分《きぶん》は、心《こゝろ》が一境《きやう》に集中《しふちう》して馳散《ちさん》しないのと、物《もの》あつてからだを扶《たす》け起《おこ》すが如《ごと》きは、尤《もつと》も留意《りうい》すべき點《てん》である。

欲界定

好持法《かうちはふ》が麁細住《そさいぢう》を持《ぢ》して、緩急度《くわんきふど》を失《しつ》せざるときには、人《ひと》によつて遲速《ちそく》はあるが、早《はや》きは一二時間《じかん》、遲《おそ》きも一二箇月《かげつ》も經《ふ》れば、心地豁然《しんちくわつぜん》として開《ひら》け、空淨《くうじやう》なるを感《かん》ずる。その時《とき》、自身《じしん》をかへり見《み》れば、宛《あた》かも雲《くも》の如《ごと》く影《かげ》の如《ごと》く、自身《じしん》の輪廓《りんくわく》さへ考《かんが》へることが出來《でき》ない。心《こゝろ》はもとより境《きやう》によりて動《うご》かさるゝことなく、極《きは》めて爽《さわや》かなる氣分《きぶん》に滿《み》たされる。が、猶《なほ》身心《しんく》を忘《わす》れきるまでにはならない。これが欲界定《よくかいちやう》である。

未到地定

欲界定《よくかいちやう》に住《ちう》するに至《いた》れば、數日《すうじつ》に涉《わた》つて定《ぢやう》に住《ちう》することも可能《かのう》である。かくの如《ごと》きこと一二日《じつ》、一二月乃至《げつないし》一二年《ねん》にして未到地定《みたうちぢやう》を發《はつ》する。遲速《ちそく》は勿論《もちろん》その人《ひと》によることである。

色定

かくてその定境《ちやうきやう》が一轉《てん》すれば、漫々《まん〳〵》として際涯《さいがい》なく、獨《ひと》り天地《てんち》の外《ほか》に在《あ》るが如《ごと》く、欲界定《よくかいちやう》に於《おい》て猶《なほ》感《かん》じてゐた身首衣服牀席等《しんしゆいふくしやうせきとう》の存在《そんざい》をも忘《わす》るゝに至《いた》り、その心《こゝろ》は百千の日《ひ》に照《てら》さるるが如《ごと》く明淨《めいじやう》にして、また安穩《あんをん》なるを得《う》る。これが未到地《みたうち》の發相《はつさう》である。

未到地定《みたうちぢやう》が發《はつ》して、心身《しんく》の空寂《くうじやく》なるを覺《おぼ》え、內《うち》は身《み》を見《み》ず、外《そと》は物《もの》を見《み》ず、かくて一日乃至《ないし》月歲《げつさい》を經《へ》て、定《ぢやう》が壞《やぶ》れざる限《かぎ》りは、八觸《そく》、十功德《くどく》の相《さう》を發《はつ》する。これが發《はつ》するに至《いた》れば、色界《しきかい》の初禪《しよぜん》に入《い》つたのである。

八觸

八觸《そく》とは、動《どう》、痒《やう》・輕《けう》、重《ぢゆう》・冷《れい》、暖《だん》・澁《じふ》、滑《くわつ》である。この八觸《そく》に各々《おの〳〵》十功德《くどく》が伴《ともな》ふのが正《たゞ》しい發相《はつさう》である。卽《すなは》ち空《くう》、明《みやう》・定《ぢやう》・智《ち》・善心《ぜんしん》、柔軟《にうなん》、喜《き》、樂《らく》、解脫《げだつ》、境界相應《きやうがいさうおう》である。

八觸《そく》の一たる動觸《どうそく》の發《はつ》したときの感《かん》は、からだのうちに一種《しゆ》の動《どう》を生《しやう》ずる、體外《たいぐわい》にはさうした發相《はつさう》を見《み》ない。その發《はつ》したときには、宛《あた》かも身《み》のうちに風《かぜ》のそよぐが如《ごと》く、微々《びゝ》運《うん》〱運として發《はつ》するのである。それが頭部《とうぶ》より發《はつ》することゝ、腰部《えうぶ》または足部《そくぶ》より發《はつ》することとがある。他《た》の七觸《そく》もこれに例《れい》して知《し》つたがよい。

十功德

八觸《そく》に伴《ともな》ふ四功德《くどく》は、

空《くう》――八觸《そく》が發《はつ》したとき、心地《しんち》が空《くう》にして何《なん》の罣礙《けいげ》もない狀態《じやうたい》である。

明《みやう》――明淨美妙《めいじやうびめう》、皎々《かう〱》として名狀《めいじやう》することが出來《でき》ない。

定《ぢやう》――一心安穩《しんあんのん》にして散動《さんどう》することがない。

智《ち》――昏迷《こんめい》を離《はな》れ、睿智《えいち》の明《あきら》かなるを得《う》る。

善心《ぜんしん》――法《はふ》の體得《たいとく》に對《たい》し未曾有《みぞう》を感《かん》じ、曾《かつ》てこれを得《え》ざりしことを慙愧《ざんき》し、また一切《さい》の賢聖《けんせい》がより以上《いじやう》の法《はふ》を具足《ぐそく》することを思《おも》ひ、深《ふか》き敬信《けいしん》の念《ねん》を生《しやう》ずる。

柔軟《にうなん》――今《いま》や未《み》到地《たうち》より上地《じやうち》、色界《しきかい》の初禪《しよぜん》に轉《てん》ずるの機《き》に際《さい》し、欲界《よくかい》の麁獷《そくわう》なる狀態《じやうたい》を脫《だつ》し、色界《しきかい》の調柔《てうじう》されたる心境《しんきやう》を味得《みとく》した感《かん》である。

喜《き》――得《え》たところの法《はふ》に對《たい》して、驚喜《きやうき》を感《かん》ずることである。

樂《らく》――身《み》も心《こゝろ》も解放《かいはう》された如《ごと》くになつて、一種《しゆ》の怡樂《いらく》を感《かん》ずる。

解脫《げだつ》――五蓋《がい》から脫《だつ》したことである。五蓋《がい》とは貪欲《とんよく》、瞋恚《じんい》、睡眠《すゐみん》、掉悔《てうげ》、疑《ぎ》である。

境界相應《きやうかいさうおう》——心《こゝろ》と八觸《そく》と一々の諸功徳《しよくどく》とが融合《ゆうがふ》して、定《ぢやう》を亂《みだ》すことがない。

かくて八觸《そく》が各々《おのおの》十功徳《くどく》を具《ぐ》して發《はつ》するのが正《たゞ》しい發相《はつさう》で、合《あは》せて八十の功徳《くどく》によりて色定《しきぢやう》は莊嚴《さうごん》せられる。若《も》し發相《はつさう》のうちに於《おい》て、これに反《はん》した現象《げんしやう》があれば、それは邪相《じやさう》である。邪相《じやさう》には過不及《くわふきふ》の二つがあるので。一觸《そく》に二十の邪相《じやさう》を具《ぐ》して、計《けい》百六十の邪相《じやさう》がある。八觸《そく》の發相《はつさう》が正《たゞ》しからざるときは、これに十功徳《くどく》も伴《ともな》はない。今《いま》その邪相《じやさう》の一つ二つを擧《あ》げて見《み》よう。

動觸《どうそく》に就《つ》いて例《れい》すれば、動觸《どうそく》の正《たゞ》しい發相《はつさう》は、イ、身内《しんない》に微動《びどう》を生《しやう》ずる狀態《じやうたい》は、遲《おそ》からず疾《はや》からず、脈《みやく》をうつやうに稍力强《やゝちからつよ》く感《かん》ずる。これに反《はん》して邪觸《じやそく》に在《あ》りては、ロ、その發《はつ》することが急遽《きふきよ》で、手脚《てあし》が妄《みだ》りに動《うご》くが如《ごと》きは、太過《たいくわ》の相《さう》である。また、ハ、身體《しんたい》に些《さ》の餘裕《よゆう》がなく、宛《あだ》かも縛《ばく》せられたるが如《ごと》く感《かん》ずるのは、不及《ふきふ》の相《さう》である。餘《よ》の冷暖等《れいだんとう》の七觸《そく》もこれによりて類推《るゐすゐ》するがよい。

また十功徳《くどく》の發相《はつさう》を例示《れいじ》するに、空《くう》に於《おい》ては、イ、心地《しんち》が空《くう》にして、逍遙《せうえう》として何《なん》の罣《けい》凝《げ》をも感《かん》ぜざるは、正空《しやうくう》である。ロ、全《まつた》く知覺《ちかく》なき狀態《じやうたい》になるのは、太過《たいくわ》の相《さう》である。ハ、塊然《くわいぜん》たる障壁《しやうへき》に當面《たうめん》するが如《ごと》きは、不及《ふきふ》の相《さう》である。

明《みやう》に於《おい》て、イ、照《て》らすことの極《きは》めておだやかなるは、正明《しやうみやう》である。ロ、白日《はくじつ》の如《ごと》く眩《まぶ》しく、種々《しゆぐ》なる光色《くわうしよく》の變幻《へんげん》を見《み》るのは、太過《たいくわ》の相《さう》である。ハ、何《なん》の見《み》るところもないのは、不及《ふきふ》の相《さう》である。

定《ぢやう》に於《おい》て、イ、一心安穩《しんあんのん》にして、毫《がう》も散動《さんどう》することなきは、正定《しやうぢやう》の發相《はつさう》である。ロ、頑《ぐわん》石《せき》の如《ごと》く不動《ふどう》なるは、太過《たいくわ》の相《さう》である。ハ、心《こゝろ》、環境《くわんきやう》に馳散《ちさん》して、靜寂《せいじやく》なるを得《え》ないのは、不及《ふきふ》の相《さう》である。智乃至境界相應等《ちないしきやうがいさうおうとう》もこれによりて推知《すゐち》するがよい。

如上《じよじやう》の八十功德《くどく》が發《はつ》すれば、禪《ぜん》を成《じやう》じ、百六十邪《じや》が發《はつ》すれば、禪《ぜん》を壞《ゑ》すといはれてゐる。

更《さ》らに正禪《しやうぜん》五支《し》の名《な》がある。卽《すなは》ち覺支《かくし》、觀支《くわんし》、喜支《きし》、樂支《らくし》、一心支《しんし》である。これは八觸《そく》、十功德《くどく》を緣《えん》して發《はつ》する定體《ぢやうたい》である。卽《すなは》ち、

覺支《かくし》――初《はじ》め觸《そく》が發《はつ》したとき、これを覺知《かくち》する。

初禪
二禪

觀支《くわんし》――審細《しんさい》に八觸《そく》、十功徳《くどく》の正邪《せいじや》を分別《ぶんべつ》する。
喜支《きし》――定相《ぢやうさう》の發現《はつげん》に對《たい》して、歡喜《くわんき》を生《しやう》ずる。
樂支《らくし》――心安穩《こゝろあんのん》にして、愉悦《ゆえつ》を感《かん》ずる。
一心支《しんし》――靜寂《せいじやく》の境《きやう》に住《ぢう》する。

この五支《し》は、禪《ぜん》の發《はつ》する當初《たうしよ》に於《おい》て、同時《どうじ》に五つながら發《はつ》するのであるが、定境《ぢやうきやう》の深淺《しんせん》によりて、その強《つよ》いものが著《いちじる》しく現《あらは》れるので、四禪《ぜん》の別《べつ》を生《しやう》ずるのである。始《はじ》めのものは麁《そ》なる心境《しんきやう》で、後《のち》のものほど細《さい》に入《い》り、定境《ぢやうきやう》が進《すゝ》むのである。當初《たうしよ》に於《おい》ては、その五つながら具《そな》へてゐるが、覺觀《かくくわん》の二支《し》が最《もつと》も著明《ちよめい》に發現《はつげん》する。次《つぎ》にはこれが落謝《らくしや》して、喜支《きし》のみが著明《ちよめい》に發現《はつげん》するといふやうに、次第《しだい》をもつて定《ぢやう》が進《すゝ》むのである。

〔初禪〕覺《かく》、觀《くわん》、喜《き》、樂《らく》、一心《しん》の五支《し》を具《そな》へ、殊《こと》に覺支《かくし》及《およ》び觀支《くわんし》が最《もつと》も著明《ちよめい》に現《あらは》れる。

〔二禪〕覺《かく》、觀《くわん》を斷《だん》じて、喜《き》、樂《らく》、一心《しん》の三支《し》を具《そな》へてゐる。そのうちでも、喜支《きし》が最《もつと》も著明《ちよめい》に現《あらは》れる。

三禪

〔三禪〕喜《き》を斷《だん》じて、樂《らく》、一心《しん》の二支《し》だけを具《そな》へてゐる。そのうちで、樂支《らくし》が最《もつと》も著明《ちよめい》に現《あらは》れてゐる。三禪《ぜん》の樂《らく》は、淸《きよ》くして斷《た》えざること、迸《はとばし》る泉《いづみ》の如《ごと》しと稱《しよう》されて、禪定中《ぜんぢやうちう》に於《おい》て尤《もつと》も多《おほ》く愉悅《ゆえつ》を感《かん》ずるのが、この三禪《ぜん》である。

四禪

〔四禪〕樂支《らくし》を斷《だん》じて、たゞ定境に冥合《めいがふ》したる一心支《しんし》が存《そん》するのである。喜樂等《きらくとう》を斷《だん》じて、純粹《じゆんすゐ》の定《ぢやう》が最《もつと》も深《ふか》く發《はつ》し、出入《しゆつにふ》の息《いき》が殆《ほと》んど斷《だん》ぜられるが如《ごと》きに至《いた》る。

禪定に於て陷るべき病弊

如上《ちよじやう》の根本禪《こんほんぜん》は、凡夫《ぼんぷ》の修《しう》する有漏《うろ》の業《ごふ》に過《す》ぎない。としてもそれを蔑視《べつし》するのは許《ゆる》されないことである。佛陀《ぶつだ》が覺《かく》を成《じやう》じたのは、これによつたのである。その後《ご》の聖者《せいじや》も、この禪《ぜん》の上《うへ》に諸多《しよた》の道法《だうはふ》を築《きづ》き上《あ》げられたのである。よく鍛《きた》へられたる心身《しんしん》は、上智《じやうち》の人《ひと》のみの有《いう》ではなく、下愚者《かぐしや》と雖《いへど》も、またこれを有《いう》する機會《きくわい》が與《あた》へられてある。が、甚深《じんしん》の道《みち》は、またよく煉成《れんせい》せられたる心身《しんく》を有《いう》する者《もの》に於《おい》て、始《はじ》めて全的《ぜんてき》の發現《はつけん》を見《み》る。されど、よく煉成《れんせい》せられたる心力《しんりよく》と體力《たいりよく》とは、これを運用《うんよう》するに道《みち》を以《もつ》てしなければ、却《かへ》つて過惡《くわあく》に陷《おちい》り易《やす》いものである。

煉丹は佛家の禪定に學ぶところが多い

築基の工法は欲界定

根本禪《こんほんぜん》に於《お》ては、たしかに如上《じよじやう》の缺陷《けつかん》がある。根木禪《こんほんぜん》は修《しう》し得《え》て上地《じやうち》に達《たつ》するとも、報《はう》盡《つ》くれば、何《いづ》れの日《ひ》か惡道《あくだう》に墮《だ》するを免《まぬか》れない。要《えう》するに根本禪《こんほんぜん》は、五欲の結業《けつごふ》たる色身《しきしん》を煉成《れんせい》して得《え》たものに過《す》ぎないからである。禪定《ぜんぢやう》はまことに盲目《まうもく》である。觀慧《くわんゑ》の力《ちから》を以《もつ》てこれを照管《せうくわん》しなければ、大菩提《だいぼだい》を成《じやう》ずることがない。維摩《ゆゐま》曰《いは》く「慧《ゑ》なき方便《はうべん》は縛《ばく》なり。」と。

我《わ》が煉丹《れんたん》の術《じゆつ》は、佛家《ぶつけ》の禪定《ぜんぢやう》に學《まな》ぶところが多《おほ》かつた。彼等《かれら》の期《き》するところは、丹《たん》を服《ふく》して天地《てんち》とその壽《じゆ》を齊《ひと》しふせんとするに在《あ》る。丹《たん》に內丹外丹《ないたんぐわいたん》の別《べつ》があつて、外丹《ぐわいたん》は、鉛汞等《えんかうとう》諸多《しよた》の藥物《やくぶつ》から煉成《れんせい》されて、病《やまひ》を却《しりぞ》け生《せい》を保《ほ》するために服用《ふくよう》する丹《たん》のことである。これは假丹《かたん》で、眞丹《しんたん》は內丹《ないたん》でなければならない。內丹《ないたん》とは、自己《じこ》に具《そな》はる元神《げんしん》、元炁《げんき》を煉成《れんせい》して、道《みち》を成《じやう》ずるを以《もつ》て究竟《きうきやう》とする。

煉丹《れんたん》の修行《しゆぎやう》には、中年《ちうねん》にして精《せい》の已《す》でに敗《やぶ》れたる者《もの》に在《あ》りては、築基《ちくき》の功《こう》を要《えう》する。築《ちく》基《き》とは、仙丹《せんたん》を成《じやう》ずるために、先《ま》づ自己《じこ》の元精《げんせい》を煉成《れんせい》し、これを封《ふう》じ、これを固《かた》むることである。これは根本禪《こんほんぜん》に於《お》ける麁《そ》細住《さいぢう》、欲界定程度《よくかいぢやうていど》の修行《しゆぎやう》にして、その功《こう》が完成《くわんせい》して丹《たん》が成《な》るときの景《けい》（發相《はつさう》）は、十功徳《くどく》に彷彿《はうふつ》たるものがある。煉丹《れんたん》にはすべての行《ぎやう》を說明《せつめい》するのに譬喩《ひゆ》を用《もつ》ふることが多《おほ》い。その要《よう》を取《と》りていはゞ次《つぎ》の如《ごと》くである。

大道《たいだう》を修《しう》するには、神炁《しんき》によるの外《ほか》はない。神《しん》とは心中《しんちう》の元神《げんしん》である。炁《き》とは腎中《じんちう》の元《げん》炁《き》である。神《しん》を以《もつ》て火《ひ》となし、炁《き》を以《もつ》て藥物《やくぶつ》となし、呼吸《こきふ》を以《もつ》て風《かぜ》となし、丹田《たんでん》を以《もつ》て爐《ろ》にたとへてある。風《かぜ》を以《もつ》て火《ひ》に加《くは》へ、以《もつ》て爐中《ろちう》に藥物《やくぶつ》を烹煉《はうれん》するのは、心《こゝろ》を全身《ぜんしん》にめぐらし、丹田《たんでん》に於《おい》て聖胎《せいたい》を結《けつ》するの謂《いひ》である。若《も》しよく風火《ふうくわ》を用《もつ》ふることを解《かい》せずして、たゞ藥物《やくぶつ》のみを發生《はつせい》せしむるときは、藥物《やくぶつ》は有形《いうけい》の精《せい》に化《くわ》して、體外《たいぐわい》に走泄《そうせつ》する。ために必《かなら》ず風火《ふうくわ》を加《くは》へなければならない。また風火《ふうくわ》のみが盛《さか》んで、藥物《やくぶつ》が發生《はつせい》せざるときは、所謂《いはゆる》、空鐺《くうたう》を烹《に》るもので、その功《こう》なきのみならず、徒《いたづ》らに神《しん》を勞《つか》らすの弊《へい》がある。また藥物《やくぶつ》が發《はつ》生《せい》しても、風火《ふうくわ》を起《おこ》してこれを採取《さいしゆ》せざるときは、徒《いたづ》らに貪愛《とんあい》を增長《ぞうちやう》するのみで、共《とも》にその弊耐《へいたい》ゆべからずと稱《しよう》してゐる。

その藥物《やくぶつ》の發生《はつせい》を期待《きたい》して、元神《げんしん》をして丹田《たんでん》を守《まも》らしむるは止《し》であり、定《ぢやう》である。風火《ふうくわ》

築基の功が成れば済世利民の上に活躍する

を用《もち》ふるのは觀《くわん》であり、慧《ゑ》であるともいひ得《え》よう。止《し》に偏《へん》して觀《くわん》を以《もつ》て救《すく》はないのは、かの風火《ふうくわ》、空鐺《くうたう》を烹《に》るもので、禪定《ぜんちやう》の諸業《しよごふ》も却《かへ》つて塵念《ちんねん》を增長《ぞうちやう》するを保《ほ》し難《がた》い。

煉丹《れんたん》は、起手《きしゆ》の際《さい》に於《おい》ては、神《しん》を以《もつ》て炁《き》に入《い》れ、精《せい》を煉《ね》つて藥《くすり》と爲《な》し、藥《くすり》を採《と》つて丹《たん》となし、自《みづか》らこれを受用《じゆよう》するを以《もつ》て目的《もくてき》とするが故《ゆゑ》に、自利《じり》の工《こう》である。されど、これはやがて大周天《だいしうてん》を修《しう》して、以《もつ》て世《よ》を濟《すく》ひ民《たみ》を利《り》する利他《りた》の業《げふ》に移《うつ》る前提《ぜんてい》である。假令《たと》へば猶《なほ》、根本禪《こんほんぜん》の上《うへ》に、四諦《たい》、十二因緣《いんねん》を觀《くわん》じ、或《あるひ》は通明《つうめう》、特勝《とくしよう》の禪《ぜん》を修《しう》し、または高《たか》く六度《ど》の行《ぎやう》を完成《くわんせい》するための前行《ぜんぎやう》となるが如《ごと》くである。煉丹《れんたん》の諸景《しよけい》と、禪定《ぜんぢやう》の發相《はつさう》とは、後《のち》の金仙證《きんせんしよう》論《ろん》の解說《かいせつ》を讀《よ》んで、これを對照《たいせう》して見《み》れば、その中《なか》に意外《いぐわい》の興趣《きようしゆ》が發見《はつけん》せられるであらう。

第四章　修丹の方法

金仙證論《きんせんしようろん》は、初學修丹《しよがくしうたん》の士《し》を導《みちび》くために禪師《ぜんじ》柳華陽《りうくわやう》が著作《ちよさく》されたものである。初學《しよがく》これによつて修《しう》すれば、必《かなら》ずその極處《ごくしよ》に到達《たうたつ》すべきは疑《うたが》ふところがない。が、その記述《きじゆつ》が餘《あま》りに專門的《せんもんてき》なので、我々《われ〳〵》には要領《えうりやう》をだに捉《とら》へることに苦《くるし》まなければならない。私《わたし》の如《ごと》きも、その中《なか》には、まだ十分《ぶん》會《ゑ》得《とく》することの出來《でき》ないところの疑問《ぎもん》を、澤山《たくさん》持《も》つて居《ゐ》るけれども、幸《さいはひ》なことに、私《わたし》はいさゝかながら、禪定《ぜんぢやう》の體驗《たいけん》があつたので、文字《もんじ》によつて理會《りくわい》するよりも、寧《むし》ろ自分《じぶん》の體驗《たいけん》に照《て》らしてこれを解釋《かいしやく》した。そして、修禪《しうぜん》の士《し》のためには、或《あ》る程《てい》度《ど》に達《たつ》するまでは、禪定《ぜんぢやう》の門《もん》を通《つう》じて入《い》るよりも、寧《むし》ろこの煉丹《れんたん》の道《みち》より入《い》る方《はう》が、捷徑《せふけい》ではなからうかと思《おも》はしむるところがある。特《とく》に補精《ほせい》の方法《はうはふ》があるのは、文化病《ぶんくわびやう》と稱《しよう》せられてゐる神經衰弱症《しんけいすゐじやくしやう》に罹《かゝ》つた人々《ひとゞ》の多《おほ》い現代《げんだい》には、差向《さしむ》き必要《ひつえう》な健康法《けんかうはふ》であり、修養法《しうやうはふ》でもあると思《おも》はれる。如上《じよじやう》の次第《しだい》で、本書第《ほんしよだい》二部《ぶ》を讀《よ》まれる人々《ひとゞ》が、そのうちから修丹《しうたん》の順序方法《じゆんじよはうはふ》を抽出《ちうしゆつ》することは或《あるひ》は困難《こんなん》ではなからうかと感《かん》ずるところから、その大要《たいえう》をまとめてこゝに記述《きじゆつ》することにした。これによつて修《しう》すれば、修丹《しうたん》の方法《はうはふ》としては、大《だい》なる誤《あやまり》はない筈《はず》である。さりながら、これは一個《こ》の旅行案内《りよかうあんない》たるに過《す》ぎないので、その沿道《えんだう》の眞《しん》景《けい》は、實際《じつさい》その地《ち》を踏《ふ》んで始《はじ》めて知《し》るが如《ごと》く、各自《かくじ》の體驗《たいけん》を待《ま》つと共《とも》に、よく本書《ほんしよ》の第《だい》二部《ぶ》を參照《さんせう》して、これを味得《みとく》せられんことを希望《きばう》する。

本書第《ほんしこだい》二部《よ》には、實修《じつしう》の準備《じゆんび》に就《つい》ては、何等《なんら》記述《きじゆつ》されてない。それはすでに熟知《じゆくち》してゐる人《ひと》を對機《たいき》としての記述《きじゆつ》なので、おのづからさうなつたものと思《おも》はれる。で、私《わたし》はまづこゝにその準備《じゆんび》を述《の》べて、それから煉丹《れんたん》の眞法《しんはふ》に入《い》ることにする。實修《じつしう》の準備《じゆんび》の方《はう》は、第《だい》二部《ぶ》にその記述《きじゆつ》がないから稍々《やゝ》委《くは》しくこれを述《の》べ、實修《じつしう》の方《はう》は大體《だいたい》に止《とゞ》めて置《お》く。それは第《だ》二部《ぶ》を讀《よ》めば、おのづから理解《りかい》せられると思《おも》ふから、態《わざ》と大略《たいりやく》にしたのである。讀者《どくしや》幸《さいはひ》に詳略體《しやうりやくたい》を得《え》ざるを咎《とが》むるなからんことを。

未《いま》だ精《せい》の敗《やぶ》れたことなく、機根《きこん》の勝《すぐ》れた人《ひと》であつたならば、一瞬《しゆん》のうちにも極位《ごくゐ》に到達《たうたつ》することは出來《でき》よう。さうした人《ひと》は極《きは》めて稀《まれ》なる例《れい》で、一般《ぱん》の人《ひと》に在《あ》りては、相應《さうおう》の歳月《さいげつ》を費《つひや》す覺悟《かくご》で取《とり》か〻らなければならない。また、すべての事《こと》が修行《しゆぎやう》に都合《つがふ》のよい狀態《じやうたい》のもとに置《お》かれてあるやうにするがよい。それには日常《にちじやう》の言動《げんどう》をより正《たゞ》しくすることに心《こゝろ》がけて心《こゝろ》の平靜《へいせい》を保《たも》つことや、嗜欲《しよく》を寡《すくな》くしてすべての煩《わづら》ひから遠《とほ》ざかること、或《あるひ》は日常《にちじやう》の生《せい》活《くわつ》や關係《くわんけい》の事業《じげふ》を成《な》るべく簡素《かんそ》にして、時間《じかん》の餘裕《よゆう》を造《つく》ることも必要《ひつえう》な事《こと》である。さうはいふもの〻、この怱忙《そうばう》たる現代《げんだい》に生《うま》れ合《あ》はせた吾人《ごじん》は、中々《なか〱》すべての世務《せむ》から離《はな》る〻ことは出來《でき》ない。が、如上《じよじやう》の諸件《しよけん》を修行上《しゆぎやうじやう》都合《つがふ》よき狀態《じやうたい》に置《お》きかへることは、最《もつと》も望《のぞ》ましき事《こと》である。

食物《しよくもつ》は成《な》るべく淡白《たんぱく》なものを取《と》る。時《とき》ならざるもの、味《あぢ》の變《へん》じたるもの、有毒《いうどく》と覺《おぼ》しきもの等《とう》、すべて保健上《ほけんじやう》宜《よろ》しからずと思《おも》はる〻ものは避《さ》ける。食《しよく》が餘《あま》り多《おほ》いときは、氣急《ききふ》にからだがはつて、血液《けつえき》の循環《じゆんくわん》を滯《とゞこほ》らせ、心《こゝろ》がくらみ、身《み》も安《やす》からざることになる。これに反《はん》して食《しよく》が餘《あま》り少《すな》いときは、身心《しん〱》共《とも》に疲《つか》れて神氣《しんき》沮喪《そさう》する。されば飢飽《きはつ》共《とも》にその度《ど》を過《す》ぐることは、すべて丹《たん》を煉《ね》るの道《みち》ではない。食《しよく》はまことに身《み》を資《たす》け、命《いのち》を保續《ほぞく》するのもとである。食《しよく》に對《たい》して敬愼《けいしん》なれば、そこにも道《みち》は求《もと》め得《え》られる。かういふ心《こゝろ》で食《しよく》に對《たい》するときは、おのづからにして飢飽《きはつ》に過《す》ぐるの過《あやまち》はない。

胡椒《こせう》・蕃椒《たうがらし》、芥辛《からし》・山葵《わさび》等《とう》の辛辣《しんらつ》なものを多食《たしよく》するときは、心《こゝろ》、徒《いたづ》らに馳散《ちさん》しておだやかなるを得《え》ない。また修行《しゆぎやう》が熟《じゆく》して、藥《くすり》が生《しやう》じたとき、これらのものを食《しよく》すれば、或《あるひ》は藥《くすり》を耗散《がうさん》する恐《おそ》れがある。葱《ねぎ》、にんにくの如《ごと》きものも避《さ》けるがよい。これらは慾火《よくくわ》を動《うご》かして、往々《わう〱》邪道《じやだう》に外《そ》れることになる。

酒精分《しゆせいぶん》を含有《がんいう》する飲料《いんれう》は避《さ》けるがよい。西洋《せいやう》にては特殊《とくしゆ》の修行者《しゆぎやうしや》が自失《じしつ》、恍惚《くわうこつ》、銷魂《せうこん》、忘我《ばうが》の境《きやう》に入《い》るために、斷食《だんじき》をしたり、アルコール分《ぶん》を含有《がんいう》する飲料《いんれう》を取《と》るとの事《こと》である。煉丹《れんたん》の入手《にふしゆ》、還虚《くわんきよ》の境《きやう》は、神《しん》を無何有《むかう》の鄕《きやう》に遊《あそ》ばしむるが如《ごと》き發相《はつさう》あるが故《ゆゑ》に、酒精《しゆせい》の攝《せつ》取《しゆ》は利《り》あるが如《ごと》きも、事實生理自然《じじつせいりしぜん》の作用《さよう》を故意《こい》に衰退《すゐたい》せしむるもので、それによりて發《はつ》する銷魂狀態《せうこんじやうたい》は、寧《むし》ろ一種《しゆ》の病的現象《びやうてきげんしやう》である。還虚《くわんきよ》の境《きやう》は、かくの如《ごと》き銷魂狀態《せうこんじやうたい》に止《とゞま》ることを必要《ひつえう》とするのではなく、やがて精神《せいしん》をして層《そう》一層清爽《そうせいさう》ならしめ、以《もつ》て還丹《げんたん》の功《こう》を完成《くわんせい》するためである。酒精《しゆせい》の中毒作用《ちうどくさよう》を假《か》りて恍惚感《くわうこつかん》を味得《みとく》する必要《ひつえう》はない。殊《こと》に酒精《しゆせい》の攝取《せつしゆ》は、氣息《きそく》を亂《みだ》すこと甚《はなはだ》しきのみならず、精炁《せいき》を惡變《あくへん》せしむる虞《おそれ》あることは、香辛類《かうしんるゐ》よりも一層甚《そうはなはだ》しきを以《もつ》て、修丹《しうたん》に際《さい》しては嚴《げん》に禁止《きんし》するを要《えう》する。かの醉飽中《すゐはうちう》の交接《かうせつ》によりて懐胎《くわいたい》したものには流産《りうざん》が多《おほ》く、生《うま》れても精神的《せいしんてき》または生理《せいり》的變質者《てきへんしつしや》の多《おほ》いことは、周知《しうち》の事實《じじつ》である。精《せい》を對境《たいきやう》とする煉丹《れんたん》の修行《しゆぎやう》に、酒精《しゆせい》の害《がい》あるは言《げん》を待《ま》たない。因《ちな》みに云《い》ふ斷《だん》食《じき》を行《おこな》ふが如《ごと》きも、また眞《しん》の丹《たん》を得《う》る方法《はうはふ》ではない。

煙草《たばこ》の如《ごと》きも禁《きん》じた方《はう》がよい。喫煙《きつえん》の害《がい》はいつとなく呼吸器《こきうき》を侵《をか》し、腦《なう》を害《がい》し、神《しん》を沮《そ》喪《さう》せしむるものである。故《ゆゑ》に道《みち》に入《い》るの士《し》は、避《さ》け得《え》られるだけ避《さ》けたがよい。丹《たん》を修《しう》すれば、一定度《ていど》まで飲食《いんしよく》の毒《どく》、酒精《しゆせい》、煙草《たばこ》乃至《ないし》藥物《やくぶつ》の蓄積作用《ちくせきさよう》を解《かい》する力《ちから》をもつてゐる。それは心的《しんてき》の罪惡《ざいあく》から超脱《てうだつ》することを得《う》ると同《どう》一現象《げんしやう》である。が、修丹《しうたん》にかうした效果《かうくわ》があるといつても、狎《な》れて如上《じよじやう》の有毒物《いうどくぶつ》を濫用《らんよう》してはならない。

修丹《しうたん》には、その心《こゝろ》を持《ぢ》すること極《きは》めて清爽《せいさう》なるを要《えう》する。されば眠《ねむり》は縱《ほしい》まゝにしてはならぬ。眠《ねむ》ることが多《おほ》ければ、たゞに聖修《せいしう》を廢《はい》するばかりでなく、道《みち》に進《すゝ》むの敏感性《びんかんせい》はいつとなく失《うしな》はれてしまふ。我等《われら》の一生《しやう》は實《じつ》に短《みじか》い。睡眠《すゐみん》のために時《とき》を失《うしな》つてはならぬ。神氣《しんき》は常《つね》にさはやかに、思想《しさう》は明淨《めいじやう》に保《たも》つがよい。

されど睡眠《すゐみん》を極端《きよくたん》に節《せつ》しては、却《かへ》つて道《みち》の成《な》るのを妨《さまた》げることにもなる。一般《ぱん》に在《あ》りて、睡眠《すゐみん》が不足《ふそく》すれば、心身《しんしん》の上《うへ》によからぬ影響《えいきやう》がある。然《しか》して不眠《ふみん》の期間《きかん》は七晝夜《ちうや》を制限《せいげん》とし、是以上《これいじやう》に及《およ》べは生命《せいめい》を保《ほ》し難《がた》いと、現代《げんだい》の生理學者《せいりがくしや》のいふ所《ところ》である。

私《わたし》にはそれを遙《はる》かに超越《てうゑつ》して、不眠《みん》二十四日《か》間《かん》に渉《わた》つて著述《ちよじゆつ》に從事《じうじ》したことがある。それは禪定《ぜんぢやう》の力《ちから》で、敢《あへ》て煉丹《れんたん》の修行《しゆぎやう》によつたのではなかつたが、丹《たん》を修《しう》して力《ちから》が熟《じゆく》するに及《およ》べば、この境《きやう》に達《たつ》することは、敢《あへ》て不可能《ふかのう》ではない。

煉丹の究竟目的《きうきやうもくてき》は濟世利民《さいせいりみん》に在《あ》るから、その修行《しゆぎやう》もまた場所《ばしよ》を擇《えら》む必要《ひつえう》なく、よしや喧噪《けんさう》な所《ところ》に在《あ》つても、極《きよ》めて平靜《へいせい》な心《こゝろ》を持《ぢ》して、毫《がう》も外物《ぐわいぶつ》に煩《わづら》はされないやうにすべきである。が、體驗《たいけん》の未《いま》だ純熟《じゆんじゆく》せざる間《あひだ》は、成《な》るべく衆事《しうじ》の煩《わづら》ひなく、環境《くわんきやう》の騷《さわ》がしからぬ處《ところ》を得《と》て修行《しゆぎやう》するを要《えう》する。たとへば深山《しんざん》、人《ひと》を絶《ぜつ》するところに於《おい》て、或《あるひ》は渺茫《べうばう》たる海洋《かいやう》に對《たい》して、獨自《どくじ》、宇宙《うちう》の大觀《たいくわん》に直觸《ちよくしよく》して、丹《たん》を煉《ね》るが如《ごと》きはもとより最勝《さいしよう》の事《こと》である。更《さ》らに人煙《じんえん》を絶《ぜつ》した野外《やぐわい》に於《おい》て、二三の同志《どうし》と共《とも》に道《みち》を修《しう》するのも樂《たの》しいことである。然《しか》しこれらは一般《ぱん》には望《のぞ》み難《がた》いことであるから、かうした條件《でうけん》の具《そな》はるのを理想《りさう》として、單《たん》なる希望《きばう》に止《とゞ》めて置《お》く。

されば吾人《ごじん》は私人《しじん》の屋舍《をくしや》に於《おい》て行《おこな》ふより外《ほか》はない。若《も》し家庭《かてい》に於《おい》て行《ぎやう》ずるとすれば、豫《あらかじ》め家人《かにん》の理解《りかい》を得《え》て置《お》いて、特《とく》に靜《しづ》かなる室《しつ》を擇《えら》んで實修《じつしつ》する。勿論《もちろん》、實修《じつしう》の時間中《じかんちう》、妄《みだ》りに室内《しつない》に闖入《ちんにふ》する者《もの》があつて、定《ぢやう》を亂《みだ》すが如《ごと》きことのないやうにしなければならぬ。家《か》人《じん》のうち幾人《いくにん》か、或《あるひ》は全體《ぜんたい》と共《とも》に修丹《しうたん》を行《ぎやう》ずるやうになれば何《なに》よりも幸《さいはひ》である。

室内《しつない》は餘《あま》り明《あか》るくない方《はう》が、心《こゝろ》におちつきがあつてよい。電燈《でんとう》などの光《ひかり》の强《つよ》いのは、物《もの》で掩《おほ》うて、適當《てきたう》にくらくして置《お》くがよい。

煉丹《れんたん》には、適當《てきたう》な先覺者《せんかくしや》があつたら、その指導《しだう》を受《う》くることが必要《ひつえう》である。然《しか》し事實問《じじつもん》題《だい》として、我《わ》が國《くに》ではその指導者《しだうしや》を得《う》ることは出來《でき》ない。已《や》むを得《え》ないから、古教《こけう》によりて、修行《しゆぎやう》の程度《ていど》を自《みづか》ら點檢《てんけん》しつゝ道《みち》に進《すゝ》むべきである。

若《も》し二三輩《はい》の善友《ぜんいう》があつて、共《とも》に丹《たん》を修《しう》することが出來《でき》れば幸《さいはひ》である。同修《どうしう》の友《とも》がないときは往々《わう〱》にして半途《はんと》に廢《はい》するものである　また長時《ちやうじ》に渉《わた》つて修行《しゆぎやう》をつゞけることが困難《こんなん》であるから、つとめて同修《どうしう》の善友《ぜんいう》を求《もと》め、これに近《ちか》づくことを心懸《こゝろが》けるがよい。

善友《ぜんいう》と共《とも》に修《しう》すると、左《さ》の如《ごと》き利益《りえき》があるやうに思《おも》はれる。即《すなは》ち多《おほ》くの人《ひと》が聚《あつま》つて修行《しゆぎやう》すると、修行《しゆぎやう》の過程《くわてい》が同《おな》じ傾向《けいかう》をもつものである。思《おも》ふに同行同修《どうぎやうどうしう》の人相集《ひとあひあつま》るときは、一種《しゆ》の感應道交《かんのうだうかう》があつて、その共通《きようつう》が行《おこな》はれるのかも知《し》れない。また多數者《たすうしや》が相集《あひあつま》つて修行《しゆぎやう》するといふことは、その得果《とくくわ》が、多數者《たすうしや》の合成力《がふせいりよく》によりて、單獨孤立《たんどくこりつ》のそれよりも、よりよく導《みちび》かれて行《ゆ》くことが認《みと》め得《え》られる。かくの如《ごと》き理由《りいう》によりて、假令《たとへ》先覺者《せんかくしや》は得《え》られないでも、同行者《どうぎやうしや》を得《う》ることは望《のぞ》ましきことである。

以下《いか》記述《きじゆつ》するところは、甚《はなは》だ坐禪《ざぜん》の要領《えうりやう》に似《に》てゐる。が、この方法《はうはふ》は坐相《ざさう》の安定《あんてい》を得《う》るのに最《もつと》も都合《つがふ》がいゝので、これを襲用《じうよう》したのである。

イ、先《ま》づ蒲團《ふとん》の用意《ようい》をする。坐處《ざしよ》の安定《あんてい》を得《う》るために、成《な》るべく厚《あつ》いのがよい。特別《とくべつ》に造《つく》るならば、左右《さいう》五十センチ（曲尺《かねざし》一尺《しやく》六寸《すん》六分強《ぶきやう》）、前後《ぜんご》三十センチ（曲尺《かねざし》一尺弱《しやくじやく》）、厚《あつ》さは、身體《からだ》の重量《ぢうりやう》がかゝつたところで、三センチ（曲尺《かねざし》一寸弱《すんじやく》）につぶれる程度《ていど》がよい。これに腰《こし》だけをのせる。若《も》し日本流《にほんりう》の端坐《たんざ》なれば、普通《ふつう》の坐蒲團《ざぶとん》の成《な》るべく厚《あつ》いのを擇《えら》ぶがよい。

ロ、次《つぎ》に坐《すわ》る。右《みぎ》の脚《あし》を折《を》り曲《ま》げ、左《ひだり》のふともゝの下《した》に入《い》れ、蒲團《ふとん》の前端《ぜんたん》に接《せつ》せしむる。次《つぎ》に左《ひだり》の脚《あし》を曲《ま》げ、右《みぎ》の脚《あし》の上《うへ》に置《お》く。左《ひだり》の脚《あし》の指《ゆび》は右《みぎ》の外《そと》もゝと等《ひと》しく、右《みぎ》の脚《あし》の指《ゆび》は左《ひだり》の外《そと》もゝと等《ひと》しくする。また邦人《はうじん》の習慣《しふくわん》となつてゐる膝《ひざ》を折《を》り曲《ま》げての端坐《たんざ》にしても、慣《な》れてゐる限《かぎ》りはよいと思《おも》ふ。椅子《いす》の如《ごと》きものに腰《こし》かけて行《おこな》つても差支《さしつかへ》はない。何《いづ》れにしても、最《もつと》も苦痛《くつう》を感《かん》ぜざる坐法《ざはふ》を選《えら》んで行《ぎやう》ずるがよい。

ハ、次《つ》ぎに衣帶《いたい》を緩《ゆる》める。但《たゞ》し正《たゞ》しく、窮屈《きうくつ》を感《かん》ぜざる程度《ていど》にする。餘《あま》り緩《ゆる》くして、坐《さ》時《じ》に於《おい》て脱落《だつらく》する如《ごと》くではならぬ。

ニ、次《つ》ぎに手《て》のおきごころを定《さだ》める。左《ひだり》の手《て》のひらを右《みぎ》の手《て》のひらの上《うへ》に置《お》き、拇指《おやゆび》の先《さき》を相對《あひたい》してつけ、左《ひだり》の脚《あし》の上《うへ》に置《お》き、牽《ひ》き寄《よ》せて下腹部《かふくぶ》につける。

ホ、次《つ》ぎにからだを正《たゞ》しくする。全身《ぜんしん》を動《うご》かして見《み》て、どこにも無理《むり》がないやうになれば、正《たゞ》しくからだを据《す》ゑて、脊柱《せきちう》が屈《かゞ》んだり聳《そび》えたりしない程度《ていど》を見計《みはか》らひ、ゆつたりと坐《すわ》る。

ヘ、次《つ》ぎに頭部《とうぶ》を正《たゞ》しく据《す》ゑる。鼻《はな》は臍《へそ》と對《たい》し、耳《みゝ》は肩《かた》に對《たい》する心《こゝろ》もちで、顏《かほ》は眞《ま》つ正《しやう》面《めん》に向《むか》ふ。

ト、次《つ》ぎに體中《たいちう》の汚濁《をだく》の氣《き》を吐《は》く。先《ま》づ口《くち》を開《ひら》いて氣《き》を吹《ふ》き出《だ》す。ゆるやかに綿々《めん〳〵》として氣《き》のつゞくところまで出《だ》しながら、身《み》のうちの違和《ゐわ》は氣息《きそく》と共《とも》に出《で》てしまふと觀想《くわんさう》する。かくて息《いき》を出《だ》しきれば、その口《くち》を閉《と》ぢ、鼻《はな》から清氣《せいき》を吸《す》ひ込《こ》む。これを三たび繰返《くりかへ》す。身息《しんそく》よく調和《てうわ》したと思《おも》つたなら一度《ど》でもよい。

チ、次《つ》ぎに口《くち》を輕《かる》く結《むす》ぶ。唇《くちびる》と齒《は》と、上下《じやうげ》纔《わづ》かに相《あひ》さゝへる程度《ていど》にして、舌《した》は上齶《じやうがく》に向《む》ける。

リ、次《つ》ぎに眼《め》を半《なか》ば閉《と》ぢる。即《すなは》ち僅《わづ》かに外光《ぐわいくわう》を遮《さへぎ》るだけでよい。そして二メートル（曲尺《かねさし》六尺《しやく》六寸餘《すんよ》）程先《ほどさき》の牀《ゆか》を見《み》つめれば、おのづから都合《つがふ》よき程度《ていど》になる。全《まつた》く閉《と》ぢるときは眠《ねむ》りを催《もよほ》し、全《まつた》く開《ひら》くときは外光《ぐわいくわう》が心《こゝろ》を散亂《さんらん》させる。然《しか》し坐《ざ》に習熟《しふじゆく》した人《ひと》なら、開閉《かいへい》何《いづ》れとも任意《にんい》でよい。

ヌ、かくてすべての用意《ようい》が整《とゝの》つたなら、端身正坐《たんしんせいざ》すること、恰《あたか》も大磐石《だいばんじやく》を推《お》し据《す》ゑたやうにする。からだのうち、一箇所《かしよ》たりともゆるがせてはならぬ。

ル、心《こゝろ》を整《とゝの》へる。入修《にふしう》に際《さい》して最《もつと》も重要《ぢうえう》なるは、よく心《こゝろ》を調《てう》することである。第《だい》一に亂《みだ》れた思想《しさう》を整《とゝの》へて散逸《さんいつ》せしめないやうにする。頭《かしら》いつとなく低《ひく》く垂《た》れ、心《こゝろ》くらみ恍惚《くわうこつ》となるのは、沈《ちん》の相《さう》である。心《こゝろ》が外《そと》に走《はし》り、身《み》もまた安《やす》からざるは、浮《ふ》の相《さう》である。また心《こゝろ》を用《もち》ふること過度《くわど》なるは、急《きふ》の相《さう》である。心志《しんし》散漫《さんまん》にして、口《くち》、涎《よだれ》を流《なが》すが如《ごと》きは、寛《くわん》の相《さう》である。よく注意《ちうい》してこれらの相《さう》を治《ち》するがよい。

初心《しよしん》修丹《しうたん》の士《し》に便《べん》するがために、左《さ》に煉丹《れんたん》の要旨《えうし》を摘録《てきろく》した。これによりて修《しう》するときは、その誤《あやまり》なきに幾《ちか》いと思《おも》ふ。が、修丹《しうたん》の工法《こうはふ》を行《おこな》ひつゝある間《あひだ》には、種々《しゆく》なる疑問《ぎもん》が續《ぞく》出《しゆつ》することもあらうと思《おも》はれる。その解答《かいたふ》は大抵《たいてい》第《だい》二部《ぶ》に備《そな》へられてあるから、併《あは》せ熟讀《じゆくどく》せられんことを望《のぞ》む。

引頭

一、修道《しうだう》とは、元精《げんせい》を煉《ね》つて丹《たん》と爲《な》し、以《もつ》て服食《ふくしよく》することである。

註　先《ま》づ腎中《じんちう》の元精《げんせい》を煉《ね》る。精《せい》が滿《み》ちたときは、炁《き》が發生《はつせい》する。この發生《はつせい》した炁《き》を煉《ね》つて、收回《しうくわい》してその眞炁《じんき》を補《おぎな》ひ、補《おぎな》つて炁《き》足《た》り、生炁《せいき》動《うご》かざるに至《いた》る。これが丹《たん》である。服《ふく》食《しよく》とは、丹《たん》を暫《しばら》く有形《いうけい》のものに喩《たと》へてさういつたもので、要《えう》は、自家屋裏《じかをくり》のものを、自《みづか》ら受用《じゆよう》することである。

二、精《せい》は身《み》を養《やしな》ひ、心《こゝろ》を明《あきら》かにする至寶《しはう》である。

註　精《せい》は最《もつと》も尊重《そんちよう》に取扱《とりあつか》はなければならぬ。心《こゝろ》を妄《みだ》りに情慾《じやうよく》に走《はし》らしめず、よくこれを保《たも》つときは、腦《のう》を補《おぎな》ひ、心身《しんく》の機能《きのう》を調制《てうせい》し、敏活《びんくわつ》にし、旺盛《わうせい》ならしめ、諸多《しよた》の疾患《しつくわん》を癒《いや》し、身體《しんたい》を健康《けんかう》にし、神經《しんけい》を強壯《きやうさう》にし、精神《せいしん》を明淨《めいじやう》にし、徳性《とくせい》を涵養《かんやう》するの効《かう》がある。若《も》しこれを濫用《らんよう》するときは、終生回復《しうせいくわいふく》すべからざる患害《くわんがい》のあるべきは、天下周知《てんかしうち》の事《こと》である。

三、精《せい》の已《す》でに敗《やぶ》れた者《もの》は、第一著手《だいちやくしゆ》に、精《せい》を以《もつ》て精《せい》を補《おぎな》ふ法《はふ》がある。これを小周天築基《せうしうてんちくき》の工《こう》といふ。

註　中年《ちうねん》の人《ひと》、壯年《さうねん》の人《ひと》は、遺精《ゐせい》、自瀆《じとく》、房事等《ばうじとう》のために、その間多少《かんたせう》の差《さ》はあつても、誰《たれ》か未《いま》だ曾《かつ》てこれを失《うしな》つたことのないことをいひ得《え》よう。已《すで》に敗《やぶ》れて、多少《たせう》なりとも耗《かう》散《さん》した人《ひと》なる限《かぎ》りは、先《ま》づこれを補《おぎな》はなければならない。これを補《おぎな》つて後《のち》、大周天《だいしうてん》の工法《こうほふ》に着手《ちやくしゆ》するので、小周天築基《せうしうてんちくき》の工《こう》といふのである。

四、精《せい》、これを特《とく》に元精《げんせい》といふ。元精《げんせい》のもとは炁《き》である。またこれを元炁《げんき》ともいふ。

註　元精《げんせい》、元炁《げんき》、共《とも》に吾人《ごじん》の精神現象《せいしんげんしやう》に彷彿《はうふつ》たるものである。即《すなは》ち有形《いうけい》の物質《ぶつしつ》ではない。精神《せいしん》は必《かなら》ずしも理化學的《りくわがくてき》に、腦細胞《なうさいはう》の分泌物《ぶんぴぶつ》と看做《みな》すことの出來《でき》ない如《ごと》く、元精《げんせい》、元炁《げんき》、共《とも》に理化學的《りくわがくてき》に、その存在《そんざい》を實證《じつしよう》すべき限《かぎ》りではない。たゞこれを修《しう》した體驗《たけん》の上《うへ》に、その存在《そんざい》を肯定《こうてい》せられるのである。

第一工程　煉　己

五、精《せい》を補《おぎな》ふには、先《ま》づその補《おぎな》ふべき精《せい》を養《やしな》つて、種子《しゆし》となすを要《えう》する。その法《はふ》、心《こゝろ》を虚無《きよむ》の狀態《じやうたい》に保《たも》ち、呼吸《こきふ》を沈細《ちんさい》にし、以《もつ》て精《せい》の生《しやう》ずるを待《ま》つ。尤《もつと》も心《こゝろ》が呼吸《こきふ》に拘《とら》はれるのを忌《い》む。これ即《すなは》ち文《ぶん》火《くわ》を用《もち》ふる法《はふ》である。

註　精《せい》を養《やしな》ふには、その心《こゝろ》が虚無《きよむ》に還《かへ》らなければならぬ。即《すなは》ち當初《たうしよ》に於《おい》て殆《ほと》んど無心《むしん》の狀態《じやうたい》を保《たも》つてゐる。それは、靜《しづ》かに坐《ざ》してゐて、呼吸《こきふ》が沈細《ちんさい》になるに從《したが》つて、追次《つゐじ》、その心境《しんきやう》が發現《はつげん》する。これを若干時分《じやくかんじぶん》繼續《けいぞく》してゐると、精《せい》が生《しやう》して旋動《せんどう》するを感《かん》ずる。この時《とき》陽擧《やうあが》り、身體《しんたい》綿《わた》の如《ごと》く、曠毫竅《やうがうけう》に生《しやう》ずる外景《ぐわいけい》がある。これ即《すなは》ち陽生《やうせい》の時《とき》である。文火《ぶんくわ》とは、心《こゝろ》は呼吸《こきふ》を忘《わす》れ、呼吸《こきふ》は心《こゝろ》を忘《わす》れ、不即不離《ふそくふり》の間《かん》に於《おい》て呼吸《こきふ》を續《つゞ》けることである。

第二工程　調　藥

六、精《せい》が已《すで》に生《しやう》じたならば、その念《ねん》を明淨《めいじやう》に保《たも》ち、元神《げんしん》を以《もつ》て元《げん》炁《き》を支配《しはい》し、呼吸《こきふ》の氣《き》を起《おこ》して外《ほか》に走《はし》らんとする精《せい》を炁穴《きけつ》に收回《しうくわい》する。これは武火《ぶくわ》を用《もち》ふる方法《はうはふ》である。

註　精《せい》が已《すで》に生《しやう》じた。これは無形《むけい》の精《せい》である。これに順逆《じゆんぎやく》の作用《さよう》がある。順《じゆん》なるは、その精《せい》の動《うご》くに委《ゐ》すると、淫精《いんせい》に化《くわ》して走泄《そうせつ》する。これは新《あた》らしい個體《こたい》を生《しやう》ずる道《みち》である。逆《ぎやく》なるは、動《やゝ》もすれば外《そと》に走泄《そうせつ》せんとする精《せい》を收回《しうくわい》して、丹《たん》と爲《な》すの道《みち》である。この時《とき》、單《たん》に無心《むしん》であつてはならない。心《こゝろ》を呼吸《こきふ》に留《と》め、以《もつ》て精《せい》を炁穴《きけつ》に逆回《ぎやくくわい》するの想念《さうねん》を凝《こ》らすのである。元神《げんしん》とは心中《しんちう》の元神《げんしん》である。即《すなは》ち心《こゝろ》の主宰《しゆさい》と見《み》て置《お》いてよい。心《こゝろ》を呼吸《こきふ》に止《とゞ》め、心《こゝろ》は呼吸《こきふ》を照管《せうくわん》し、呼吸《こきふ》は心《こゝろ》に伴隨《はんずゐ》して、その用處《ようしよ》に活躍《くわつやく》する。これを武火《ぶくわ》といふ。炁穴《きけつ》とは丹田《たんでん》の事《こと》である。臍《へそ》より背部《はいぶ》へ通《つう》じて一線《せん》を引《ひ》き、その線《せん》の前《まへ》より七分《ぶ》、後《うしろ》より三分《ぶ》の處《ところ》より、垂直《すゐちよく》に下《さが》ること約《やく》一寸《すん》の部位《ぶゐ》、これを炁穴《きけつ》といふ。

七、精《せい》既《す》でに炁穴《きけつ》に還《かへ》つたならば、元神《げんしん》と元炁《げんき》（精《せい》のもと）とを融《ゆう》合《がふ》して一とならしめる。繼續《けいぞく》して前項《ぜんかう》の武火《ぶくわ》を用《もち》ふる。

註　元精《げんせい》は自《みづか》ら融合《ゆうがふ》することは出來《でき》ない。元神《げんしん》が能動《のうどう》してこれを融和《ゆうわ》し、合《がつ》して一とならしむるのである。

八、陽氣《やうき》既《す》でに定《さだ》まつて、炁穴《きけつ》に住《ちう》するやうになれば、文火《ぶんくわ》を用《もち》ひてこれを溫養《をんやう》することを要《えう》する。

第三工程　採藥

九、溫養《をんやう》の文火《ぶんくわ》が充分《じうぶん》なるに至《いた》れば、眞炁《しんき》が炁穴《きけつ》より發生《はつせい》する。これが所謂《いはゆる》藥產《やくさん》である。

註　藥產《やくさん》の內景《ないけい》は、炁穴《きけつ》に融々《ゆう〱》たる溫暖《をんだん》を感《かん》ずる。外景《ぐわいけい》は、陽《やう》が勃然《ぼつぜん》として擧《あが》るのを見《み》る。この內外景《ないぐわいけい》を見《み》たなら、以《もつ》て藥產《やくさん》の時《とき》たるを知《し》り、以《もつ》て採封運行《さいほううんかう》すべきである。因《ちな》みに云《い》ふ。藥産《やくさん》と陽生《やうせい》とはその景《けい》が類同《るゐどう》してゐる。が、その内容《ないよう》は異《ことな》つてゐる。陽生《やうせい》は單《たん》なる炁《き》の發動《はつどう》であり、藥産《やくさん》は神炁《しんき》が合《がふ》一して成《な》つたものゝ發動《はつどう》である。

十、藥《くすり》既《すで》に産《さん》したならば、これを採取《さいしゅ》するを要《えう》する。採取《さいしゅ》とは、武《ぶ》火《くわ》を用《もち》ひて、藥《くすり》をして炁穴《きけつ》に歸《き》せしむることである。

註　この時《とき》、採取《さいしゅ》の機《き》を逸《いつ》するときは、藥《くすり》が有形《いうけい》の精《せい》に返《かへ》つて、陽關《やうくわん》より走泄《そうせつ》して、眞《しん》種子《しゅし》を失《うしな》ふことになる。急《きふ》に武《ぶ》火《くわ》を用《もち》ひて、炁穴《きけつ》に歸《き》せしめなければならぬ。眞種子《しんしゅし》とは、丹《たん》を成《な》すの種子《しゅし》といふ義《ぎ》である。

第四工程　封固

十一、藥《くすり》が炁穴《きけつ》に安定《あんてい》したならば、文火《ぶんくわ》を以《もつ》て溫養《をんやう》するを要《えう》する。

第五工程　煉　藥

十二、かくてその藥《くすり》の老嫩《らうどん》を辨《べん》じて、次《つぎ》の升降《しようかう》に移《うつ》るのである。

註　藥《くすり》の老嫩《らうどん》を辨《べん》ずることは、最《もつと》も必要《ひつえう》な措置《そち》である。藥《くすり》を長時《ちやうじ》文火《ぶんくわ》を用《もち》ひて烹《に》て、その度《ど》を過《すご》すときは、藥《くすり》が老《お》ひて炁《き》が散《さん》じてしまふがゆゑに、丹《たん》を結《むす》ぶことが出來《でき》ない。またその時《とき》に達《たつ》せざるときは、藥《くすり》が嫩《わか》く炁力《きりよく》微《び》なるがゆゑに、丹《たん》を結《むす》ぶことがない。藥《くすり》の老《らう》嫩《どん》を分《わか》つには、炁穴《きけつ》に暖氣《だんき》を催《もよ》ふして、その稍《やゝ》旺《さか》んなるに至《いた》つたのを適度《てきど》とする。然《しか》らざるは過不及《くわふきよ》で、老《らう》ならざれば嫩《どん》である。

十三、次《つ》ぎに周天《しうてん》を行《ぎやう》じ、その藥《くすり》を煉《ね》る。その法《はふ》、口鼻《こうび》の息《そく》の一吸《きふ》に隨《したが》ひ、炁穴《きけつ》に在《あ》る神氣《しんき》をして、督脈《とくみやく》に沿《そ》うて、泥丸頂《でいぐわんちやう》に升《のぼ》らしめる。一呼《こ》に隨《したが》ひ、泥丸《でいぐわん》より、任脈《にんみやく》に沿《そ》ふて、氣穴《きけつ》に降《くだ》らしめる。法數《はふすう》に隨《したが》つてこれを行《おこな》ふ。その用《もち》ふるところの武火《ぶくわ》たることはいふまでもない。

註　督脈《とくみやく》とは、炁穴《きけつ》より出《い》で、脊髓《せきずゐ》の内側《うちがは》に沿《そ》ふて上《のぼ》り、腦頂《なうちやう》の内部《ないぶ》に至《いた》る。腦頂《なうちやう》の内《ない》部《ぶ》、これを泥丸《でいぐわん》といふ。任脈《にんみやく》とは、泥丸《でいぐわん》より出《い》でゝ、胸腹《きようふく》の内壁《ないへき》に沿《そ》ふて、炁穴《きけつ》に至《いた》る。これは勿論《もちろん》解剖學的《かいばうがくてき》に實在《じつざい》するものではない。かうした想定《さうてい》のもとに行《おこな》ふのである。

十四、毎日行《まいにちおこな》ふところの周天《しうてん》の度數《どすう》に、過不及《くわふきふ》があつてはならぬ。毎回《まいくわい》これを行《おこな》ふこと三百回《くらい》と定《さだ》める。

註　周天《しうてん》の度數《どすう》を定《さだ》めるには、面倒《めんだう》な計算法《けいさんはふ》がある。それは本書第二部《ほんしよだいにぶ》の解說《かいせつ》によりて知《し》るがよい。

十五、周天《しうてん》の間《あひだ》に沐浴《もくよく》を行《ぎやう》ずる。沐浴《もくよく》には、文火《ぶんくわ》を用《もち》ひて溫養《をんこう》すべきである。

註

沐浴《もくよく》とは、升降《しようかう》を中止《ちうし》して、休息《きうそく》するの義《ぎ》である。

十六、周天《しうてん》には武火《ぶくわ》を用《もち》ひ、沐浴《もくよく》には文火《ぶんくわ》を用《もち》ふるは、叙上《じよじやう》の如《ごと》くである。その度數《どすう》は、左《さ》の如《ごと》く定《さだ》める。

第《だい》一　周天《しうてん》　七十五度《ど》
第《だい》二　沐浴《もくよく》　三十度《ど》
第《だい》三　周天《しうてん》　百五十度《ど》
第《だい》四　沐浴《もくよく》　三十度《ど》
第《だい》五　周天《しうてん》　七十五度《ど》

註

度《ど》を定《さだ》めることは、呼吸《こきふ》の回數《くわいすう》に依《よ》るのである。

十七、かくて人《ひと》によりて遲速《ちそく》はあるが、周天《しうてん》の工法《こうはふ》を行《ぎやう》ずること數《すう》日或《じつあるひ》は一歳《さい》にして、止火《しくわ》の候《こう》が現《げん》ずる。即《すなは》ち目《め》より臍《へそ》に至《いた》るの一路《ろ》、虚白晃耀《きよはくくわうえう》にして、月華《げつくわ》の明《あきら》かなるを見《み》るが如《ごと》くである。この景《けい》が現《げん》ずること三たびに及《およ》んで、火《ひ》を止《とゞ》む。これ即《すなは》ち丹《たん》が成《な》つたのである。

註 火《ひ》を止《とゞ》むるは、升降《しようかう》を停止《ていし》することである。修道《しうだう》の士《し》、止火《しくわ》の景《けい》が現《あらは》れたといつても、驚怪《きやうくわい》してはならぬ。若《も》し驚怪《きやうくわい》が甚《はなはだ》しければ丹《たん》が逸走《いつそう》する。また止火《しくわ》の景《けい》が現《げん》ずること、三たびを過《す》ぐるも、猶周天《なほしうてん》の火《ひ》を行《ぎやう》ずるときは、却《かへ》つて丹《たん》が銷散《せうさん》する恐《おそ》れがある。未《いま》だ三たびに至《いた》らずして、火《ひ》を停止《ていし》するときは、丹《たん》が未《いま》だ熟《じゆく》せずして、完全《くわんぜん》のものにならない。また止火《しくわ》の景《けい》の發現《はつげん》に、太過《たいくわ》の發相《はつさう》がある。即《すなは》ち火光《くわくわう》千百種《しゆ》の色《いろ》を爲《な》すが如《ごと》きは、所《いは》謂幻丹《ゆるげんたん》である。これを採《と》つてはならぬ。

十八、これ即《すなは》ち大藥《たいやく》である。採《と》って、次《つ》ぎには大周天《だいしうてん》の工法《こうはふ》を行《ぎやう》ずべきである。

註 大藥《たいやく》とは、小藥《せうやく》に對《たい》するの名《な》である。小藥《せうやく》は、小周天《せうしうてん》の工法《こうはふ》に於《おい》て產《さん》したる藥《くすり》のことで、大藥《たいやく》が、大周天《だいしうてん》を行《ぎやう》ずる眞種子《しんしゅし》となるが如《ごと》く、小藥《せうやく》は、小周天《せうしうてん》の眞種子《しんしゅし》となるのである。

煉丹は入修が稍困難なるのみ

火の應用文武の火候

第五章　入修の注意

煉丹《れんたん》の修行《しゆぎやう》は、その端緒《たんしよ》だに手《て》に入《い》るときは、案外容易《ちんぐわいようい》に進《すゝ》むものである。然《しか》して、修行《しゆぎやう》の進境《しんきやう》に伴《ともな》ふて、その時々《ときぐ》の發相《はつさう》があるから、自《みづか》らその進歩《しんぽ》の過程《くわてい》を點檢《てんけん》しつゝ進《すゝ》むのが原則《げんそく》である。故《ゆゑ》に修行《しゆぎやう》の途中《とちう》に於《おい》て怠屈《たいくつ》を感《かん》ずることが比較的少《ひかくてきすくな》く、極《きは》めて愉快《ゆくわい》にこれを續《つゞ》けることが出來《でき》る。たゞ最初《さいしよ》に於《おい》て入《い》ることが困難《こんなん》と思《おも》はれるので、これに對《たい》する注意《ちうい》に就《つ》いて、左《さ》に說述《せつじゆつ》する。

煉丹《れんたん》の修行《しゆぎやう》に於《おい》ては、尤《もつと》も火《ひ》の應用《おうよう》を貴《たつと》んでゐる。火《ひ》の應用《おうよう》とは、所謂文武《いはゆるぶんぶ》の火候《くわこう》である。その火《ひ》とは呼吸《こきふ》のことである。呼吸《こきふ》が自然《しぜん》のまゝに行《おこな》はれてゐて、心《こゝろ》が少《すこ》しもこれに關渉《かんせふ》しないのは、所謂《いはゆる》「文火《ぶんくわ》」である。心《こゝろ》を氣息《きそく》に集中《しふちう》しつゝ呼吸《こきふ》してゐるのは、所謂《いはゆる》「武《ぶ》火《くわ》」である。文火《ぶんくわ》は、或《あ》る種《しゆ》の體驗《たいけん》があつても、それが微弱《びじやく》なるとき、またはこれを誘發《いうはつ》せんとするときに用《もち》ふべきもので、所謂溫養《いはゆるをんやう》の必要《ひつえう》がある際《さい》に應用《おうよう》せらるゝのである。例《たと》へば、植物《しよくぶつ》の發芽《はつが》は、和煦《わく》の日光《につくわう》のもとに置《お》くに宜《よろ》しく、烈日《れつじつ》が直射《ちよくしや》するときは、その幼《えう》芽《が》は枯死《こし》するが如《ごと》く、激烈《げきれつ》な火《ひ》を用《もち》ひてはならない。故《ゆゑ》にまさに文火《ぶんくわ》を用《もち》ふべき時《とき》に、反《はん》對《たい》の武火《ぶくわ》を用《もち》ふるときは、微弱《びじやく》なる體驗《たいけん》の發相《はつさう》があつても忽《たちま》ちこれをして消散《せうさん》せしむることになる。武火《ぶくわ》は、或《あ》る種《しゆ》の體驗《たいけん》が、よほど旺盛《わうせい》になつたとき、更《さ》らにこれを增進《ぞうしん》せしむる要《えう》あるか、若《も》しくは他《た》の何等《なんら》かにこれを轉向《てんかう》せしむるために用《もち》ふべきものである。それに反《はん》して、或《あ》る種《しゆ》の發相《はつさう》をして、更《さ》らに强烈《きやうれつ》ならしめんとするときに、文火《ぶんくわ》を用《もち》ひたのでは、却《かへ》つてこれをして微弱《びじやく》ならしむるか、または、或《あ》る種《しゆ》の體驗《たいけん》に對《たい》して、これを抑制《よくせい》せんとし、或《あるひ》は他《た》に轉向《てんかう》せしめんとするときに、文火《ぶんくわ》を用《もち》ひてゐたのでは、その發相《はつさう》がます〳〵猛烈《まうれつ》になつて、揣《はか》らずも邪徑《じやけい》に走《はし》るが如《ごと》き結果《けつくわ》を見《み》る。故《ゆゑ》に、文武《ぶんぶ》の火候《くわこう》を、宜《よろ》しきに隨《したが》つて用《もち》ふることは、本書各條《ほんしよかくでう》の記載《きさい》に照《て》らして誤《あやま》ることなきを希望《きばう》する。

還虚煉已

銷魂忘我に誘導する爲の文火

別法として武火

煉丹修行《れんたんしゆぎやう》に際《さい》して、最初《さいしよ》は、還虚《くわんきよ》（また煉已《れんき》ともいふ）の修行《しゆぎやう》から入《い》ることになつてゐる。即《すなは》ち自己《じこ》の心身《しんしん》を煉成《れんせい》して、靜虚《せいきよ》の境《きやう》に歸《き》せしむることである。所謂《いはゆる》、銷魂忘我《せうこんばうが》の境《きやう》に、自己《じこ》を誘導《いうだう》することである。實際《じつさい》の修行《しゆぎやう》になると、それが容易《ようい》なるが如《ごと》くにして、然《し》かもまた容易《ようい》ならぬことを發見《はつけん》する。要《えう》は、誘導《いうだう》の方法《はうはふ》に於《おい》て宜《よろ》しきを得《え》ないからである。

還虚《くわんきよ》には文火《ぶんくわ》を用《もち》ひよといはれてゐる。それは、銷魂忘我《せうこんばうが》に自己《じこ》を誘導《いうだう》せんとするときであるから、武火《ぶくわ》即《すなは》ち心《こゝろ》の作用《さよう》を呼吸《こきふ》に集中《しふちう》する方法《はうはふ》を取《と》つたのでは、その目的《もくてき》たる銷魂《せうこん》忘我《ばうが》と相反《あひはん》してゐるので、所期《しよき》の効果《かうくわ》を擧《あ》ぐることが出來《でき》ない。故《ゆゑ》に當然《たうぜん》文火《ぶんくわ》を用《もち》ふべきものと規定《きてい》されてゐる。

さりながらこゝに困難《こんなん》がある。相當《さうたう》の煉達者《れんたつしや》ならばいざ知《し》らず、初心《しよしん》の者《もの》に在《あ》りては、心《こゝろ》を淨盡《じやうじん》して、何《なに》をも考《かんが》へずにゐて、以《もつ》て銷魂忘我《せうこんばうが》の心境《しんきやう》を發《はつ》するのを待《ま》つことは、容易《ようい》に出來得《できう》ることではない。これを發《はつ》するに道《みち》がある。即《すなは》ち心《こゝろ》は呼吸《こきふ》に執着《しふちやく》することなく、たゞ心《こゝろ》をして炁穴《きけつ》、即《すなは》ち丹田《たんでん》に集中《しふちう》せしめて少《すこ》しも動《うご》かすことがなければ、容易《ようい》に虛《きよ》に歸《き》

數息の訣さして片假名のレ

する事《こと》を得《う》るのである。たゞ漠《ばく》として放心《はうしん》の狀態《じやうたい》に止《とゞま》つてゐる事《こと》を要求《えうきう》するのではない。

若《も》しそれで心《こゝろ》が鎭靜《ちんせい》しないやうなら、私《わたくし》の案《あん》として、更《さ》らに別《べつ》の方法《はうはふ》がある。それは反《はん》對《たい》に武《ぶ》火《くわ》を用《もち》ふるのである。武《ぶ》火《くわ》を用《もち》ふるのは、妄想雜慮《まうさうざふりよ》を制伏《せいふく》するためである。その方《はう》法《はふ》は所謂《いはゆる》「數《す》息《そく》」である。心《こゝろ》を呼吸《こきふ》に集中《しふちう》してこれを數《かぞ》ふる。數《かぞ》ふるには、先《ま》づ入息《にふそく》に對《たい》して大氣《たいき》を吸《す》ひ込《こ》みながら一と數《かぞ》へ始《はじ》め、出息《しゆつそく》に於《おい》て氣《き》を呼出《はきだ》しながら、これを數《かぞ》へ終《をは》るのである。かくて次《つぎ》の入息《にふそく》を迎《むか》へて二と數《かぞ》へ始《はじ》め、その出息《しゆつそく》に於《おい》てこれを數《かぞ》へ終《をは》り、また次《つぎ》の入息《にふそく》を迎《むか》へて三と數《かぞ》へ始《はじ》め、出息《しゆつそく》に遷《うつ》つて數《かぞ》へ終《をは》り、その次《つぎ》の入息出息《にふそくしゆつそく》に於《おい》て、四と數《かぞ》へて、また初《はじ》めに戻《もど》つて、一、二、三、四、と繰返《くりかへ》し〳〵數《かぞ》へるのである。

更《さ》らに委《くは》しく説明《せつめい》すれば、入息《にふそく》に於《おい》て鈍重《どんちよう》に數《かぞ》へ始《はじ》め、出息《しゆつそく》に於《おい》て輕快《けいくわい》に放出《はうしゆつ》して終《をは》るのである。その心得方《こゝろえかた》としては、片假名《かたかな》の「レ」の字《じ》を書《か》くやうに、入息《にふそく》に於《おい》て「レ」の竪《たて》の棒《ぼう》を引《ひ》くやうに、重《おも》く注意《ちうい》を集中《しふちう》し、出息《しゆつそく》に於《おい》ては、「レ」の字の下《した》から斜《なゝめ》に上《うへ》に撥《は》ね上《あ》ぐるが如《ごと》く、輕《かる》く注意《ちうい》を拔《ぬ》くのである。されど、これは敢《あへ》て深呼吸《しんこきふ》の如《ごと》くに行《おこな》ふのでは

修道中に妄想の起るのは一種の進境

なく、呼吸《こきふ》を出來《でき》得《う》る限《かぎ》り幽微《いうび》に、假令《たとへ》、鳥《とり》の羽毛《うもう》を鼻端《びたん》に懸《か》けて置《お》いても動《うご》かない程度《ていど》に、靜《しづ》かに〱行《おこな》ふことを必要《ひつえう》とする。この心得《こゝろえ》を以《もつ》て、入息《にふそく》に對《たい》して大氣《たいき》を吸《す》ひ込《こ》みながら「イー」と鈍重《どうちやう》に心《こゝろ》のうちに數《かぞ》へ、出息《しゆつそく》に際《さい》して「チー」と輕快《けいくわい》に放出《はうしゆつ》する。「ニー、イー」「サー、ンー」「シー、イー」も同《おな》じことである。そして始《はじ》めに返《かへ》つて、また同《おな》じやうに數《かぞ》へるのである。

かうしてゐるうちに、心《こゝろ》はいつか息《いき》を數《かぞ》へることを忘《わす》れるやうになる。その時《とき》は、殆《ほと》んど還虚《くわんきよ》に近《ちか》い心境《しんきやう》になるのである。

氣息《きそく》を數《かぞ》へてゐるうちにも、妄想雜慮《まうざうざつりよ》の起《おこ》ることがある。起《おこ》りてもこれに頓著《とんぢやく》してはならない。何《なん》となれば、吾人《ごじん》の一般的《はんてき》生活《せいくわつ》に於《おい》ては、妄想雜慮《まうさうざつりよ》の起《おこ》るのがその常《つね》の事《こと》である。否《いな》、妄想雜慮《まうざうざつりよ》が生活《せいくわつ》そのものである。然《しか》るに還虚《くわんきよ》の修行《しゆぎやう》に於《おい》ては、忘我銷魂《ばうがせうこん》の狀態《じやうたい》にまで、自身《じしん》の心境《しんきやう》を誘導《いうだう》せんと欲《ほつ》するために、妄想《まうさう》が誘導《いうだう》を妨《さまた》ぐることを感《かん》ずるのである。されば、今《いま》まで妄想《まうさう》の中《なか》に住《ぢう》して、妄想《まうさう》に注意《ちうい》しなかつた生活《せいくわつ》から、それに注意《ちうい》するやうになつただけでも、修行《しゆぎやう》の一進歩《しんぽ》として喜《よろこ》ばなければならない。そして、妄想《まうざう》の起《おこ》るにも拘《かゝ》はらず、繰返《くりかへ》し〱、一、二、三、四と息《いき》を數《かぞ》へてゐる中《うち》に、いつか銷魂忘我《せうこんばうが》の境《きやう》に入《い》るものである。

還虚の外景

かくて發《はつ》する還虚《くわんきよ》の境《きやう》、その内景《ないけい》即《すなは》ち内部《ないぶ》に於《おい》て自《みづか》ら感知《かんち》するところの發相《はつさう》は銷魂忘我《せうこんばうが》である。外景《ぐわいけい》即《すなは》ち外部的發相《ぐわいぶてきはつさう》の一は、上體《じやうたい》が人《ひと》でも來《きた》つて、兩腋《りやうわき》から手《て》にてさゝへ、からだを引《ひ》き上《あ》げるが如《ごと》く、求《もと》めずして聳直《しようちよく》な姿勢《しせい》になる。長時《ちやうじ》に渉《わた》つてかくの如《ごと》き姿勢《しせい》を保《たも》つてゐて、少《すこ》しも疲勞倦怠《ひらうけんたい》を覺《おぼ》ゆることがない。第《だい》二の外景《ぐわいけい》としては、次《つぎ》に記載《きさい》する體溫《たいをん》上升《じやうしよう》の發相《はつさう》がある。

體溫の上升及びその理由

銷魂忘我《せうこんばうが》の境《きやう》に入《い》れば、體溫《たいをん》が一度《ど》乃至《ないし》一度《ど》半《はん》上升《じやうしよう》するのが普通《ふつう》である。この理由《りいう》は未《いま》だわからない。或人《あるひと》は、吾人《ごじん》の健康《けんかう》は必《かなら》ずしも理想《りさう》の域《ゐき》に達《たつ》してはゐない。誰《たれ》しも多少《たせう》の違和《ゐわ》はからだのうちにもつてゐる。今《いま》修煉《しうれん》の功《こう》によりて、體中《たいちう》の違和《ゐわ》に抗拒《かうきよ》し、これを排除《はいぢよ》するために體溫《たいをん》が上升《じやうしよう》するのであらう。それはかの諸種《しよしゆ》の傳染性疾患《でんせんせいしつくわん》に罹《かゝ》つたとき、體溫《たいをん》の上升《じやうしよう》を見《み》るのは、その毒素《どくそ》に對抗《たいかう》し、病菌《びやうきん》を死滅《しめつ》せしむるための作用《さよう》と同《どう》一現象《げんしやう》であるといつてゐる。これは體溫《たいをん》の上升《じやうしよう》をよく見《み》ての說《せつ》である。また說《せつ》を爲《な》して曰《いは》く、修道《しうだう》中《ちう》に於《おい》て、吾人《ごじん》は、そのからだを不自然《ふしぜん》に一定《てい》の位置《ゐち》を保《たも》つてゐるために、體中《たいちう》に炭酸瓦斯《たんさんがす》が蓄積《ちくせき》するので、體溫《たいをん》が上升《じやうしよう》するのだといつた者《もの》がある。これは體溫《たいをん》の上升《じやうしよう》をわるく見《み》た說《せつ》である。が、それは甚《はなは》だ事實《じじつ》に適合《てきがふ》して居《を》らぬ。といふのは、還虛《くわんきよ》を修《しう》して、身《み》、調《とゝの》はず、心《こゝろ》、靜《しづ》かなるを得《え》ないときは、からだが極《きは》めて不自然《ふしぜん》の狀態《じやうたい》に在《あ》る時《とき》で、若《も》し體溫《たいをん》の上升《じやうしよう》が炭酸瓦斯《たんさんがす》の蓄積《ちくせき》に依《よ》るとすれば、却《かへ》つてその際《さい》に於《おい》て上升《じやうしよう》する筈《はず》であるが、毫《がう》もかゝる現象《げんしやう》はなく、心《こゝろ》が虛《きよ》に歸《き》して、心身共《しんしんとも》に解放《かいはう》された如《ごと》き狀態《じやうたい》に於《おい》て、還《かへ》つて上升《じやうしよう》を見《み》ることの說明《せつめい》にはならない。隨《したが》つて、これはよき現象《げんしやう》と見《み》ることは出來《でき》るが、その理由《りいう》に至《いた》つては、私共《わたしども》の未《いま》だ知《し》らざるところである。

陽生《やうせい》、藥產《やくさん》、周天《しうてん》、止火《しくわ》等《とう》に就《つ》いては、既《す》でに還虛《くわんきよ》の體驗《たいけん》を得《え》たる限《かぎ》りは、道《みち》に對《たい》する努力《どりよく》さへあれば、水到《みづいた》つて渠成《きよな》るの喩《たとへ》の如《ごと》く、寧《むし》ろ容易《ようい》に進境《しんきやう》を見《み》るものであるから、煩《わづら》はしくこれを說《と》かない。

第六章　修證の過程

煉丹《れんたん》の修行《しゆぎやう》は、吾人《ごじん》の心身《しんしん》の上《うへ》に如何《いか》なる効果《かうくわ》を齎《もた》らすかは、多少《たせう》なりとも煉丹《れんたん》を研修《けんしう》せんとする者《もの》に對《たい》して、殆《ほと》んど問題《もんだい》とされてゐない。否《いな》、それは問題《もんだい》とすべく餘《あま》りに明白《めいはく》なるが故《ゆゑ》である。

仙丹《せんたん》の法《ほふ》といへば、吾人《ごじん》は原坦山師《はらたんざんし》を想起《さうき》せざるを得《え》ない。師《し》は佛仙論《ぶつせんろん》の唱道者《しやうだうしや》である。また腦脊異體論《なうせきいたいろん》を著《あら》はし、自家《じか》一流《りう》の説《せつ》を立《た》てゝゐる。佛仙論《ぶつせんろん》は佛道《ぶつだう》と仙道《せんだう》の一致《ち》を說《と》くもので、その趣旨《しゆし》を要約《えうやく》すれば、佛陀《ぶつだ》は轉迷開悟《てんめいかいご》を宗《しう》としてゐる、神仙《しんせん》は長生久視《ちやうせいきうし》を目的《もくてき》としてゐる。假令《たとへ》、轉迷開悟《てんめいかいご》が出來《でき》ても、夭折《えうせつ》しては、普《あま》ねく自他兼濟《じたけんさい》の功《こう》を全《まつた》うするに至《いた》らない。また長生久視《ちやうせいきうし》を得《え》ても、道眼明《だうがんあきら》かならざる限《かぎ》りは、長命《ちやうめい》の凡夫《ぼんぷ》たるに過《す》ぎない。

白隱禪師の野船閑話

煉丹の發相さ禪定の相さの對比

藥産の發相さして相の七項目

よく長生《ちやうせい》しよく開悟《かいご》して、始《はじ》めて時《じ》代啓導《だいけいだう》の任《にん》に當《あた》ることが出來《でき》るといつて、佛仙《ぶつせん》を融合《ゆうがふ》したる佛仙論《ぶつせんろん》を唱道《しやうだう》した。また腦《なう》は叡智《えいち》の府《ふ》で、脊髓《せきずゐ》は煩惱《ぼんなう》の源《みなもと》である。脊髓液《せきずゐえき》が腦《なう》に流入《りうにふ》するために、煩惱《ぼんなう》が叡智《えいち》を晦《くら》ますのである。故《ゆゑ》に强烈《きやうれつ》なる禪定力《ぜんぢやうりよく》によつて、その流《なが》れを斷《だん》ずる必要《ひつえう》があるといふのが、腦脊異體論《なうせきいたいろん》の趣旨《しゆし》である。これは必《かなら》ずしも妥當《だたう》の見《けん》ではないが、おぼろげながら、一種《しゆ》の體驗者《たいけんしや》の言《げん》として傾聽《けいちやう》することが出來《でき》る。さりながら、煩惱《ぼんなう》そのものが、動《やゝ》もすれば叡智《えいち》を昧《くら》ますことを知《し》つて、未《いま》だそれが叡智《えいち》を增進《ぞうしん》するものとしての理解《りかい》が缺《か》けてゐることは、遺憾《ゐかん》とすべきである。

また仙道修養《せんだうしうやう》を說《と》くと、人々《ひと〴》は白隱禪師《はくいんぜんじ》の野《や》船閑話《せんかんな》を援《ひ》いて云々《うんぬん》するやうであるが、閑《かん》話《な》中《ちう》の所謂仙道《いはゆるせんだう》は、胎息《たいそく》の程度《ていど》のもので、煉丹《れんたん》とは異《ことな》つてゐる。

今煉丹《いまれんたん》に對《たい》する修證《しうしよう》の過程《くわてい》を、發相《はつさう》、體力增進《たいりよくぞうしん》、疾患《しつくわん》の治法《ちはふ》の三節《せつ》に分《わか》つて說述《せつじゆつ》する。

煉丹修證《れんたんしうしよう》の過程《くわてい》に於《おい》て、種々《しゆ〴》の神秘的《しんぴてき》の現象《げんしやう》がある。これがよく修行者《しゆぎやうしや》の前途《ぜんと》を照《て》らし、希望《きばう》を有《いう》せしむることになる。還虛《くわんきよ》の發相《はつさう》は、前章《ぜんしやう》既《す》でにこれを盡《つく》してゐるから敢《あへ》ていはない。藥産《やくさん》及《およ》び煉丹《れんたん》の發相《はつさう》を述《の》べ、禪定《ぜんぢやう》の發相《はつさう》と對比《たいひ》して見《み》ようと思《おも》ふ。

藥産《やくさん》の景《けい》に關《くわん》しては、金仙證論効驗説《きんせんしようろんかうけんせつ》にこれを詳叙《しやうじよ》してゐる、要《えう》は左《さ》の如《ごと》くである。

「精炁《せいき》が滿《み》つると共《とも》に、藥《くすり》（精炁《せいき》の化《くわ》して成《な》るもの）は益々《ますく》その靈効《れいかう》を發《はつ》して來《く》る。藥《やく》炁《き》がおだやかに靜《しづ》かなることを得《う》れば、自然《しぜん》に天機《てんき》が發動《はつどう》する。その狀態《じやうたい》は左《さ》の如《ごと》くである。

一、全身融和《ぜんしんゆうわ》して綿《わた》の如《ごと》く、快《こゝろよ》いしびれを感《かん》ずる。それが指《ゆび》の先《さき》から起《おこ》つて、全身《ぜんしん》に行《ゆき》渡《わた》る。

二、身體《しんたい》は自然《しぜん》に聳直《しようちよく》にして、巖石《がんせき》の高山《かうざん》に峙《そばだ》つが如《ごと》くである。

三、心《こゝろ》は自然《しぜん》に虚靜《きよせい》にして、秋《あき》の月《つき》の碧水《へきすゐ》に澄《す》むが如《ごと》くである。

四、痒《やう》が全身《ぜんしん》の毛孔《けあな》より生《しやう》ずる。痒《やう》とはいへ、敢《あへ》て不快《ふくわい》ではなく、却《かへ》つて身心《しんく》は快樂《くわいらく》によりて滿《み》たされる。

五、この時《とき》、陽《やう》は勃然《ぼつぜん》として擧《あが》る。

成丹の發相としての白光

六、丹田《たんでん》には暖氣《だんき》が生《しやう》じて、春陽《しゆんやう》の氣《き》の融《ゆう》々たるが如《ごと》くである。
七、忽然《こつぜん》として一大變化《だいへんくわ》が起《おこ》る。心《こゝろ》と精《せい》、意識《いしき》と呼吸《こきふ》とが一體《たい》となる。その景象《けいしやう》はとても形容《けいよう》することが出來《でき》ない。」

とある。これは全《まつた》くの體驗《たいけん》から出《で》た者《もの》の言《げん》である。そしてそれが禪定《ぜんちやう》の發相《はつさう》と、その言《げん》は異《こと》つてゐても、その實《じつ》の全《まつた》く同《おな》じきに驚《おどろ》かざるを得《え》ない。一、四、六は、根本禪《こんほんぜん》の初禪《しよぜん》に於《お》ける八觸《そく》の發相《はつさう》そのまゝである。二は、麁細住《そさいぢう》の發相《はつさう》である。三、七は、十功德中《くどくちう》の空《くう》明喜樂及《みやうきらくおよ》び境界相應《きやうかいさうおう》の發相《はつさう》である。これは叙上根本禪《じよじやうこんほんぜん》の發相《はつさう》に照《て》らして知《し》るがよい。五は、佛書《ぶつしよ》のうちにその記述《きじゆつ》はないが、禪定《ぜんちやう》の體驗上《たいけんじやう》から是認《ぜにん》し得《え》られる。

丹成《たんな》るときの發相《はつさう》としては呂純陽《りよじゆんやう》が左《さ》の如《ごと》くいつてゐる。

「曲江《きよくこう》のほとり月《つき》に華《はな》の如《ごと》き光《ひかり》がある。玉《たま》の如《ごと》く透《す》き徹《とほ》つて清《きよ》い。」

翠虛篇《すゐきよへん》には左《さ》の如《ごと》くいつてゐる。

「西南路上《せいなんろじやう》、月《つき》は華《はな》の如《ごと》く明《あきら》かである。大藥卽《たいやくすなは》ち丹《たん》はこの處《ところ》に於《お》て生《しやう》ずるのである。」

と。俞玉吾《ゆぎよくご》はこれを解釋《かいしやく》して次《つぎ》の如《ごと》くいつてゐる。

「西南《せいなん》は方位《はうゐ》坤《こん》である。坤《こん》は腹《はら》である。丹《たん》を丹田《たんでん》に生《しやう》じたことをいふのである。この時《とき》、陽炁《やうき》が丹田《たんでん》に生《しやう》じて、上《うへ》に升《のぼ》る。目《め》に見《み》るところの光《ひかり》は、蓋《けだ》しその炁《き》の上騰《じやうとう》するが爲《た》めである。」

といはれてゐる。要《えう》するに、これは目《め》より臍《へそ》に至《いた》る一路《ろ》、虛白《きよはく》にして光《ひかり》あること、月《つき》の明《あきら》かなるが如《ごと》きをいつてゐるのである。この時《とき》の心境《しんきやう》は、決《けつ》して恍惚《くわうこつ》夢幻《むげん》の境《きやう》を彷徨《はうくわう》してゐるのではなく、極《きは》めて清澄《せいちよう》なる心理狀態《しんりじやうたい》をもつてこれに對《たい》するのである。安坐《あんざ》して、清澄《せいちよう》なる心境《しんきやう》でありながら、身《み》に白光《びやくくわう》の生《しやう》ずるのを見《み》るは、殆《ほと》んど常識《じやうしき》を以《もつ》ては承認《しようにん》し難《がた》い事《じ》實《じつ》である。さりながら、この疑問《ぎもん》は容易《ようい》に體驗《たいけん》によりて解決《かいけつ》し得《う》るのである。この發相《はつさう》に就《つ》いて特《とく》に注意《ちうい》すべきは、おだやかなる白光《びやくくわう》たるを要《えう》することである。若《も》しもそれが、陸《りく》離《り》たる光彩《くわうさい》の、變幻萬狀《へんげんばんじやう》なるは、却《かへ》つて正《ただ》しい發相《はつさう》ではないといはれてゐる。これも、十功德中《くどくちう》の「明《みやう》」の發相《はつさう》の正邪《せいじや》の解釋《かいしやく》と一致《ち》してゐることは、頗《すこぶ》る妙《めう》とすべきである。

體力増進

私《わたくし》は未《いま》だ煉丹《れんたん》の修法《しうはふ》に從《したが》つて實修《じつしう》したことはない。が、禪定《ぜんちやう》の體驗《たいけん》は或《あ》る程度《ていど》までもつてゐる。即《すなは》ち本書《ほんしよ》に説述《せつじゆつ》してある諸種《しよしゆ》の體驗《たいけん》の全部《ぜんぶ》は、私《わたくし》が曾《かつ》て通過《つうくわ》したところのものである。從《したが》つて、煉丹《れんたん》の體力《たいりよく》に及《およ》ぼす効果《かうくわ》の如《ごと》きは、仙書《せんしよ》にも特別《とくべつ》の記述《きじゆつ》がないから、これをいふことは出來《でき》ないが、禪定《ぜんちやう》による効果《かうくわ》が直《たゞ》ちに煉丹《れんたん》のそれに適用《てきよう》が出來《でき》ることは、毫《がう》末《まつ》も疑《うたが》ふ餘地《よち》がない。故《ゆゑ》に左《さ》にこれを記述《きじゆつ》する。精神《せいしん》に及《およ》ぼす効果《かうくわ》は、説明《せつめい》が抽象的《ちうしやうてき》になるから、これを省略《しやうりやく》する。

感冒に罹らぬこと

煉丹《れんたん》を修《しう》して、僅《わづ》かにその端緒《たんしよ》とする還虚《くわんきよ》を體驗《たいけん》するに至《いた》れば、極《きは》めて感冒《かんばう》に侵《をか》され易《やす》い人《ひと》でも、もうさうしたことがなくなるのは、著《いちじる》しい効果《かうくわ》である。時《とき》として不攝生《ふせつせい》から極《きは》めて輕《かる》い感冒《かんばう》に罹《かゝ》ることはあつても、一座《ざ》の修丹《しうたん》によりて、直《たゞ》ちにこれから免《まぬか》るゝことを得《う》る。現《げん》に我等《われら》禪定《ぜんぢやう》の同行衆《どうぎやうしう》は、百人《にん》未《み》滿《まん》の少數《せうすう》ではあるが、この三四年間《ねんかん》一人《ひとり》も感冒患《かんばうくわん》者《じや》を出《だ》したことがない。

不眠に堪ゆること

一座《ざ》の煉丹《れんたん》を修《しう》すれば、如何《いか》なる嗜眠者《しみんしや》であつても、その夜《よ》はよく不眠《ふみん》に耐《た》へて、少《すこ》しも疲勞《ひらう》を感《かん》ぜざるは寧《むし》ろ想像《さうぞう》の外《ほか》に在《あ》る。故《ゆゑ》に、一日《にち》一時《じ》間《かん》若《もし》くは三十分《ぷん》の時間《じかん》を割《さ》いて、煉丹《れんたん》を實修《じつしう》するときは、優《いう》に三四時間《じかん》の勤勞時間《きんらうじかん》を造《つく》り出《だ》すことが出來《でき》る。故《ゆゑ》に、煉丹《れんたん》の効果《かうくわ》は認《みと》むるが、繁忙《はんばう》のためこれを實修《じつしう》することが出來《でき》ないといふ者《もの》があれば、私《わたくし》は寧《むし》ろ繁忙《はんばう》なるが故《ゆゑ》にこの實修《じつしう》を勸告《くわんこく》したい。私《わたくし》は嘗《かつ》て或《あ》る必要《ひつえう》から、二十四日《か》間《かん》に渉《わた》つて、不《ふ》眠不休《みんふきう》で著述《ちよじゆつ》に從事《じうじ》したことがある。學者《がくしや》の說《せつ》によれば、七日《か》以上《いじやう》の不眠《ふみん》はその例《れい》がないといはれてゐるが、私《わたくし》はその三倍以上《ばいいじやう》の不眠《ふみん》に堪《た》えて働《はたら》きつゞけた經驗《けいけん》がある。故《ゆゑ》に、繁《はん》劇《げき》な生活《せいくわつ》に沒頭《ぼつとう》してゐる人《ひと》には、尤《もつと》もよき修養法《しうやうはふ》である。殊《こと》に夜行汽車《やかうきしや》に乘つた時《とき》の如《ごと》きは尤《もつと》も便《べん》である。終夜端坐《しうやたんざ》して丹《たん》を修《しう》すれば、その時間《じかん》を有益《いうえき》に利用《りよう》すると共《とも》に、翌日些《よくじつさ》の疲勞《ひらう》を感《かん》ずることがない。然《しか》らば、不眠症《ふみんしやう》の人《ひと》がこれを修《しう》すれば如何《いかん》といふに、それはもとより病的《びやうてき》なるが故《ゆゑ》に適度《てきど》に癒《いや》され、また不眠《ふみん》であつても、身心《しんしん》に惡影響《あくえいきやう》を及《およ》ぼすことがない。然《しか》して眠《ねむ》らんと欲《ほつ》すれば、何時《なんどき》にても熟眠《じゆくみん》することを得《え》られる。

私《わたし》は性來努力《せいらいどりよく》して斷食《だんじき》したり、不眠《ふみん》であつたりすることは嫌《きらひ》である。故《ゆゑ》に殊更《ことさら》に斷食《だんじき》を試《こゝろ》みた事《こと》はない。が、或《あ》る夏《なつ》、自分《じぶん》の氣儘《きまゝ》から、一夏《ひとなつ》を通《つう》じて盥《たらひ》に水《みづ》を汲《く》んで置《お》いて、日《ひ》に十數回《すうくわい》、これに浸《ひた》つて涼《りやう》を取《と》つた。それかあらぬか、秋《あき》になつて痔疾《ぢしつ》を發《はつ》した。で、絕《ぜつ》食《しよく》してその治癒《ちゆ》を圖《はか》つた。その當時《たうじ》は極《きは》めて繁劇《はんげき》な職業《しよくげふ》をもつてゐたので、一日《にち》も休養《きうやう》することなく働《はたら》き通《とほ》した。かくの如《ごと》きこと十三日《にち》にして痔疾《ぢしつ》が治癒《ちゆ》したので、平常《へいじやう》の食《しよく》に復《ふく》した。十三日《にち》の絕食《ぜつしよく》は、必《かなら》ずしもその期間《きかん》に於《おい》て長《なが》いものではないが、この間《かん》繁劇《はんげき》の業務《げふむ》に從事《じうじ》したのと、少《すこ》しも饑餓《きが》と疲勞《ひらう》を感《かん》じたことのなかつたことは、世《よ》の斷食者《だんじきしや》と聊《いさゝ》かその選《せん》を異《こと》にしてゐるところであらう。

かの關東大震災《くわんとうだいしんさい》の年《とし》の初冬《しよとう》である。私《わたくし》はその厄《やく》を免《まぬか》れたが、罹災者《りさいしや》のバラック生活《せいくわつ》の寒《かん》苦《く》を思《おも》うて、終宵眠《しうせうねむ》りを爲《な》すことが出來《でき》なかつた。殊《こと》にその冬《ふゆ》を通《つう》じて感冒《かんばう》に原因《げんいん》して、呼吸器患者《こきふきくわんじや》を多《おほ》く出《いだ》すべきを憂慮《いうりよ》し、これに禪定《ぜんぢやう》の業《ごふ》を傳《つた》へ、以《もつ》てその豫防《よばう》の方策《はうさく》を講《かう》じようと思《おも》つた。それは先《ま》づ自身《じしん》に試《こゝろ》みる必要《ひつえう》ありと信《しん》じ、直《たゞ》ちに綿入《わたいれ》を脫却《だつきやく》し、單衣《ひとへもの》一枚《まい》にて生活《せいくわつ》することにした。案外《あんぐわい》、寒《さむ》さを感《かん》じなかつたので、心《こゝろ》を安《やす》んずることが出來《でき》た。

それと共《とも》に、バラック生活者《せいくわつしや》の健康《けんかう》を視察《しさつ》するに、必《かなら》ずしも感冒《かんばう》に罹《かゝ》るものにあらざることを知《し》つたので、禪定《ぜんちやう》の宣傳《せんでん》を中止《ちうし》した。が、私《わたくし》はその冬《ふゆ》は單衣《ひとへもの》で通《とほ》したが、少《すこ》しも異常《いじやう》がなかつた。それ以來今日《いらいこんにち》に至《いた》るまで、薄着《うすぎ》で生活《せいくわつ》してゐるが、格別寒《かくべつさむ》いと思《おも》つたことがない。これは、寒夜禪定《かんやぜんちやう》を修《しう》すると體溫《たいをん》が上昇《じやうしよう》し、全身《ぜんしん》が汗《あせ》ばむ程度《ていど》に達《たつ》する體驗《たいけん》から出《で》たものである。が、この程度《ていど》の耐寒《たいかん》の體驗《たいけん》は、敢《あへ》て修禪者《しうぜんしや》ならずとも出來得《できう》ることなれば、特記《とくき》するほどのものではない、たゞ修禪《しゆぜん》の體驗《たいけん》ある人《ひと》は、一般人《ぱんじん》に比《ひ》して割合《わりあひ》によく寒《さむ》さに耐《た》へ得《う》ると見《み》て置《お》けばよい。その以上《いじやう》の事《こと》をいへば、却《かへ》つて誇大《こだい》になるから略《りやく》して置《お》く。耐暑《たいしよ》に就《つい》ては、特《とく》に記述《きじゆつ》すべき實驗《じつけん》はないが、またよくこれに堪《た》え得《う》ることゝ思《おも》ふ。

かう述《の》ぶると、私《わたし》は鐵《てつ》の如《ごと》き肉體《にくたい》と健康《けんかう》とをもつてゐるやうであるが、事實《じじつ》は然《しか》らず。全身《ぜんしん》一として健全《けんぜん》なところがない。少《すこ》しでも修定《しうちやう》を怠《おこた》れば、忽《たちま》ち疾患《しつくわん》を釀生《ぢやうせい》する。從《したが》つて諸種《しよしゆ》の實驗《じつけん》を爲《な》すには、尤《もつと》も適當《てきたう》したるからだをもつてゐるわけである。然《しか》らば、修定《しうちやう》の效果《かうくわ》によりて、先《ま》づ自身《じしん》を理想的《りさうてき》の健康體《けんかうたい》にしたならばよからうといふ疑問《ぎもん》が出《で》るかも知《し》れない。然《しか》しこれは事實《じじつ》、難《なん》を人《ひと》に責《せ》むるものである。修定《しうちやう》や煉丹《れんたん》の効果《かうくわ》を、餘《あま》りに高《たか》く評價《ひやうか》するものである。虚弱者《きよじやくしや》を或《あ》る程度《ていど》までの强健者《きやうけんしや》と爲《な》し、强健者《きやうけんしや》を更《さ》らにより高度《かうど》の强健者《きやうけんしや》と爲《な》すことは出來《でき》よう。虚弱者《きよじやくしや》を、理想的《りさうてき》の强健者《きやうけんしや》と爲《な》し得《う》るとは、必《かなら》ずしも正當《せいたう》の見《けん》といふことは出來《でき》ない。時《とき》としてはそれがあるが、これを以《もつ》てすべてを律《りつ》することは無理《むり》である。たゞ從前《じうぜん》不可能《ふかのう》と思《おも》はれた或《あ》る種《しゆ》の苦難《くなん》に堪《た》ゆる體力《たいりよく》は、煉丹《れんたん》の實修《じつしう》により て養成《やうせい》し得《え》られることの諒解《りやうかい》を得《え》ば、私《わたし》の素志《そし》は酬《むく》いられたのである。

疾患の治法

疾患《しつくわん》の治法《ちはふ》に就《つい》て、以下《いか》記述《きじゆつ》するところは、すべて止觀《しくわん》によつた體驗《たいけん》ではあるが、また煉丹《れんたん》にも同《どう》一効果《かうくわ》を得《え》られることは、十分《ぶん》信《しん》じ得《う》べき理由《りいう》がある。應用《おうよう》の妙《めう》は、各人《かくじん》の修《しゆ》證《しよう》に待《ま》たなければならない。

心を丹田に止むる

治法《ちはふ》の一＝心《こゝろ》を丹田《たんでん》に止《とゞ》むるときは、氣息《きそく》が調和《てうわ》されて、能《よ》く疾《やまひ》を癒《い》やすことを得《う》る。丹田《たんでん》は炁穴《きけつ》である。心《こゝろ》と炁《き》との融合《ゆうがふ》は、よく萬病《ばんびやう》を銷却《せうきやく》するの妙《めう》ありとは、摩訶止觀《まかしくわん》にその所說《しよせつ》があつた。これは寧《むし》ろ古來《こらい》、道教家《だうけうか》に傳《つた》へられたところのものである。

疾患部位に心を專注する

治法ならぬ治法

定と發汗

治法《ちはふ》の二＝疾患《しつくわん》があるとする。心《こゝろ》を極《きは》めて明淨《めいじやう》ならしめ、疾患部位《しつくわんぶゐ》に專注《せんちう》して亂《みだ》れざるときは、重病《ちうびやう》と雖《いへど》も三日《か》を出《い》でずして、輕快《けいくわい》に赴《おもむ》くものである。心《こゝろ》は現身《げんしん》の主《しゆ》である。主《しゆ》の在《あ》る處《ところ》、卽《すなは》ち病《やまひ》の退《しりぞ》くことは、王《わう》の在《あ》る處《ところ》、群賊《ぐんぞく》が迸散《はうさん》するが如《ごと》くであるといはれてゐる。その他《た》この類例《るゐれい》を擧《あ》ぐれば、頗《すこぶ》る多種《たしゆ》の方法《はうはふ》があるが、その要《えう》を得《う》れば、方法《はうはふ》の如《ごと》きは敢《あへ》て問《と》ふに及《およ》ばない。

治法《ちはふ》の三＝これは治法《ちはふ》ならぬ治法《ちはふ》にして、寧《むし》ろ治法《ちはふ》の根本義《こんぽんぎ》とすべきものである。それは疾患時《しつくわんじ》には、專《せん》一に丹《たん》を修《しう》する、卽《すなは》ち是《こ》れである。還虛《くわんきよ》より成丹《せいたん》に至《いた》るまで、すべて治病《ちびやう》に効驗《かうけん》がある。その他《た》何《なん》の手段《しゆだん》をも用《もち》ふる必要《ひつえう》はないのである。次《つぎ》に記《き》するが如《ごと》き治驗《ちけん》はその應用《おうよう》に屬《ぞく》する。

疾患《しつくわん》の治驗《ちけん》の一＝同行某氏《どうぎやうぼうし》の實驗《じつけん》に依《よ》れば、感冒《かんばう》に罹《かゝ》つて熱《ねつ》が高《たか》かつたので、これを癒《いや》さんとして一座《ざ》の定《ちやう》を修《しう》した。定境《ちやうきやう》、それは還虛《くわんきよ》の程度《ていど》のものであつたが、定境《ちやうきやう》が漸次《ぜんじ》に深《ふか》められて行《ゆ》く、初《はじ》めに玲瓏《れいろう》たる心境《しんきやう》に入《い》り、次《つぎ》に煖《あたゝか》い霧《きり》につゝまれたるが如《ごと》き狀態《じやうたい》になる。約《やく》十分間《ぷんかん》にして、全身《ぜんしん》に水《みづ》を浴《あ》びたるが如《ごと》く、汗《あせ》は淋漓《りんり》と流《なが》れる。それを拭《ぬぐ》ふために定《ちやう》より出《い》づると、今《いま》までの發汗《はつかん》は忽《たちま》ち止《とま》る。再《ふたゝ》び定《ちやう》に入《い》ると、また汗《あせ》は瀧《たき》の如《ごと》くに流《なが》れる。流《なが》れたと思《おも》ふと瀧《たき》なす汗《あせ》はまた止《とま》る。かくの如《ごと》く發汗《はつかん》は定境《ちやうきやう》と足《あし》どりを一にする。かくの如《ごと》きこと約《やく》四十分《ぷん》、定《ちやう》より出《い》づると、體温《たいをん》は全《まつた》く平時《へいじ》の狀態《じやうたい》に復《ふく》してゐた。蓋《けだ》し感冒《かんぼう》の如《ごと》き輕症《けいしやう》の疾患《しつくわん》が癒《いや》されたといつて、特記《とくき》するほどの事《こと》ではないが、發汗《はつかん》が定境《ちやうきやう》に伴《ともな》うて一進《しん》一退《たい》する現象《げんしやう》は、頗《すこぶ》る注目《ちうもく》に値《あたひ》すると思《おも》つて、こゝに紹介《せうかい》したのである。これ以外《いぐわい》、諸多《しよた》の痼疾《こしつ》が癒《いや》された的確《てきかく》なる實例《じつれい》は、いくらでも擧《あ》げることが出來《でき》る。

煉丹《れんたん》による治法《ちはふ》は、自己《じこ》の治病《ちびやう》に止《とま》らず他人《たにん》に應用《おうよう》することも可能《かのう》である。我等《われら》の同《どう》行《ぎやう》のうちに、他人《たにん》の病《やまひ》を治《じ》することに堪能《かんのう》な人《ひと》がある。その治病《ちびやう》の方法《はうはふ》は、指頭《しとう》を以《もつ》て患《くわん》部《ぶ》を抑壓《よくあつ》すること一二分間《ぷんかん》、フツと強《つよ》く息《いき》を吹《ふ》きかけると、惱《なや》みも痛《いた》みも拭《ぬぐ》ふが如《ごと》く去《さ》つてしまふのである。この術《じゆつ》は前揭《ぜんけい》「心《こゝろ》を患部《くわんぶ》に止《とゞ》むるときは癒《い》ゆるものである。心《こゝろ》は現身《げんしん》の主《しゆ》である。主《しゆ》の在《あ》るところ、卽《すなは》ち病《やまひ》の退《しりぞ》くことは、王《わう》の在《あ》る處《ところ》、群賊《ぐんぞく》が迸散《はうさん》するが如《ごと》くである。」とある記述《きじゆつ》に該當《がいたう》する。要《えう》するに、禪定《ぜんじやう》や煉丹《れんたん》の體驗《たいけん》のある人《ひと》なれば、この記載《きさい》の如《ごと》く、疾患《しつくわん》は當然《たうぜん》癒《いや》さるゝのであるが、その實修《じつしう》のなき人《ひと》なれば、他《た》より加《くは》へられた力《ちから》によりて、修證《しゆしよう》の境地《きやうち》に入《い》り、病者自身《びやうしやじしん》の力《ちから》を以《もつ》て、その病《やまひ》を癒《いや》さしむることになるのである。即《すなは》ち指頭《しとう》を以《もつ》て加《くは》へられたる押壓感《おふあつかん》と強烈《きやうれつ》なる吹息《すゐそく》によつて、その部位《ぶゐ》に思念《しねん》が集中《しふちう》されるので治癒《ちゆ》に赴《おもむ》くのである。

疾患《しつくわん》の治驗《ちけん》の二＝總《よ》べての人間《にんげん》は、煉丹《れんたん》や禪定《ぜんぢやう》の方面《はうめん》からいへば、精神病者《せいしんびやうしや》である。或《あ》る壯年《さうねん》の男子《だんし》が、曾《かつ》て精神病《せいしんびやう》に罹《かゝ》つて、甚《はなは》だしい發作《ほつさ》を見《み》たことがあつたが、その後《ご》鎭靜《ちんせい》して殆《ほと》んど常態《じやうたい》に復《ふく》してゐた。が、獨《ひと》り記憶力《きおくりよく》のみは全《まつた》く減退《げんたい》して了《しま》つて、現《げん》に只今《たゞいま》あつた事《こと》でも、直《す》ぐ忘《わす》れて了《しま》ふが如《ごと》き狀態《じやうたい》である。一體《たい》記憶力《きおくりよく》のないといふのは、注意力《ちういりよく》を喪失《さうしつ》してゐるためであるから、先《ま》づ注意力《ちういりよく》を練習《れんしふ》させる必要《ひつえう》があると思《おも》ひ、還虚程度《くわんきよていど》の數息觀《すそくくわん》を行《おこな》はせることにした。勿論《もちろん》、私《わたくし》もその精神病者《せいしんびやうしや》と一緒《しよ》になつて行《おこな》ふのである。當初《たうしよ》は件《くだん》の病者《びやうしや》は息《いき》を數《かぞ》へることはおろか、息《いき》に心《こゝろ》を止《とゞ》めることすら出來《でき》なかつた。それを努力《どりよく》して數《かぞ》へ得《う》るやうにした。然《しか》るに、なか〳〵數《かぞ》へられない。一つ二つ三つと三息位《そくぐらゐ》を數《かぞ》へさせることが容易《ようい》でなかつた。が、段々《だん〴〵》と實修《じつしう》を進《すゝ》めて、第《だい》一日《にち》は漸《やうや》く十息《そく》まで數《かぞ》へることが出來《でき》るやうになつた。然《しか》るに、その翌日《よくじつ》になると、もう十息《そく》と數《かぞ》へることが出來《でき》なくなつた。然《しか》し前日來《ぜんじつらい》の練習《れんしふ》があつたので、容易《ようい》にそれを回復《くわいふく》して、更《さ》らに三十息《そく》（十息《そく》づつ三回《くわい》）を數《かぞ》へることが出來《でき》るやうになつた。その翌日《よくじつ》は七十息《そく》までに進《すゝ》んだ。この程度《ていど》になれば、家人《かじん》が少《すこ》し注意《ちうい》すれば、漸次《ぜんじ》に息《いき》を數《かぞ》へる數《すう》を增加《ぞうか》すると共《とも》に、記憶力《きおくりよく》が回復《くわいふく》されることになる。

思《おも》ふに、例《れい》の精神病者《せいしんびやうしや》は、三十息《そく》まで息《いき》を數《かぞ》へることすら容易《ようい》に出來《でき》ない程度《ていど》であつた。然《しか》るに一般人《ぱんじん》は息《いき》に心《こゝろ》を止《と》めて、三十分持續《ぷんぢぞく》することすら困難《こんなん》である。また一時間持續《じかんぢぞく》するには、可《か》なり熟達《じゆくたつ》した人《ひと》でなければ出來《でき》ない。また一時間《じかん》の實修《じつしう》に堪《た》え得《う》る人《ひと》でも、二時間《じかん》の修行《しゆぎやう》は容易《ようい》でない。然《しか》らば、例《れい》の精神病者《せいしんびやうしや》も十息《そく》、三十息《そく》、或《あるひ》は七十息《そく》と、漸次《ぜんじ》精神的《せいしんてき》健康狀態《けんかうじやうたい》に近《ちか》づいたのである。また普通人《ふつうじん》は三十分《ぷん》、一時間《じかん》、二時間《じかん》と、これも精神《せいしん》が

同行某氏が妻の精神病を癒したる報知

次第《しだい》に健全《けんぜん》に赴《おもむ》きつゝあるといひ得《う》る。して見《み》ると、所謂精神病者《いはゆるせいしんびやうしや》と健康者《けんかうしや》との相違《さうゐ》は、三十息《そく》、七十息《そく》と三十分《ぷん》、一時間《じかん》の差異《さい》に過《す》ぎないのである。共《とも》に精神病者《せいしんびやうしや》たることは勿論《もちろん》である。世人《せじん》は自己《じこ》が精神病者《せいしんびやうしや》たることは知《し》らないが、道《みち》から見《み》れば、立派《りつぱ》な精神病者《せいしんびやうしや》である。今日我等《こんにちわれら》の如《ごと》く道《みち》を修《しう》してゐる者《もの》も、また精神病者《せいしんびやうしや》たるを免《まぬか》れない。たゞ自身《じしん》では、自身《じしん》の精神病者《せいしんびやうしや》たることを知《し》り、その回復《くわいふく》を謀《はか》りつゝあるに過《す》ぎない。されば身心共《しんしんとも》に健全《けんぜん》ならんことを要望《えうばう》する人々《ひとびと》は、この修道《しうだう》によつてその回復増進《くわいふくぞうしん》を求《もと》むるのが尤《もつと》もよいと思《おも》ふ。

恰《ちやう》ど、この稿《かう》を執筆《しつぴつ》しつゝある時《とき》、在長崎《ざいながさき》の同行某氏《どうぎやうぼうし》より報知《はうち》があつた。それは某氏《ぼうし》の妻《つま》が十二三年《ねん》に渉《わた》つて精神病《せいしんびやう》に罹《かゝ》つてゐて、夫《をつと》たる某氏《ぼうし》に對《たい》してすら見境《みさかひ》がないといふ程《てい》度《ど》であつた。それが近時《きんじ》八郎岳《らうだけ》にその妻《つま》を同行《どうかう》して、山上《さんじやう》の庵室《あんしつ》に於《おい》て三十八日間《にちかん》の修定《しうぢやう》によりて、その治癒《ちゆ》に力《ちから》を盡《つく》したさうである。その二十八日目《にちめ》に、さしも長《なが》かつた精神病《せいしんびやう》者《しや》が、忽《たちま》ち意識《いしき》を回復《くわいふく》し、三十八日頃《にちごろ》には、八分《ぶ》通《どほ》り治癒《ちゆ》に就《つ》いたさうである。これは自《じ》己《こ》の發定《はつぢやう》を、他《た》の病者《びやうしや》に移《うつ》す方法《はうはふ》である。煉丹《れんたん》の方《はう》からいへば、それは大周天《だいしうてん》の工法《こうはふ》に屬《ぞく》し、主《しゆ》として小周天築基《せうしうてんちつき》の工《こう》を説《と》く本書《ほんしよ》の範圍外《はんゐぐわい》に屬《ぞく》することであるが、煉丹修成《れんたんしうせい》の曉《あかつき》はこれまた可能《かのう》である。只祈《たゞいの》る、讀者《どくしや》がこれを以《もつ》て一種《しゆ》の小數瑣術《せうすうさじゆつ》として輕視《けいし》することなからんことを。

引頭

修道は神炁に依る

第二部　金仙證論解說

金仙證論《きんせんしようろん》は、清時代《しんじだい》の禪師《ぜんじ》柳華陽《りうくわやう》の著《ちよ》である。師《し》は乾隆《けんりう》の頃《ころ》の僧徒《そうと》であるが、道《だう》に於《おい》ては守虚《しゆきよ》、冲虚《ちうきよ》の二眞人《しんじん》、釋《しやく》に於《おい》ては寂無禪師《じやくむぜんじ》の說《せつ》に私淑《ししゆく》すること淺《あさ》からず、深《ふか》く煉丹《れんたん》の術《じゆつ》に通《つう》ず。邦人《はうじん》、久《ひさ》しく煉丹《れんたん》の名《な》は聞《き》いてゐるが、その實《じつ》は未《いま》だ知《し》るところと爲《な》らない。この時《とき》に際《さい》してこれを解說《かいせつ》するも、また無用《むよう》の業《わざ》ではあるまいと思《おも》ふ。

第一章　序煉丹

華陽曰。欲レ修二大道一者。理無二別訣一。無レ非二神炁一而已。

〔讀方〕華陽《くわやう》曰《いは》く、大道《だいだう》を修《しう》せんと欲《ほつ》せば、理《り》として別《べつ》の訣《けつ》なし。神炁《しんき》に非《あらざ》るはなきのみ。

〔解說〕吾人《ごじん》の心身《しんしん》そのものから、宇宙《うちう》、人生《じんせい》に貫通《くわんつう》して道《みち》がある、これを大道《だいだう》といふ。この道《みち》の奥義《あうぎ》を究《きは》めようとするには、自己《じこ》に染着《せんちやく》してゐる迷妄《めいまう》を取拂《とりはら》はなければならぬ。で、自己《じこ》に取《と》つて返《かへ》して、自己《じこ》とは何《なに》ものぞと究《きは》むる必要《ひつえう》がある。それもあれやこれやと思慮分別《しりよふんべつ》をめぐらして考《かんが》へたのではない。直《たゞ》ちに自己《じこ》に就《つ》いて味得《みとく》し體驗《たいけん》しなければならぬ。それはちやうど、砂糖《さたう》がある、それについていろ〳〵に考《かんが》へることをやめて、自《みづか》ら嘗《な》めて見《み》て、その甘《あま》いのを味得《みとく》するが如《ごと》くである。

さて、この自己《じこ》といふものは、人々《ひと〴〵》がよく知《し》つてゐなければならぬ事《こと》でゐて、案外知《あんぐわいし》つてゐないものである。それを知《し》るには方法《はうはふ》がある。神《しん》と炁《き》を知《し》ればよい。これは外《ほか》でもない、各自《かくじ》に具《そな》はつてゐるものである。仙書《せんしよ》に「神《しん》とは乃《すなは》ち心中《しんちう》の元神《げんしん》、炁《き》とは卽《すなは》ち腎中《じんちう》の元炁《げんき》。」とある。その言《い》ひかたが少《すこ》しむづかしいが、要《えう》するに、神《しん》は心《こゝろ》の機能《きのう》の中樞《ちうすう》のことで、腦頂《なうちやう》に在《あ》るものと考《かんが》へて置《お》いてよい。炁《き》は性《せい》——男性《だんせい》・女性《ぢよせい》——の中樞《ちうすう》で、腎《じん》に在《あ》るものと考《かんが》へて置《お》くがよい。腎《じん》は腎臓《じんざう》ではなく、丹田《たんでん》に在《あ》るものと想像《さうざう》せられてゐる。この炁《き》は精《せい》と同《どう》一のものである、精《せい》は元來無形《ぐわんらいむけい》のものであるが、性慾《せいよく》が動《うご》くときは、有形《いうけい》の淫《いん》精《せい》となりて流出《りうしゆつ》するものだといはれてゐる。道家《だうけ》では眞實《しんじつ》にかゝる神炁《しんき》の存在《そんざい》するものゝ如《ごと》く考《かんが》へてゐるが、吾人《ごじん》は敢《あへ》てさう考《かんが》へなくてもよい。たゞ假想的《かさうてき》にかゝるものがあるとして、これによりて實修《じつしう》するときは、所期《しよき》の効果《かうくわ》を見《み》ることが出來《でき》る。要《えう》するに、かうした事實《じじつ》はあるが、その說明《せつめい》の方法《はうはふ》が、吾人《ごじん》をして稍首肯《やゝしゆこう》せしむるに難《かた》いだけである。修道《しうだう》の士《し》は、この神炁《しんき》から出發《しゆつぱつ》するのである。で、曹祖師《さうそし》などは「大道《たいだう》は簡易《かんい》である。只神《たゞしん》と炁《き》との二つがあるのみである。」といつてゐる。

先須窮㆓其造化㆒。究㆓其清濁㆒則精生。方可㆓探攝㆒。

〔讀方〕先《ま》づ須《すべか》らくその造化《ざうくわ》を窮《きは》め、その清濁《せいだく》を究《きは》むべし。則《すなは》ち精生《せいしやう》ず。方《まさ》に探攝《たんせふ》すべし。

〔解釋〕それには自己《じこ》の生機卽《せいきすなは》ち生殖《せいしよく》の中樞《ちうすう》を明《あきら》かにするがよい。すべての人《ひと》はこの中樞《ちうすう》の活動《くわつどう》によつて、新《あら》たなる個體《こたい》を造《つく》り出《だ》すのである。仙佛《せんぶつ》はこの中樞《ちうすう》の煉成《れんせい》によつて、道《みち》を成《じやう》じ、悟《さと》りを開《ひら》くのである。道《みち》を學《まな》ばうとする者《もの》は、先《ま》づこの生命《せいめい》の中樞《ちうすう》より手《て》を下《くだ》すべきである。そして新《あら》たなる個體卽《こたいすなは》ち人《ひと》を生《う》むのも、道《みち》を成《じやう》ずるのも、それにはまたさうなるべき分岐點《ぶんきてん》が存在《そんざい》することを知《し》らなければならない。分岐點《ぶんきてん》とは、淸《せい》と濁《だく》との區別《くべつ》である。淸《せい》とは、天地人我《てんちじんが》なき象《しやう》といつて、すべてのものを離脫《りだつ》し忘却《ばうきやく》したる境地《きやうち》に入《い》ることである。當初《たうしよ》に於《お》てはかゝる生命中樞《せいめいちうすう》の機能《きのう》が發動《はつどう》しないが、この心的狀態《しんてきじやうたい》を繼續《けいぞく》してゐると、靜極《せいきは》まつて、おのづから生命中樞《せいめいちうすう》の活躍《くわつやく》を見《み》る。この活躍《くわつやく》を見《み》るのは、天地人我《てんちじんが》なき靜寂《せいじやく》の境地《きやうち》がその原因《げんいん》を爲《な》してゐる、淸《せい》とはこの境地《きやうち》に外《ほか》ならない。濁《だく》とは、心《こゝろ》が情慾《じやうよく》に走《はし》ることである。心《こゝろ》が情慾《じやうよく》に走《はし》つて、生命中樞《せいめいちうすう》を刺戟《しげき》するときは、淫精《いんせい》をして徒《いたづ》らに走泄《そうせつ》せしむる、これが濁《だく》である。道《みち》を學《まな》ぶ者《もの》は、この濁《だく》を棄《す》てゝ淸《せい》を取《と》らなければならぬ。

かくて、かの天地人我《てんちじんが》なく、思《おも》ふこともなく、爲《な》すこともなき靜寂《せいじやく》の境地《きやうち》を保《たも》つてゐると、生命中樞《せいめいちうすう》の機能《きのう》の發動《はつどう》を見《み》る、これが前《さき》にいつた元炁《げんき》である。その元炁《げんき》の動《うご》くのを、精生《せいしやう》ずといふのである。精《せい》の生《しやう》ずるのを知《し》つたならば、その精《せい》の微妙《びみう》な關係《くわんけい》を精細《せいさい》に觀察《くわんさつ》する、これが探《たん》である。然《しか》して自己《じこ》の心念《しんねん》をもつて自己《じこ》の思惟《しゐ》を集中《しふちう》し、已《すで》に生《しやう》じたる精《せい》を妄《みだ》りに漏失《ろうしつ》せしめないやうに丹田《たんでん》に歸《き》して煉成《れんせい》する、これが攝《せふ》である。こゝに「火《ひ》を用《もち》ひて烹煉《はうれん》する」訣《けつ》が必要《ひつえう》であるが、それはあとでわかる。

次察二其呼吸一。明二其節序一。則神凝方自戀吸。

〔讀方〕次《つ》ぎにその呼吸《こきふ》を察《さつ》し、その節序《せつじよ》を明《あきら》かにするときは、則《すなは》ち神凝《しんこ》つて方《ま》さに自《みづか》ら戀吸《れんきふ》せん。

〔解説〕次《つ》ぎに呼吸《こきふ》を用《もち》ふることは重要《ちうえう》な關係《くわんけい》をもつてゐる。こゝで呼吸《こきふ》といふのは、必《かなら》ずしも吾人《ごじん》が呼吸器《こきふき》を通《つう》じて行《おこな》ふ呼吸《こきふ》をいふのではない。呼吸器《こきふき》を通《つう》じて行《おこな》ふ呼吸《こきふ》は、所《いは》謂《ゆる》外呼吸《ぐわいこきふ》で、こゝで必要《ひつえう》とする呼吸《こきふ》は内呼吸《ないこきふ》である。この呼吸《こきふ》を仙家《せんけ》では巽風《そんぷう》とも稱《しよう》してゐる。然《しか》してこの呼吸《こきふ》の用《もち》ひ方《かた》によつて、前《まへ》に生《しやう》じた元炁《げんき》が煉成《れんせい》されることになる。これに種々《しゆ〱》な變化《へんくわ》があるので、時《とき》によりてその應用《おうよう》を異《こと》にしなければならぬ。即《すなは》ち元炁《げんき》の動《うご》いた時《とき》、それは精生《せい〱》の時《とき》である。その機《き》を見《み》たれば、攝精《せふせい》の呼吸《こきふ》を用《もち》ふるがよい。藥生《やくせい》の時《とき》といふことがある、その時《とき》には採藥《さいやく》の呼吸《こきふ》を用《もち》ふるがよい。藥《くすり》が既《す》でに爐《ろ》に歸《き》する、これは歸爐《きろ》の時《とき》である、その時《とき》には封固《ほうこ》の呼吸《こきふ》を用《もち》ふるがよい。更《さ》らに起火《きくわ》の時《とき》には、起火《きくわ》の呼吸《こきふ》、沐浴《もくよく》の時《とき》には、沐浴《もくよく》の呼吸《こきふ》を用《もち》ふる。煉丹《れんたん》の始《はじ》めより終《をは》りに至《いた》るまで、すべて呼吸《こきふ》を離《はな》れない。呼吸《こきふ》は時《とき》に臨《のぞ》みてその應用《おうよう》が異《ことな》るので、節序《せつじよ》を知《し》れといふのである。この事《こと》は突然《とつぜん》で、殆《ほと》んどその意義《いぎ》を解《かい》し難《がた》いと思《おも》ふが、順次本書《じゆんじほんしよ》を讀《よ》みもて行《ゆ》くうちにはわかつて來《く》る筈《はず》である。

さて、心《こゝろ》即《すなは》ち思惟《しゐ》を炁穴《きけつ》、即《すなは》ち生命《せいめい》の中樞《ちうすう》たる部位《ぶゐ》に止《とゞ》むれば、炁穴《きけつ》に於《おい》ても、恰《あだ》かも磁石《じしやく》の鐵《てつ》を吸《す》ふやうに、その部位《ぶゐ》に止《とゞ》めしむることになる。こゝに於《おい》て、神《しん》は炁《き》に對《たい》して戀《こひ》するやうに、炁《き》もまた神《しん》に對《たい》して戀《こひ》するやうに、互《たがひ》に吸《す》ひ、互《たがひ》に引《ひ》く。「神凝《しんこ》つて方《ま》さに自《みづか》ら戀吸《れんきふ》せん。」とは、神炁《しんき》の融合《ゆふがふ》した狀態《じやうたい》を形容《けいよう》したのである。修行《しゆぎやう》の當初《たうしよ》に於《おい》ては、神《しん》と炁と離《はな》れ〴〵になつて、中々《なか〳〵》融合《ゆうがふ》し難《がた》く、いはゞ神《しん》は炁《き》を制伏《せいふく》することが困難《こんなん》で、炁《き》もまた神《しん》のもとに集中《しふちう》するに至《いた》らないが、一朝《てう》修行《しゆぎやう》が純熟《じゆんじゆく》するに及《およ》べば、それが融合《ゆうがふ》して、殆《ほと》んど二つのものではないやうになる。

然後可レ施可レ受。而精可レ化。

〔讀方〕然《しか》して後《のち》、施《ほどこ》すべく受《う》くべし。而《しか》して精《せい》も化《くわ》すべし。

〔解説〕精《せい》が呼吸《こきふ》によつて煉《ね》られ、精《せい》のうちより炁《き》が成《な》るところから、施受《せじゆ》の關係《くわんけい》が生《しやう》ずるのである。あたかも鑛石《くわうせき》のうちより純金《じゆんきん》が採取《さいしゆ》せられる如《ごと》くである。この關係《くわんけい》から見《み》れば、施《ほどこ》すものは精《せい》であり、受《う》くるものは炁《き》であるともいひ得《う》る。精《せい》は施《ほどこ》すがゆゑにまたこれを母氣《ぼき》といひ、炁《き》は受《う》くるがゆゑにまたこれを子炁《しき》ともいふ。かくて煉《ね》り上《あ》げて見《み》れば、炁《き》は他《た》より來《きた》るものではなく、本來我《ほんらいわれ》に具《そな》はつてゐるものなれば、先天《せんてん》の氣《き》といふ、精《せい》は炁《き》が生《しやう》ずるまでの方便《はうべん》として必要《ひつえう》とされてゐたのであるから、またこれを後天《こうてん》の氣《き》ともい

混採混煉してはならぬ

ふ。されど究竟《きうきやう》は、先天後天《せんてんこうてん》、母氣子炁《ぼきしき》、二つのものではないのである。されど當初《たうしよ》に於《おい》てはこれを二つのものとして取扱《とりあつか》はなければ、修行《しゆぎやう》の楷梯《かいてい》を失《うしな》ふことになる。然《しか》して、母《ぼ》氣《き》が如何《いか》に動《うご》くか、いはゞ母氣《ぼき》の性能《せいのう》に就《つい》てよく知《し》るところがなければ、子炁《しき》は徒《いたづ》らに外《ぐわい》境《きやう》に散《さん》じてしまつて、精《せい》が化《くわ》して炁《き》となることがない。

余見㆓世人㆒。亦知㆓陽生㆒。而煉㆑精不㆑住。金丹不㆑成者。皆因㆘不㆑知㆓其自然而然㆒以混採混煉之過㆖也。

〔讀方〕余《よ》、世人《せじん》を見《み》るに、また陽《やう》の生《しやう》ずるを知《し》つて、精《せい》を煉《ね》つてやまず、金丹《きんたん》成《な》らざるもの、皆《みな》その自然《しぜん》にして然《しか》るを知《し》らず、以《もつ》て混採混煉《こんさいこんれん》するの過《あやまち》に因《よ》る。

〔解説〕始《はじ》め仙道《せんだう》を學《まな》ぶに際《さい》しては、所謂陽生《いはゆるやうせい》の時《とき》、即《すなは》ち精《せい》が生《しやう》ずるに至《いた》ることは、修行《しゆぎやう》に取《とり》かゝつて幾日《いくにち》も經《たゝ》ないうちに、誰人《たれびと》も實驗《じつけん》することが出來《でき》る。その時《とき》、それを如何《いか》に處理《しより》するかといふことが容易《ようい》にわからない。たゞ陽生《やうせい》、そのものを守《たも》り、徒《いたづ》らにこれを煉《ね》つてゐるのみで、それより進《すゝ》むことを敢《あへ》てしない。然《しか》しこれ以上《いじやう》に進《すゝ》むのには特《とく》に要領《えうりやう》があるので、よくこれを解得《かいとく》しないでは、進《すゝ》むべき道程《だうてい》を發見《はつけん》することが出來《でき》ない。それは要《えう》するに風火《ふうくわ》を用《もち》ふる法《はふ》である。この事《こと》は後《のち》に述《の》べるが、それを知《し》らず。また藥産《やくさん》、封固《ほうこ》、周天《しうてん》などゝ一々關門《くわんもん》のあるのをも省《かへり》みず、妄《みだ》りに採取《さいしゆ》し煅煉《たんれん》したのでは、成《な》るべき修行《しゆぎやう》の端的《たんてき》、即《すなは》ち金丹《きんたん》も成《な》らないことになる。

且觀ニ古書之所一作レ喩。名ニ爐鼎道路一。人被ニ爐鼎道路之所惑一。

〔讀方〕且《か》つ古書《こしよ》の喩《ゆ》を作《な》すところを觀《み》るに、爐鼎道路《ろていだうろ》と名《な》づくるときは、則《すなは》ち人《ひと》、爐鼎《ろてい》道路《だうろ》の所惑《しよわく》を被《かう》むる。

〔解説〕日本人《にほんじん》はまだ仙道《せんだう》なるものに對《たい》する知識《ちしき》をもつてゐる人《ひと》が殆《ほと》んどないから、却《かへ》つて都合《つがふ》のよいところもある。即《すなは》ち爐鼎道路《ろていだうろ》といつても、先入見《せんにふけん》に拘《とら》はれて、爐鼎道路《ろていだうろ》の名《な》に誤《あやま》られることがないが、支那人《しなじん》は可《か》なり多《おほ》くこの名《な》のために誤《あやま》られてゐる。およそ性《せい》に

性的昂進に出發した煉丹

就《つ》いて熱心《ねつしん》に研究《けんきう》したものは、支那人《しなじん》などはその隨《ずゐ》一であると思《おも》はれる。

　近代《きんだい》の學術的研究《がくじゆつてきけんきう》によれば、宗教《しうけう》の多《おほ》くが性的本能《せいてきほんのう》の抑壓《よくあつ》に出發《しゆつぱつ》してゐるので、その等價《とうか》として法悅《はふえつ》の境《きやう》が開《ひら》かれ、神《かみ》と一つになつたといふ感《かん》じを與《あた》へ、見神《けんしん》せしむるに至《いた》るといつてゐる。それよりも早《はや》く、むしろ少《すくな》くとも千四五百年以前《ねんいぜん》に於《おい》て、支那《しな》の修道者《しうだうしや》ははやくこれに注目《ちうもく》してゐたのである。支那《しな》ばかりでもあるまい、印度《いんど》に於《おい》てもかうした研究《けんきう》もあつたかとも考《かんが》へる。然《しか》し、性的昂進《せいてきかうしん》（性慾昂進《せいよくかうしん》ではない。）から出發《しゆつぱつ》し、これを煉成《れんせい》する方法《はうはふ》を、明白《めいはく》に、大膽《だいたん》に敎《をし》へたのは仙道《せんだう》である。仙道《せんだう》では勿論《もちろん》、性的本能《せいてきほんのう》の抑制《よくせい》を必要《ひつえう》としてゐるが、それよりも性的機能《せいてききのう》の昂進《かうしん》を基調《きてう》として、その上《うへ》にこれが煉成《れんせい》を敎《をし》へ、自覺《じかく》の怡樂《いらく》をもつて、自然《しぜん》に禁慾《きんよく》に、少《すくな》くとも節慾《せつよく》に至《いた》らしめたのは、寧《むし》ろ一種《しゆ》の發見《はつけん》と稱《しよう》すべきである。

　古書《こしよ》に、長生不死《ちやうせいふし》を求《もと》める目的《もくてき》のもとに、丹《たん》を煉《ね》り藥《くすり》を採《と》ることをいつてゐる。それで爐《ろ》を造《つく》り、鼎卽《ていすなは》ち一種《しゆ》の鍋《なべ》の中《なか》に藥物《やくぶつ》を入《い》れて、外部《ぐわいぶ》からこれを烹煉《はうれん》して以《もつ》て仙藥《せんやく》を造《つく》らうと試《こゝろ》みたり、或《あるひ》は遠《とほ》く海外《かいぐわい》に藥《くすり》を求《もと》めさせたりした事《こと》もある。かの秦《しん》の始皇《しくわう》が、蓬萊《ほうらい》の島《しま》に藥《くすり》を索《もと》むるために徐福《じよふく》に命《めい》じて遠征《ゑんせい》させた。その一行《かう》が我《わ》が紀州《きしう》熊野《くまの》浦《うら》に至《いた》つて留《とゞま》つたといふ傳說《でんせつ》も、讀者《どくしや》が旣《す》でに知了《ちれう》せらるゝところであらう。こんな風《ふう》に、外《そと》に丹《たん》や藥《くすり》を索《もと》むる者《もの》もあつた。或《あるひ》は鼎《てい》とは、婦人《ふじん》の性的機關《せいてききくわん》を意味《いみ》するなど〻、飛《と》んだ旁徑《ばうけい》に走《はし》つた說《せつ》をなす者《もの》もある。眞《しん》の丹《たん》、眞《しん》の鼎《てい》はそんなものではない。眞《しん》の丹《たん》は、神炁《しんき》の合《がつ》して化成《くわせい》したものであり、眞《しん》の鼎《てい》は、精《せい》や炁《き》を煉《ね》る部位《ぶゐ》、卽《すなは》ち丹田《たんでん》を指《さ》していふのである。

道路《だうろ》といふのは、後章《こうしやう》に說述《せつじゆつ》する任脈《にんみやく》、督脈《とくみやく》の二つのことである。これを兪玉吾《ゆぎよくご》は「呼《こ》吸往來《きふわうらい》の黃道《くわうだう》である。」といつてゐる。呼吸往來《こきふわうらい》の黃道《くわうだう》とは、呼吸《こきふ》が身《み》のうちに循環《じゆんくわん》する假《か》想的《さうてき》の經路《けいろ》と解《かい》すればよいのである。この任督《にんとく》の二脈《みやく》が通《つう》ずれば、百脈《みやく》がまた通《つう》ずといはれてゐる。

喩ニ名鉛汞藥物。一則人人又被ニ鉛汞藥物之所一誤。

煉丹の邪說としての房術

〔讀方〕名《な》を鉛汞藥物《えんこうやくぶつ》に喩《たと》ふれば、則《すなは》ち人々《ひと〴〵》また鉛汞藥物《えんこうやくぶつ》の所誤《しよご》を被《かうむ》る。

〔解說〕古人《こじん》が丹《たん》を修《しう》する方法《はうはふ》として、汞《こう》を以《もつ》て神《しん》の喩《たと》へとし、鉛《えん》を以《もつ》て炁《き》の喩《たと》へとし、藥物《やくぶつ》をもつて直《たゞ》ちに精《せい》の喩《たと》へにあてゝゐる。要《えう》するに、たゞ神炁或《しんきあるひ》は精《せい》といつたのでは、動《やゝ》もすれば等閑《とうかん》に考《かんが》へ、輕忽《けいこつ》に取扱《とりあつか》ふために、特《とく》にこれに注意《ちうい》を集中《しふちう》せしむるために、鉛《えん》汞藥物《こうやくぶつ》といつたのである。然《しか》るに、後人《こうじん》は却《かへ》つてその名《な》のために誤《あやま》られて、仙家《せんけ》に稱《しよう》する鉛汞《えんこう》を、通途《つうづ》の凡鉛凡汞《ぼんえんぼんこう》、世人《よじん》が稱《しよう》する金屬《きんぞく》の鉛《なまり》や水銀《すゐぎん》であると思《おも》ひ、それを燒煉《せうれん》して藥《やく》物《ぶつ》を造《つく》り、妄《みだ》りに服用《ふくよう》して富貴長生《ふうきちやうせい》を求《もと》めようとする。その結果《けつくわ》は豫期《よき》に反《はん》して、家《いへ》を破《やぶ》り身《み》を亡《ほろ》ぼすことになる。

故假道愈顯。而眞道愈晦。世因喩而惑人誑人者衆也。

〔讀方〕故《ゆゑ》に假道《かだう》愈々《いよ〳〵》顯《あらは》れて、眞道《しんだう》愈々《いよ〳〵》晦《くら》し。世《よ》、喩《ゆ》によりて人《ひと》を惑《まど》はし、人《ひと》を誑《たぶら》かすもの衆《おほ》し。

簡易の妙を知れ

〔解説〕仙道《せんだう》に關《くわん》する書《しよ》に種々《しゆぐ》な名《な》を設《まう》けてあるが、その根本《こんぽん》を尋《たづ》ぬれば、心中《しんちう》の神《しん》と、腎中《じんちう》の炁《き》の外《ほか》はない。これに留神《りうしん》して修行《しゆぎやう》するのが眞道《しんだう》である。喩《たとへ》のために惑《まど》はされて、あらぬ方《かた》にそれるのが假道《かだう》である。その極端《きよくたん》なのに至《いた》つては、煉丹《れんたん》とは交接《かうせつ》の秘《ひ》を意味《いみ》すると、奇怪《きくわい》な房術《ばうじゆつ》を敎《をし》へるものするある。所謂《いはゆる》、人《ひと》を惑《まど》はし人《ひと》を誑《たぶら》かす者《もの》にあらずして、將《はた》また何《なん》といひ得《を》よう。

由此觀之。智者得師而明。愚者蒙師而誤。皆因不悟群書簡易之妙。而竟失於正理矣。

〔讀方〕これに由《よ》りてこれを觀《み》れば、智者《ちしや》は師《し》を得《え》て明《あきら》かに、愚者《ぐしや》は師《し》にをしへられて誤《あやま》る。皆《みな》群書簡易《ぐんしよかんい》の妙《めう》を悟《さと》らずして、意《つひ》に正理《せいり》を失《しつ》するに因《よ》る。

〔解説〕多讀《たどく》眞《しん》を害《がい》すといふこともあるが、多《おほ》く群書《ぐんしよ》に渉《わた》つて讀《よ》むときは、そのうちに正道《せいだう》は發見《はつけん》されるものである。されば心《こゝろ》ある智者《ちしや》は明師《めいし》を求《もと》め、良書《りやうしよ》を讀《よ》んで、秘密《ひみつ》の眞訣《しんけつ》

恍惚の境に先天の神炁が發す

を體得《たいとく》する。愚者《ぐしや》は、たゞ一局部《きよくぶ》の見解《けんかい》に偏《へん》して、博《ひろ》く捜《さぐ》ることをしないので、すべてが寡聞《くわぶん》で、寡聞《くわぶん》の結果《けつくわ》は獨斷《どくだん》に陷《おちい》り、正理《せいり》を失《しつ》することになる。多《おほ》くの仙書《せんしよ》を涉覽《せふらん》するときは、いつでもそれを一貫《くわん》してゐるものは簡易《かんい》の妙《めう》である。簡易《かんい》の妙《めう》とは外《ほか》ならす、神炁《しんき》の二者《しや》に留心《りうしん》して、それを煉成《れんせい》することである。

故予正欲詳而直論。夫仙道者。原乎先天之神炁。

〔讀方〕故《ゆゑ》に予《よ》正《まさ》に詳《しやう》にして直論《ちよくろん》せんと欲《ほつ》す。夫《そ》れ仙道《せんだう》は、先天《せんてん》の神炁《しんき》に原《もと》づく。

〔解説〕で、私《わたくし》（華陽自身《くわやうじしん》をさす）は、多《おほ》くの修道《しうだう》に志《こゝろざ》す人々《ひと〴〵》が、その正路《せいろ》を失《うしな》ふことを坐視《ざし》するに忍《しの》びないから、詳《つまびら》かにその正理《せいり》を論述《ろんじゆつ》して見《み》ようと思《おも》ふ。が、仙道《せんだう》とは繰返《くりかへ》していつたやうに、先天《せんてん》の神炁《しんき》に原《もと》いてゐる。神《しん》とは元神《げんしん》のこと、炁《き》とは元炁《げんき》のことたるはいふまでもない。但《たゞ》し神炁《しんき》といつても、それに先天《せんてん》と後天《こうてん》との差別《さべつ》がある。然《しか》して道《みち》を修《しゆ》するのは、その先天《せんてん》の元神元炁《げんしんげんき》でなければならない。後天《こうてん》の神炁《しんき》は、兩者離《りやうしやはな》れ〴〵になつてゐて、適々《たま〳〵》合《がふ》一することがあつても、それは情慾《じやうよく》の赴《おもむ》くがまゝに動《うご》くのみである。先天《せんてん》の神《しん》とは何《なん》であるか。吾人《ごじん》が未《み》生以前《しやういぜん》の光景《くわうけい》を想像《さうぞう》して見《み》るがよい。所謂《いはゆる》、虚極《きよきよく》恍惚《くわうこつ》の時《とき》である。修行《しゆぎやう》をしてゐるうちに、心《こゝろ》が漫々《まん〳〵》として邊際《へんさい》なき虚空《こくう》に飛《と》んで、自己《じこ》の存在《そんざい》をすら忘《わす》れてしまふやうな、恍惚《くわうこつ》たる心境《しんきやう》を味得《みとく》し體現《たいげん》するに至《いた》る。この恍惚《くわうこつ》たる心境《しんきやう》とは何《なん》であるか。いふまでもなく先天《せんてん》の神《しん》である、吾人《ごじん》の煉成《れんせい》されたる心《こゝろ》である。その恍惚《くわうこつ》の境地《きやうち》に入《い》ると、忽然《こつぜん》として眞機《しんき》が發動《はつどう》して、陽《やう》が覺《おぼ》えず勃然《ぼつぜん》として擧《あが》ることになる。これが先天《せんてん》の炁《き》である。煉成《れんせい》されたる元炁《げんき》が發動《はつどう》したのである。先天《せんてん》の神《しん》と、先天《せんてん》の炁《き》が發動《はつどう》する、それは道《みち》に一歩《ほ》踏《ふ》み込《こ》んだのである。これより手《て》を下《くだ》すときは、仙《せん》となることも寧《むし》ろ容易《ようい》である。但《たゞ》しこゝに注意《ちうい》すべきは、この陽擧《やうきよ》なるものは、心《こゝろ》が慾《よく》に動《うご》いたゝめではない。心《こゝろ》が慾《よく》に動《うご》いたがために、陽《やう》の擧《あが》るのは一般《ぱん》世俗《せぞく》の事《こと》で、それならば敢《あへ》て修行《しゆぎやう》の必《ひつ》要《えう》はない。心《こゝろ》が慾《よく》に動《うご》かずして、然《しか》も陽《やう》が擧《あが》るのが修行《しゆぎやう》の妙味《めうみ》である。かの老子《らうし》道徳經《だうとくきやう》に「嬰兒《えいじ》が終日《しうじつ》號《さけ》んでゐても聲《こゑ》の嗄《か》れることがない。」といふのも、また「未《いま》だ牝牡《ひんぼ》の交合《かうがふ》の

精を煉つて炁、形を煉つて神

ことを知《し》らないで、朘《さい》（小兒《せうに》の陽《やう》）の起《おこ》るのは精《せい》が至《いた》つたからである。」とあるのは、この場合《ばあひ》に於《お》ける陽擧《やうきよ》の何《なん》たるを理解《りかい》する參考《さんかう》ともならうと思《おも》ふ。

煉レ精者。則炁在二乎其中一。煉レ形者。則神在二乎其内一。

〔讀方〕精《せい》を煉《ね》れば、則《すなは》ち炁《き》その中《なか》に在《あ》り、形《けい》を煉《ね》れば、則《すなは》ち神《しん》その内《うち》に在《あ》り。

〔解説〕炁《き》は精《せい》によつて化生《くわせい》せられたものである。炁《き》は精《せい》によりて充足《じうそく》せられる。その關係《くわんけい》は吾人《ごじん》の腦《なう》と精神機能《せいしんきのう》との如《ごと》く親《した》しいものである。ゆゑに、精《せい》を煉《ね》るとは、つまり炁《き》を煉《ね》ることになるのである。

形《けい》を煉《ね》るとは、古人《こじん》が「形化《けいくわ》して後《のち》、炁生《きしやう》ず、神凝《しんこ》つて後《のち》、水融《みづゆう》す。」といつてゐる。形《けい》即《すなは》ち吾人《ごじん》の形體《けいたい》、更《さ》らに適切《てきせつ》にいへば、陽《やう》を煉《ね》ることになる。さうすれば、炁《き》がおのづからその中《なか》に生《しやう》ずるに至《いた》る。陽《やう》を煉《ね》るのは、誰《たれ》が煉《ね》るのかといふと、神《しん》が煉《ね》るのである。神《しん》が形《けい》につかなければ煉《ね》ることにならない。言換《いひか》へれば、形《けい》を煉《ね》るのは神《しん》を煉《ね》ることになる。

勿論《もちろん》、元神《げんしん》は煉《ね》るを待《ま》つて完成《くわんせい》するものではない。月《つき》の雲《くも》に被《おほ》はれてゐるが如《ごと》く、雲《くも》が消《き》ゆれば、天邊《てんぺん》の月《つき》はいつでも皎々《かうかう》たるものである。ゆゑに月《つき》の光《ひかり》を發《はつ》せしむるのは、月《つき》に光《ひかり》を添《そ》ふることではなく、月《つき》の面《かほ》にたなびく雲《くも》を拂《はら》ふことである。

煉時必明二其火一用レ火必兼二其風一。

〔讀方〕煉時《れんじ》、必《かなら》ずその火《ひ》を明《あき》らかにす。火《ひ》を用《もち》ふるには必《かなら》ずその風《かぜ》を兼《か》ぬ。

〔解説〕火《ひ》とは神《しん》である、心《こゝろ》の中《なか》の神《しん》である。火《ひ》を明《あき》らかにすとは、心《こゝろ》を用《もち》ふること清爽明白《せいさうめいはく》にして、曖昧晦澁《ちいまいくわいじふ》ならぬことである。精《せい》が生《しやう》じたときは、必《かなら》ず神《しん》を以《もつ》て精《せい》を馭《ぎよ》し、明瞭《めいれう》なる思惟《しゐ》を以《もつ》てこれを支配《しはい》しなければならぬ。それと共《とも》に風《かぜ》を用《もち》ひなければならぬ。風《かぜ》とは呼吸《こきふ》の事《こと》である。卽《すなは》ち情慾《じやうよく》を精神化《せいしんくわ》することである。かくの如《ごと》くすれば、精《せい》は本源《ほんげん》に歸《き》するやうになる。精《せい》が本源《ほんげん》に歸《き》したとなれば、風卽《かぜすなは》ち呼吸《こきふ》をもつて、久《ひさ》しきに渉《わた》つて薫蒸《くんじよう》する必要《ひつえう》がある。さうすれば、精《せい》は遂《つひ》に化《くわ》して炁《き》になるであらう。

神を凝らして炁穴に入る

存ニ乎其誠一。入ニ乎其竅一。合ニ乎自然一。

〔讀方〕その誠《まこと》を存《そん》し、その竅《けう》に入《い》り、その自然《しぜん》に合《がつ》す。

〔解說〕その誠《まこと》を存《そん》すとは、神《しん》を凝《こ》らすに當《あた》つての要領《えうりやう》である。神《しん》を凝《こ》らすとは、火《ひ》を用《もち》ふることたるはいふまでもない。神《しん》を凝《こ》らすといつて、心《こゝろ》を凝《こ》らすといはないのは、心《こゝろ》は心思慮知《しんしりよち》に渉《わた》つて、外境《ぐわいきやう》に妄動《まうどう》する名《な》と混《こん》ずるからである。以下《いか》そのつもりで讀《よ》むべきである。神《しん》を凝《こ》らすときには、外《そと》は耳目等《じもくとう》の五官《くわん》を閉塞《へいそく》し、見《み》ず聞《き》かざる靜寂《せいじやく》の境地《きやうち》に入《い》る。内《うち》は意識《いしき》の妄動《まうどう》を停止《ていし》し、專志《せんし》一心《しん》、もつて神《しん》を凝《こ》らす。さうしてゐるうちに、神《しん》は凝《こ》つて炁穴《きけつ》に入《い》る。炁穴《きけつ》とは、炁《き》の安住《あんぢう》の處《ところ》である、即《すなは》ち腹部《ふくぶ》の或《あ》る部位《ぶゐ》と想像《さうぞう》すればよい。神《しん》が炁穴《きけつ》に入《い》るのは、取《と》りも直《なほ》さず精《せい》が炁穴《きけつ》に歸《き》することになる。その竅《けう》に入《い》るとは、炁《き》穴《けつ》に入《い》ることである。然《しか》しこれは修行《しゆぎやう》が自然《しぜん》に純熟《じゆんじゆく》して、動靜空《どうせいよう》しきにかなふのを待《ま》つべきで、強制《きやうせい》するも不可《ふか》なると共《とも》に、放任《はうにん》するもまた不可《ふか》である。よろしく自然《しぜん》を待《ま》つべき

陽生の時怠れば走泄する

である。

若能如レ此依レ時而煉。則藥物自然生矣。

〔讀方〕若《も》し能《よ》く此《か》くの如《ごと》く時《とき》に依《よ》つて煉《ね》れば、則《すなは》ち藥物《やくぶつ》自然《しぜん》に生《しやう》ず。

〔解說〕時《とき》とは陽動《やうどう》の時《とき》である。陽動《やうどう》の時《とき》を移《うつ》さずこれを煉《ね》るときは、藥物《やくぶつ》自然《しぜん》に生《しやう》ずるやうになる。藥物《やくぶつ》が生《しやう》ずるのは、精《せい》が化《くわ》して炁《き》となることである。煉《ね》るとは神《しん》を凝《こ》らすことなること、叙上《じよじやう》の通《とほ》りである。

生竟遊二其熟路一者有レ之。若不二起レ火歸一レ爐。難レ免二走失之患一也。

〔讀方〕生《しやう》じ竟《をはれ》ればその熟路《じゆくろ》に遊《あそ》ぶものこれあり。若《も》し火《ひ》を起《おこ》して爐《ろ》に歸《き》せざれば、走失《そうしつ》の患《うれひ》を免《まぬか》れがたし。

〔解說〕熟路《じゆくろ》とは慣熟《くわんじゆく》したる道《みち》のことで、精《せい》が生《しやう》じたことにかゝつてゐるから、從來精《じうらいせい》を通《つう》じたる道《みち》をいふので、これを陽關《やうくわん》または精道《せいだう》といふ、いはゞ輸精管《せいくわん》のことである。陽《やう》が生《しやう》じたとき、これを放任《はうにん》すれば、その熟路《じゆくろ》に出《い》で、遂《つひ》に淫精《いんせい》に化《くわ》して漏失《ろうしつ》する恐《おそ》れがある。故《ゆゑ》に、火《ひ》を起《おこ》し、神《しん》を凝《こ》らして、注意《ちうい》して精《せい》を煉《ね》ることが必要《ひつえう》である。火《ひ》を起《おこ》すのは、薬《やく》物《ぶつ》を爐《ろ》に歸《き》せしむる工法《こうはふ》である。工法《こうはふ》といふのも仙家《せんけ》一流《りう》の熟語《じゆくご》で、修行《しゆぎやう》のことである。煉丹採薬《れんたんさいやく》などゝいふところから、製薬《せいやく》になぞらへて工法《こうはふ》といつたのである。薬《くすり》が生《しやう》じても機《き》を失《しつ》して採取《さいしゆ》を怠《おこた》るときは、薬物《やくぶつ》は熟路《じゆくろ》より漏出《ろうしゆつ》して、その工法《こうはふ》をして空《むな》しからしむることになる。

薬物炁穴に歸すれば周天を行へ

然薬物既歸レ爐。又當ニ速起レ火逼二行其周天一。

〔讀方〕薬物《やくぶつ》既《すで》に爐《ろ》に歸《き》すれば、また速《すみや》かに火《ひ》を起《おこ》し、逼《せま》つてその周天《しうてん》を行《おこな》はしむべし。

〔解説〕今《いま》までは神《しん》と炁《き》を合煉《がふれん》することに就《つ》いて説明《せつめい》した。今度《こんど》は周天《しうてん》に就《つ》て説《と》かう。薬《やく》物《ぶつ》が既《すで》に爐《ろ》に歸《き》すれば、火《ひ》を起《おこ》して周天《しうてん》を行《おこな》はしめなければならない。周天《しうてん》とは、神《かみ》を

用火を知らざれば薬も成らない

凝《こ》らして任督《にんとく》二脈《みやく》の間《ちひだ》に運行《うんかう》せしむることである。任督《にんとく》二脈《みやく》に就《つ》いては、後《のち》に委《くは》しい圖説《うせつ》があるから、これに譲《ゆう》つて、こゝでは大體《だいたい》の解説《かいせつ》に止《とゞ》めて置《お》く。任脈《にんみやく》は、頭《づ》腦《なう》より胸廓《きようくわく》の前方《ぜんはう》を通過《つうくわ》して腹部《ふくぶ》に至《いた》る。前《ぜん》七後《ご》三といふから稍《やゝ》うしろの方《はう》によつたところを想定《さうてい》する。これが即《すなは》ち炁《き》穴《けつ》である。腦《なう》よりこゝに至《いた》る通路《つうろ》を任脈《にんみやく》といふのである。それより脊髓《せきずゐ》の内《ない》側《そく》を通過《つうくわ》して腦頂《なうちやう》に至《いた》る通路《つうろ》を想定《さうてい》する。これが督脈《とくみやく》である。藥物《やくぶつ》が既《す》でに爐《ろ》に歸《き》し、炁《き》穴《けつ》に入《い》れば、任脈《にんみやく》督脈《とくみやく》を通《つう》じて、神《しん》を以《もつ》てこれを循環《じゆんくわん》せしめる。これを周天《しうてん》といふのである。たとへ火《ひ》を用《もち》ひても、周天《しうてん》を行《ぎやう》せざれば、炁《き》も聚《あつま》らないし、丹《たん》も結《むす》ばないといはれてゐる。

倘不レ明二其火候之精微一。雖レ有レ藥。而藥亦不レ能レ成レ丹。

〔讀方〕倘《も》しその火候《くわこう》の精微《せいび》を明《あきら》かにせざれば、藥《くすり》ありと雖《いへど》も、藥《くすり》また丹《たん》を成《な》すこと能《あた》はず。

〔解說〕火候《くわこう》、即《すなは》ち火《ひ》を用《もち》ひ神《しん》を凝《こ》らすといつても、それは大體《だいたい》の名《な》で、そのうちに適度《てきど》がある。適度《てきど》を知《し》つてこれを調節《てうせつ》しなければ、藥《くすり》が生《しやう》じても丹《たん》を成《じやう》ずるに至《いた》らない。たとへば、精生《せい〱》には調藥《てうやく》の候《こう》がある、藥產《やくさん》には採取《さいしゆ》の候《こう》がある、歸爐《きろ》には封固《ほうこ》の候《こう》がある、起《き》火《くわ》には運行《うんかう》の候《こう》がある、沐浴《もくよく》には停息《ていそく》の候《こう》がある、火足《くわそく》には止火《しくわ》の候《こう》がある、これが即《すなは》ち小周天《せうしうてん》の秘機《ひき》である。もし火候《くわこう》に於《おい》て如上《じよじやう》の精微《せいび》を盡《つく》さず、火《ひ》の法度《はふど》を得《え》ざれば、藥《くすり》があつても丹《たん》を成《じやう》ずることがない。

不ㇾ知二橐籥之消息一。不ㇾ明二升降之法度一。不ㇾ知二沐浴之候一。不ㇾ曉二歸根之所一。如ㇾ此空煉。何得ㇾ成二其道一也。

〔讀方〕橐籥《たくやく》の消息《せうそく》を知《し》らず、升降《しようかう》の法度《はふど》を明《あきら》かにせず、沐浴《もくよく》の候《こう》を知《し》らず、歸根《きこん》の所《ところ》を曉《さと》らず。かくの如《ごと》くして空煉《くうれん》せば、何《なん》ぞその道《みち》を成《じやう》ずることを得《え》ん。

〔解說〕橐籥《たくやく》とは爐鞴《ふいご》のことである。即《すなは》ち呼吸《こきふ》をさしていふのである。呼吸《こきふ》に隨《したが》つて任脈《にんみやく》督脈《とくみやく》を循環《じゆんくわん》するを往來《わうらい》の呼吸《こきよ》といふ。古人《こじん》はこれを呼《よ》んで巽風升降《そんぷうしようかう》といつてゐる。一吸《きよ》に泥丸《でいぐわん》（腦頂《なうちやう》）より炁穴《きけつ》に降《くだ》り、一呼《こ》に炁穴《きけつ》より泥丸《でいぐわん》に升《のぼ》る。すべて呼吸《こきよ》に法《のつと》つて升降《しようかう》するのである。凡《およ》そ小周天《せうしうてん》の始終《しじう》は全《まつた》く槖籥《たくやく》の風《かぜ》によるのである。槖籥《たくやく》の風《かぜ》は、實《じつ》に金丹《きんたん》の樞機《すうき》である。この風《かぜ》の升降《しようかう》に度數《どすう》がある。卽《すなは》ち升降《しようかう》の法度《はふど》を明《あきら》かにしなければならない。既《すで》にその升降《しようかう》の度數《どすう》に滿《み》つればこれを停息《ていそく》する。沐浴《もくよく》とは停息《ていそく》の隱語《いんご》である。歸根《きこん》とは炁穴《きけつ》に還納《くわんなふ》することで、炁《き》をしてその本位《ほんゐ》の所《ところ》に歸《き》せしむることである。これらの必要條件《ひつえうでうけん》を知《し》らずして、たゞ徒《いたづ》らに煉《ね》るは所謂《いはゆる》空煉《くうれん》で、頑空《ぐわんくう》に墮《だ》して、修《しう》すると雖《いへど》も何《なん》の効果《かうくわ》もないのである。

大凡臨レ機之時。必須下暢二明其神一。猛中勇其志上

〔讀方〕大凡《おほよそ》機《き》に臨《のぞ》むの時《とき》、必《かなら》ず須《すべか》らくその神《しん》を暢明《ちやうめい》にし、その志《こゝろざし》を猛勇《まうゆう》にすべし。

〔解說〕機《き》とは、採取薰煉《さいしゆくんれん》の時《とき》である。その時《とき》、神志《しんし》が昏迷散亂《こんめいさんらん》してはならぬ。丹《たん》を修《しう》す

るのには他《た》より助《たす》けを受《う》くることは出來《でき》ない。徹頭徹尾《てつとうてつび》、自力《じりき》で成《な》し遂《と》げるより外《ほか》はないのであるから、その神氣《しんき》はあくまでも暢達明快《ちやうたつめいくわい》で、その心志《しんし》はあくまでも猛勇精進《まうゆうしやうじん》でなければならぬ。

立二定天心之主宰一。徘二徊輻輳之運轉一。內鼓二槖籥之消息一。外依二斗柄之循環一。

〔讀方〕天心《てんしん》の主宰《しゆさい》を立定《りつてい》し、輻輳《ふくそう》の運轉《うんてん》を徘徊《はいくわい》す。內《うち》、槖籥《たくやく》の消息《せうそく》を鼓《こ》し、外《ほか》、斗柄《とへい》の循環《じゆんくわん》に依《よ》る。

〔解說〕天心《てんしん》とは中黄《ちうくわう》をいふ、所謂北辰《いはゆるほくしん》である、一に天罡《てんかう》と名《な》づけ、また斗杓《としやく》といふ。天《てん》に在《お》りて天心《てんしん》と爲《な》し、人《ひと》に在《お》りては眞意《しんい》である。人《ひと》に若《も》し眞意《しんい》がなければ、臣《しん》の君《きみ》を失《うしな》ふが如《ごと》くで、世間《せけん》の雜事《さつじ》ですら成《な》ることはない。況《いは》んや尊貴《そんき》なる大道《たいだう》が、眞意《しんい》が確立《かくりつ》しないでどうして成《な》ることがあらう。故《ゆゑ》に先《ま》づ眞意《しんい》を立《た》つることが必要《ひつえう》である。この眞意《しんい》が確立《かくりつ》

心は炁穴に住して周天を得す

神炁同行は煉丹の訣

して、よく周天《しうてん》の事業《じげふ》を監視《かんし》する、これを輻輳《ふくそう》の運轉《うんてん》を徘徊《はいくわい》すといふのである。輻輳《ふくこう》とは、車輪《しやりん》のアミダの事《こと》で、以《もつ》て周天《しうてん》の循環《じゆんくわん》に喩《たと》へたのである。槖籥《たくやく》が呼吸《こきふ》の事《こと》たるは、既《す》でに知悉《ちしつ》するところであらう。斗柄《としやく》の循環《じゆんくわん》は、周天《しうてん》の事《こと》である。要《えう》するに、眞意《しんい》を確立《かくりつ》して、神炁《しんき》が呼吸《こきふ》に乘《じよう》じ、身《み》の内《うち》を循環《じゆんくわん》することである。

如レ此神炁相依而行。相依而住。則周天之造化。無レ不レ合レ宜矣。

〔讀方〕かくの如《ごと》く神炁《しんき》相依《あひよ》つて行《ゆ》き、相依《あひよ》つて住《ぢう》すれば、則《すなは》ち周天《しうてん》の造化《ざうくわ》、宜《よろ》しきに合《がつ》せざることなし。

〔解説〕火《ひ》を行《めぐ》らすの時《とき》、神炁《しんき》相伴《あひともな》つて行《ゆ》き、また相依《あひよ》つてとゞまるやうでなければならぬ。火候《くわこう》行《ゆ》くべきときは神炁《しんき》もまた行《ゆ》き、火候《くわこう》住《ぢう》すべきときは神炁《しんき》もまた住《ぢう》し、火候《くわこう》止《とゞま》るべきときは神炁《しんき》もまた隨《したが》つて止《とゞま》る。かくの如《ごと》くして煉《れ》るときは、金丹《きんたん》の成《な》ることは更《さ》らに疑《うたが》ふところがない。

第二章　正道淺說

元精を煉つて丹と爲す

華陽曰。仙道煉二元精一爲レ丹。

〔讀方〕華陽《くわやう》曰《いは》く、仙道《せんだう》は元精《げんせい》を煉《ね》つて丹《たん》と爲《な》すなり。

〔解說〕凡《およ》そ煉丹《れんたん》に手《て》を下《くだ》さんとするには、先《ま》づ腎中《じんちう》の元精《げんせい》を煉《ね》る。元神《げんしん》を凝《こ》らして炁中《きちう》に置《お》いてこれを煉《ね》る。すると、精《せい》が潮《しほ》のさすやうに滿《み》ちて來《く》る。それをよく煉《ね》つてゐるうちに、精《せい》が化《くわ》して、炁《き》おのづから發生《はつせい》するに至《いた》る。こゝに於《おい》てその發生《はつせい》したる炁《き》を煉《ね》つてこれを收回《しうくわい》し、もつて眞炁《しんき》を補《おぎな》ふのである。炁《き》が充足《じうそく》して生炁《せいき》が動《うご》かないやうになれば、こゝに丹《たん》が成《な》つたのである。平易《へいい》にいへば、陽《やう》が擧《あが》る、それは精《せい》の充足《じうそく》した徵證《ちようしよう》である。これを自然《しぜん》に放任《はうにん》して置《お》いては、情慾《じやうよく》のために妄動《まうどう》して、淫精《いんせい》となつて精道《せいだう》より流出《りうしゆつ》する危険《きけん》がある。さうさせないやうに、神《しん》を凝《こ》らしてこれを煉《ね》る。さりながら徒《いたづ》らに神《しん》を炁穴《きけつ》に留《とゞ》めて置《お》いたのでは何《なん》の効《かう》もない。任脈《にんみやく》督脈《とくみやく》の循環《じゆんくわん》の道《みち》があるから、これを周《あま》ねく體《たい》内《ない》に循環《じゆんくわん》せしむる。それが頭脳《づなう》に循環《じゆんくわん》すれば、心志《しんし》が爽快《そうくわい》明澄《めいちよう》になる。全身《ぜんしん》に周流《しうりう》すれば、全身《ぜんしん》に快適《くわいてき》を覺《おぼ》える。これが所謂《いはゆる》周天《しうてん》の法《はふ》である。かくて幾重《いくぢう》の關門《くわんもん》を通過《つうくわ》して、心《こゝろ》は情慾《じやうよく》のために動《うご》かされず、精《せい》は情慾《じやうよく》のために漏失《ろうしつ》することがない。これが所謂《いはゆる》人仙《じんせん》なるものである。

服食則出神顯化。世間無不喜而願求者。

〔讀方〕服食《ふくしよく》するときは神《しん》を出《いだ》し化《くわ》を顯《あら》はす。世間《せけん》喜《よろこ》んで求《もと》めんことを願《ねが》はざるものなし。

〔解説〕服食《ふくしよく》とは、丹《たん》や藥《くすり》を服《ふく》することである。この修行《しゆぎやう》には、何等《なんら》服食《ふくしよく》するところはないが、丹《たん》だの藥《くすり》だのといふので服食《ふくしよく》といふのである。要《えう》するに、服食《ふくしよく》とは、道《みち》によつて修《しゆ》行《ぎやう》し、或《あ》る程度《ていど》の體驗《たいけん》を得《う》ることである。かくてこれが成就《じやうじゆ》するに至《いた》れば、神秘不可思議《しんぴふかしぎ》の奇蹟《きせき》を現《あら》はし、世《よ》を利《り》することは敢《あへ》て不可能《ふかのう》ではない。かくの如《ごと》くなれば、世人爭《せじんいか》でかこれを隨喜《ずゐき》し、渴仰《かつがう》しないものがあらう。

奈何。天機秘密學者未ニ必窮ニ其根源。故多在ニ中途而廢矣。所以予今淺說。使ニ學者概而證ㇾ之。

〔讀方〕奈何《いかん》せん、天機秘密《てんきひみつ》にして、學者未《がくしやいま》だ必《かなら》ずしもその根源《こんげん》を窮《きは》めず。故《ゆゑ》に多《おほ》くは中途《ちうと》に在《あ》つて廢《はい》す。所以《ゆゑ》に予《よ》今淺說《いませんせつ》して、學者《がくしや》をして概《がい》してこれを證《とう》せしめん。

〔解說〕天機《てんき》といふのは、我《わ》が身中《しんちう》の生機《せいき》、即《すなは》ち一般人《はんじん》に在《あ》りては新《あら》たなる個體《こたい》、即《すなは》ち子孫《しそん》を生《う》む機能《きのう》をいふのである。修士《しうし》に在《あ》りては、道《みち》を成《じやう》ずる種子《しゆし》となるのである。古人《こじん》はこれを陽氣生《やうきせい》といひ、今人《こんじん》はこれを活子時《くわつしじ》といつてゐる、共《とも》に天機《てんき》をさしていふのである。眞仙上聖《しんせんじやうせい》、即《すなは》ち仙道《せんだう》を修行《しゆぎやう》しぬいた人《ひと》は、深《ふか》く世人《せじん》が誤解《ごかい》して邪道《じやだう》に陷《おちい》るのを恐《おそ》れて、これを秘密《ひみつ》にして、敢《あへ》て書物《しよもつ》などに書《か》き著《あらは》すが如《ごと》きことがなかつた。で、修行《しゆぎやう》しようと思《おも》つても、正《たゞ》しい入門《にふもん》の方法《はうはふ》がわからないので、たゞ想像《さうぞう》にまかせて空《むな》しく修行《しゆぎやう》するのみであるから、その根源《こんげん》まで徹底《てつてい》して體驗《たいけん》するに至《いた》らない。隨《したが》つて何等《なんら》効果《かうくわ》の見《み》るべきものがないところから、遂《つひ》に退屈《たいくつ》して修行《しゆぎやう》を廢《はい》するに至《いた》るのが常《つね》である。それゆゑ、私《わたくし》はその端緒《たんしよ》なりとも說述《せつじゆつ》して、世《よ》の修士《しうし》をして、その大體《だいたい》なりとも體驗《たいけん》せしめようと思《おも》ふ。

夫精爲萬物之美。即養身立命之至寶。

〔讀方〕夫《そ》れ精《せい》は萬物《まんぶつ》の美《び》となす。即《すなは》ち身《み》を養《やしな》ひ、命《めい》を立《た》つるの至寶《しはう》なり。

〔解說〕精《せい》、即《すなは》ち人《ひと》の生命《せいめい》の中樞《ちうすう》である。たゞさういつたのみでは餘《あま》りに漠然《まくぜん》としてゐるから、今少《いますこ》し立入《たちい》つて解說《かいせつ》しよう。人《ひと》には精《せい》がある、それが情慾《じやうよく》のために動《うご》かさるゝときは、淫精《いんせい》に化《くわ》して流出《りうしゆつ》する。若《も》しよく節制《せつせい》して妄《みだ》りに動《うご》かさないときは精力《せいりよく》の源《みなもと》となる。人《ひと》の生《い》きてゐるのは、要《えう》するにこの精《せい》の然《しか》らしむるのである。若《も》しこの精《せい》が罄《つ》くるに及《およ》べば究竟《きうきやう》死《し》を免《まぬか》れないのである。人《ひと》が萬物《ばんぶつ》の靈《れい》であり、人《ひと》の肉體《にくたい》が美《び》の極致《きよくち》であるとすれば、これが生機《せいき》をつかさどるところの精《せい》は更《さ》らに美《び》でなければならない。況《いは》んや、人間《にんげん》の皮膚《ひふ》や筋肉《きんにく》、聲音《せいおん》、動作《どうさ》に至《いた》るまで、すべて精《せい》の充溢《じういつ》によつてその美《び》を増《ま》すのである。この精《せい》が、叙上《じよじやう》の如《ごと》く身《み》を養《やしな》ひ、その美《び》に光《ひか》りを添《そ》へるばかりでなく、この精《せい》を煉《ね》れば神仙《しんせん》ともなり得《う》るのである。陰符經《いんぷきやう》に「精《せい》は是《こ》れ炁《き》の母《はゝ》、神《しん》は是《こ》れ炁《き》の子《こ》。」といつてゐる。その言《い》ひ方《かた》は故《こと》さらに本末《ほんまつ》を顚倒《てんだう》してゐるが、修行《しゆぎやう》の過程《くわてい》から見《み》ればこの通《とほ》りで、至極面白《しごくおもしろ》いと思《おも》ふ。精炁《せいき》はもと同《おな》じものである。が、精《せい》は發生《はつせい》したばかりのもので、未《いま》だ煆煉《たんれん》を經《へ》ないものである。炁《き》は煆煉《たんれん》によりて、精《せい》から化生《くわせい》したものである。精《せい》より炁《き》が出《い》で、炁《き》は精《せい》より成《な》つたものであるから、精《せい》は炁《き》の母《はゝ》といふのである。神《しん》は心《こゝろ》の機能《きのう》である。それが精炁《せいき》にはたらいて仙《せん》となり、聖《せい》となるのである。神《しん》、若《も》し精炁《せいき》がなければ、たゞ空《くう》に煆煉《たんれん》するのに過《す》ぎない。それでは道《みち》を成《じやう》ずるときはない。世《よ》の修養《しうやう》を說《と》く者《もの》は、徒《いたづ》らに心《こゝろ》に偏《へん》して精《せい》を忘《わす》れてゐるので、よく道《みち》を體驗《たいけん》する者《もの》が少《すくな》いのである。いはゞ神《しん》が炁《き》にはたらくところから、神《しん》としての効用《かうよう》を發揮《はつき》するのである。故《ゆゑ》に神《しん》は炁《き》の子《こ》といふのである。これを喩《たと》ふれば、精《せい》は寶石《はうせき》の原鑛《げんくわう》のやうなものである。炁《き》は原鑛《げんくわう》から採出《さいしゆつ》した寶石《はうせき》である。神《しん》は原《げん》鑛《くわう》から寶石《はうせき》を採出《さいしゆつ》し、これを切磋琢磨《せつさたくま》する工人《こうじん》の如《ごと》き關係《くわんけい》になつてゐる。工人《こうじん》が如何《いか》に卓《たく》越《えつ》した技能《ぎのう》があつても、寶石《はうせき》を得《え》なければその技能《ぎのう》を發揮《はつき》することが出來《でき》ない。吾人《ごじん》の神《しん》も、精炁《せいき》がなければ、その能力《のうりよく》を發現《はつげん》して、神仙《しんせん》の境《きやう》に到達《たうたつ》せしむることは不可能《ふかのう》である。また古人《こじん》は「陽精《やうせい》を留《とど》め得《え》て、神仙現成《しんせんげんじやう》す。」といつてゐる。留《とど》め得《う》るとは、心力《しんりよく》を集中《しふちう》することである。心《こゝろ》を陽精《やうせい》に留《とど》め得《う》れば、神仙《しんせん》の域《ゐき》にも到達《たうたつ》し得《え》られることをいつたのである。要《えう》するに、吾人《ごじん》が神仙《しんせん》となれるのは、精《せい》が在《あ》るからである。これを稱讃《しようさん》して身《み》を養《やしな》ひ、命《めい》を立《た》つるの至寶《しはう》といつたのも、また當然《たうぜん》の事《こと》である。

如精已敗者。以㆑精保㆑精。保而還㆑初。所㆑謂得㆓生之由㆒。

〔讀方〕もし精《せい》すでに敗《やぶ》るゝ者《もの》は、精《せい》を以《もつ》て精《せい》を保《ほ》し、保《ほ》して初《はじめ》に還《かへ》す。所謂《いはゆる》、生《せい》の由《よ》り

童眞は工な成し易し

どころを得《う》るなり。

〔解說〕精《せい》の已《す》でに敗《やぶ》るゝ者《もの》とは、中年《ちうねん》を過《す》ぎたるうへ、自瀆《じとく》または房事《ばうじ》等《とう》の行爲《かうゐ》によりて、多少《たせう》とも精《せい》を漏失《ろうしつ》した人《ひと》に在《お》りては、修行《しゆぎやう》の當初《たうしよ》、精《せい》をもつて精《せい》を保《ほ》するの道《みち》、即《すなは》ち精《せい》を補《おぎな》ふ法《はふ》を用《もち》ひてこれを助《たす》けなければならない。いはゞ若返《わかがへ》りの法《はふ》を講《かう》ずるのである。然《しか》しそれはたゞ若返《わかがへ》つて、世俗《せぞく》の所謂《いはゆる》、精力《せいりよく》が壯《さか》んになればよいのではない。更《さ》らに童眞《どうしん》の時《とき》に遡《さかのぼ》つて、未《いま》だ曾《かつ》て情慾《じやうよく》のために動《うご》かされなかつた時《とき》の状態《じやうたい》に復《ふく》するのである。これを、保《たも》つて初《はじめ》に還《かへ》るといふのである。人《ひと》の生死《せいし》に大關係《だいくわんけい》をもつところの精《せい》を補《おぎな》ふのであるから、所謂生《いはゆるせい》のよりどころを得《う》るなりといふのである。鍾離眞人《しようりしんじん》の言《げん》に「晩年《ばんねん》の修持《しうぢ》には先《ま》づ救護《きうご》を論《ろん》ず。」と。即《すなは》ち晩年《ばんねん》の修行《しゆぎやう》には、精《せい》を補《おぎな》ふことから出發《しゆつぱつ》しなければならぬことをいふのである。

未レ敗者即以レ此而超脱。養レ胎化レ神。則亦易レ爲二易レ修易レ成之果一。

〔讀方〕未《いま》だ敗《やぶ》れざる者《もの》、卽《すなは》ちこれを以《もつ》て超脱《てうだつ》す。胎《たい》を養《やしな》ひ、神《しん》を化《くわ》す。則《すなは》ちまた之《こ》れが果《くわ》を爲《な》し易《やす》く、修《しう》し易《やす》く、成《な》し易《やす》し。

〔解説〕未《いま》だ敗《やぶ》れざる者《もの》とは童眞《どうしん》のことで、未《いま》だ曾《かつ》て精《せい》を失《うしな》つた事《こと》のない者《もの》で、精氣《せいき》が充《じう》足《そく》してゐるので、精《せい》を補《おぎな》つて修行《しゆぎやう》の基礎《きそ》から築《きづ》き上《あ》げる必要《ひつえう》(卽《すなは》ち補精築基《ほせいちくき》の工《こう》)がない。直《たゞ》ちに上乘《じやうじよう》の修行《しゆぎやう》に取《とり》かゝつてよい。さうすれば七日《か》を過《す》ぎずして所證《しよしよう》(體驗《たいけん》)がある、これ卽《すなは》ち超脱《てうだつ》である。かくて靜《しづ》かに修行《しゆぎやう》して、十月《つき》の間《あひだ》胎《たい》を養《やしな》へば、神仙《しんせん》と等《ひと》しき樂事《らくじ》を味得《みとく》し體驗《たいけん》することが出來《でき》る。これを爲《な》し易《やす》く、修《しう》し易《やす》く、成《な》し易《やす》しといふのである。所《いは》謂《ゆる》、精《せい》を補《おぎな》ふとは、今《いま》說《と》きつゝある小周天《せうしうてん》の方法《はうはふ》である。小周天《せうしうてん》とは、上乘《じやうじやう》の體驗《たいけん》を得《う》る基礎《きそ》となるべき修行《しゆぎやう》のことである。これによつて得《え》た體驗《たいけん》を小藥《せうやく》といつてゐる。更《さ》らにその上《うへ》の修行《しゆぎやう》を大周天《だいしうてん》といひ、これによつて得《え》た體驗《たいけん》を大藥《たいやく》といふのである。若《も》し童眞《どうしん》にして精《せい》の未《いま》だ敗《やぶ》れざる限《かぎ》りは、當初《たうしよ》から大藥《たいやく》の採取《さいしゆ》に取《とり》かゝることを得《う》るのである。

順なれば個體を生じ逆なれば丹成る

若以レ神順二此精一。由二自然之造化一則人道全。

〔讀方〕若《も》し神《しん》を以《もつ》てこの精《せい》に順《じゆん》じ、自然《しぜん》の造化《ざうくわ》に由《よ》るときは、則《すなは》ち人道全《じんだうまつた》し。

〔解説〕精《せい》が發生《はつせい》し、陽《やう》が勃然《ぼつぜん》として擧《あが》る。その赴《おもむ》くに任《まか》せるのが、自然《しぜん》の造化《ざうくわ》に由《よ》るのである。一般人《ぱんじん》は、これを修煉《しうれん》して道《みち》を成《じやう》ずることを知《し》る者《もの》が少《すくな》い、たとへ知《し》つてもこれを修《しう》する者《もの》は至《いた》つて希《まれ》である。たゞその機《き》に順《じゆん》じて、性慾《せいよく》の發動《はつどう》するまゝに房事《ばうじ》を遂行《すゐかう》するときは、人類《じんるゐ》はこれによつて繁殖《はんしよく》するので、人道全《じんだうまつた》しといふのである。またこれを「炁《き》によつて順化《じゆんくわ》す。」とも稱《しよう》されてゐる。そのわけは、炁《き》が先《ま》づ動《うご》いて精《せい》となり、精《せい》は淫精《いんせい》となつて流出《りうしゆつ》するときは、母胎《ぼたい》に入《い》りて懷孕《くわいよう》の原因《げんいん》となる、即《すなは》ち炁《き》の發動《はつどう》にまかせて、心《こゝろ》を用《もち》ひて節制《せつせい》を加《くは》へることをしないのを順化《じゆんくわ》といふのである。

若以レ神逆二此精一。修二自然之造化一則仙道成。

〔讀方〕若《も》し神《しん》を以《もつ》てこの精《せい》を逆《むか》へ、自然《しぜん》の造化《ざうくわ》を修《しう》するときは、則《すなは》ち仙道成《せんだうじやう》ず。

精は死に入り生に入る

〔解説〕眞人《しんじん》即《すなは》ち仙道《せんだう》を行《ぎやう》じて道《みち》の體驗《たいけん》を得《え》た人《ひと》は、この精《せい》が發生《はつせい》する機能《きのう》に於《おい》て深《ふか》い理《り》會《くわい》をもつてゐるので、心《こゝろ》を以《もつ》て精《せい》の流出《りうしゆつ》するのを抑制《よくせい》し、逆《ぎやく》にこれを推戻《おしもど》して炁穴《きけつ》に還流《くわんりう》させて置《お》いて、火《ひ》をもつて煅煉《たんれん》する。火《ひ》をもつて煅煉《たんれん》するとは、心《こゝろ》を精《せい》に留《とゞ》めて妄動《まうどう》させないやうにすることである。さうすると、精《せい》が化《くわ》して炁《き》となる。精《せい》が化《くわ》して炁《き》となるばかりではない、精《せい》を煅煉《たんれん》するために、心《こゝろ》の方《はう》にも大《おほい》に力《ちから》がつくやうになるので、仙佛《せんぶつ》の境地《きやうち》に到《いた》ることも敢《あへ》て望《のぞ》み難《がた》いことではない。これを仙道成《せんだうじやう》ずといふのである。精《せい》のまゝに動《うご》くのを抑制《よくせい》して炁《き》となし、神《しん》を養《やしな》ふところから、また「精《せい》によつて逆化《ぎやくくわ》す。」といはれてゐるのである。

故精者乃是入レ死入レ生之關鎖。

〔讀方〕故《ゆゑ》に精《せい》は乃《すなは》ち是《こ》れ死《し》に入《い》り生《せい》に入《い》るの關鎖《くわんさ》なり。

〔解説〕精《せい》はこれによりて順化《じゆんくわ》するときは、則《すなは》ち人道《じんだう》である。これによつて逆化《ぎやくくわ》するとき

精は本來無形動いて精となる

は、則《すなは》ち仙道《せんだう》である。凡聖《ぼんせい》の別《べつ》は、精《せい》の動《うご》くがまゝにするか、それを抑制《よくせい》するかによるのである。そして精《せい》が全《まった》く耗失《かうしつ》するときは、必《かなら》ずや死《し》を免《まぬか》れない。若《も》しよくこれを保護《ほご》して全《まった》ふするときは生《せい》の道《みち》である。生死《せいし》は實《じつ》にこの精《せい》の耗失《かうしつ》と充足《じうそく》とにかゝつてゐる。まことに精《せい》は死《し》に入《い》り生《せい》に入《い》るの關鎖《くわんさ》である。

其名雖ニ然稱レ之曰ク精。其裏本自無レ形。因ニ靜中動一而言レ之曰ニ元精一矣。

〔讀方〕その名《な》、然《し》かもこれを稱《しよう》して精といふと雖《いへど》も、そのうち本《もと》おのづから形《かたち》なし。靜《せい》中《ちう》に動《うご》くによりて、これを言《い》つて元精《げんせい》といふ。

〔解説〕この精《せい》、それには名《な》（精《せい》といふ名《な》）があるから、定《さだ》めてその名《な》に伴《ともな》ふところの質《しつ》があらうと思《おも》はれるが、決《けつ》してそんなものではない。そのもとは全《まった》くの虚無《きよむ》である。隨《したが》つて精《せい》の何《なん》のと名《な》づけられるものではない。人《ひと》が修行《しゆぎやう》に際《さい》して、心《こゝろ》を靜《せい》の極《きよく》に置《お》くときは、

未動の前即ち先天の炁

陽炁《やうき》がその中《なか》から發動《はつどう》するやうになる。故《ゆゑ》にこれを名《な》づけて元精《げんせい》といふのである。

當㆓其未㆑動之前㆒。渾然空寂。視㆑之不㆑見。聽㆑之無㆑聲。亦非㆑精也。亦非㆑物也。無㆑可㆓名而名㆒。故名㆑之曰㆓先天㆒。易曰無極之時也。

〔讀方〕その未《いま》だ動《どう》ぜざるの前《まへ》に當《あた》りて、渾然《こんぜん》として空寂《くうじゃく》なり。これを視《み》れども見《み》えず、これを聽《き》けども聲《こゑ》なし。また精《せい》に非《あらざ》るなり、また物《もの》に非《あらざ》るなり。名《な》として名《な》づくべきなし。故《ゆゑ》にこれを名《な》づけて先天《せんてん》といふ。易《えき》にいふ無極《むきょく》の時《とき》なり。

〔解説〕精《せい》の未《いま》だ發動《はつどう》しないときには、渾然《こんぜん》として空寂《くうじゃく》である。たとへば天地《てんち》の未《いま》だ形體《けいたい》を爲《な》さない時《とき》を想像《さうざう》して見《み》るがよい。その時《とき》の境地《きゃうち》である。我等《われら》が修行《しゅぎゃう》に取《とり》かゝるとき、先《ま》づ心《こゝろ》をその境地《きゃうち》に置《お》いて見《み》る。然《しか》も天地《てんち》が未《いま》だ形體《けいたい》を爲《な》さない時《とき》といっても、今日《こんにち》はかうして天地《てんち》の間《あひだ》に萬物《ばんぶつ》が發生《はっせい》して、それ〴〵榮枯盛衰《えいこせいすゐ》が行《おこな》はれてゐる。かの天地《てんち》が未《いま》だ形《けい》體《たい》を爲《な》さぬときは、一つの名《な》づくべきものがないから、虚無《きょむ》といふの外《ほか》はない。然《しか》し全《まった》くの虛無《きよむ》ではない。その中《なか》から天地《てんち》も開《ひら》け、萬物《ばんぶつ》も發生《はつせい》すべき動機《どうき》を包藏《はうざう》してゐる。精《せい》もそれと同《おな》じく、心《こゝろ》を空虛《くうきよ》の狀態《じやうたい》に置《お》けば、眞《しん》の生機《せいき》はその中《なか》から發出《はつしゆつ》して來《く》る。されば卽今《そくこん》我等人間《われらにんげん》がかうしてゐるのも、生機《せいき》が動《うご》いてこのからだとなつたのである。然《しか》らば敢《あへ》て虛《きよ》無《む》に還《かへ》つて生機《せいき》を求《もと》むる必要《ひつえう》はないではないかといふ人《ひと》があるかも知《し》れない。然《しか》しそれでは物《もの》の成《な》つた末《すゑ》を追《お》ふばかりで、末《すゑ》のものは末《すゑ》のものとしての用《よう》を爲《な》すだけである。若《も》し變化應用《へんくわおうよう》の妙《めう》を極《きは》めんとするには、どうしても本《もと》に遡《さかのぼ》らなければならない。で、ずつと虛《きよ》無《む》の狀態《じやうたい》にまで遡《さかのぼ》るのである。これは單《たん》なる議論《ぎろん》ではなく、寧《むし》ろ體驗上《たいけんじやう》の話《はなし》である。これを仙道《せんだう》では先天《せんてん》といひ、佛敎《ぶつけう》では威音《ゐおん》といひ、易《えき》では無極《むきよく》といつてゐる。總《そう》じて虛無《きよむ》のことである。いはゞ精《せい》もなく、炁《き》もない時《とき》をさしていふのである。

斯時。則神寂機息。萬物歸レ根。此正謂二之虛極靜篤一。

〔讀方〕この時《とき》、則《すなは》ち神寂《しんじやく》にして機息《きや》み、萬物根《ばんぶつね》に歸《き》す。此《こ》れまさにこれを虛極靜篤《きよきよくせいとく》とい

恍惚として融會の妙意あり

ふなり。

〔解説〕これが叙上《じよじやう》の先天《せんてん》の時《とき》である。たゞ渾然《こんぜん》たる空寂《くうじやく》の一團《だん》となつて、天地《てんち》をも見《み》ない、自分《じぶん》や他人《たにん》の存在《そんざい》すら覺知《かくち》しない心境《しんきやう》が現《あらは》るゝ。例《たと》へば、草木《さうもく》が冬《ふゆ》に逢《あ》ふてその葉《は》をふるひ、あたかも枯《か》れたやうな外觀《ぐわいくわん》を呈《てい》するが如《ごと》くである。然《しか》しその生機《せいき》はこれがために失《うしな》はれてしまふものではない。また春《はる》が來《く》れば芽《め》をふき、葉《は》を茂《しげ》らし、花《はな》を咲《さ》かせるやうなものである。神寂《しんじやく》とは、心《こゝろ》が靜寂《せいじやく》にして動《うご》かないことである。機《き》息《や》むとは、心《こゝろ》やからだのはたらきが殆《ほと》んどなくなつたかと思《おも》はれるやうになることである。が、その機《き》が息《や》んだといつても、生機《せいき》はその中《なか》に益々旺盛《ます〱わうせい》にそだちつゝあるのである。虚極靜篤《きよきよくせいとく》は、虚無《きよむ》にして靜寂《せいじやく》の極致《きよくち》といふことである。

靜中恍惚。偶有融會之妙意。

〔讀方〕靜中恍惚《せいちうくわうこつ》、偶々融會《たま〱ゆうくわい》の妙意《めうい》あり。

動いてその名あり

〔解説〕これは天機《てんき》即《すなは》ち精《せい》が將《ま》さに萠《きざ》してはゐるが、未《いま》だ外《そと》に現《あらは》れて動《うご》くまでにはならない時《とき》である。この時《とき》、靜《せい》即《すなは》ち虚無《きよむ》にして、殆《ほと》んど無《む》感覺《かんかく》に近《ちか》い狀態《じやうたい》でゐたところから、何《なん》ともいへぬ勝妙《しようめう》の感《かん》が湧《わ》き起《おこ》る。勝妙《しようめう》の感《かん》といつても、必《かなら》ずしも外來《ぐわいらい》の強《つよ》い刺戟《しげき》の類《るゐ》ではなく、極《きよ》めて淡《あは》いものである。これを靜中《せいちう》恍惚《くわうこつ》といふのである。自分《じぶん》が融《と》けきつて、天地《てんち》萬物《ばんぶつ》と一體《たい》となつた感《かん》である。

便可レ名而有二其名一。故名レ之曰レ道。易曰大極時也。

〔讀方〕すなはち名《な》づくべくしてその名《な》あり。故《ゆゑ》にこれを名《な》づけて道《みち》と曰《い》ふ。易《えき》に曰《い》ふ大《たい》極《きよく》の時《とき》なり。

〔解説〕恍惚《くわうこつ》の感《かん》には天地《てんち》人我《じんが》の相《さう》はなくとも、すでに或《あ》る種《しゆ》の感《かん》があるから、これに名《な》を與《あた》へることが出來《でき》る。故《ゆゑ》に老子《らうし》はこれに道《みち》の名《な》を與《あた》へた。易《えき》には大極《たいきよく》といつてゐる時《とき》がこれである。

機が萠して元炁、旋動して元精

修仙作佛の挿子、塵念起れば淫精に化す

因ニ此機一萠ニ曰ニ元炁ニ也。炁既以ニ萠而又旋動。曰ニ元精ニ矣。

〔讀方〕この機《き》、一たび萠《きざ》すによりて、元炁《げんき》といふ。炁既《きすで》に萠《きざ》してまた旋動《せんどう》するをもつて、元精《げんせい》といふ。

〔解説〕その萠《きざ》したる生機《せいき》に名《な》を與《あた》へて元炁《げんき》といつた。その炁《き》が萠《きざ》したるが上《うへ》に旋動《せんどう》するのを、別《べつ》に名《な》づけて元精《げんせい》と曰《い》つてゐる。然《しか》しその實《じつ》は炁《き》といつても、精といつても、一つのものゝ名《な》に過《す》ぎないのである。

修レ仙作レ佛之造化。即從レ此而入手。若夫塵念兼起。必化ニ婬精ニ順ニ陽關ニ而出。

〔讀方〕仙《せん》を修《しう》し佛《ぶつ》となるの造化《ざうくわ》、即《すなは》ちこれより入手《にふしゆ》す。若《も》しそれ塵念兼《ちんねんか》ね起《おこ》らば、必《かなら》ず婬精《いんせい》と化《くわ》して、陽關《やうくわん》に順《したが》ふて出《い》でん。

〔解説〕すべての丹《たん》を修《しう》する者《もの》が努力《どりよく》を要《えう》するのは、この陽《やう》の生《しやう》じた時《とき》である。神仙《しんせん》とな

元精を逆回させる

り、佛陀《ぶつだ》となるのも、この陽《やう》の生《しやう》じたのをもとゝして修行《しゆぎやう》するに過《す》ぎない。この時《とき》、懸命《けんめい》の努力《どりよく》を拂《はら》へば、神炁《しんき》が相投合《あひとうがふ》して一つになつて、修行《しゆぎやう》がます〳〵進《すゝ》むのである。吾人《ごじん》の心《こゝろ》は精《せい》を節制《せつせい》して情慾《じやうよく》のために妄動《まうどう》することなく、精《せい》は心《こゝろ》を潤《うる》ほして無前《むぜん》の樂感《らくかん》を味得《みとく》せしむるに至《いた》る。これに反《はん》して、生機《せいき》の發《はつ》したときその修煉《しうれん》が充分《じうぶん》でないと、ついで淫念《いんねん》が起《おこ》つて來《き》て、眞炁《しんき》は後天有形《こうてんいうけい》の淫精《いんせい》に化《くわ》して、陽關《やうくわん》を通《つう》じて外部《ぐわいぶ》に排出《はいしゆつ》される。さうなつては、若干《じやくかん》の日支《につし》を費《つひや》した修行《しゆぎやう》が、一旦《たん》にして空無《くうむ》に屬《ぞく》してしまふ。まことに愼《つゝし》むべきことである。

修士正當㆓此時㆒。正念爲㆑主。以㆑神馭㆑炁。起㆓呼吸之氣㆒。留㆓戀元精㆒。可㆑謂㆓還原之道㆒矣。

〔讀方〕修士《しうし》この時《とき》に正當《せいたう》すれば、正念《しやうねん》を主《しゆ》と爲《な》し、神《しん》を以《もつ》て炁《き》を馭《ぎよ》し、呼吸《こきふ》の氣《き》を起《おこ》し、元精《げんせい》を留戀《りうれん》す。還原《くわんげん》の道《みち》と謂《い》ふべし。

〔解説〕生機《せいき》の發《はつ》した時《とき》は、深《ふか》い注意《ちうい》を拂《はら》はなければならない。修士《しうし》この時《とき》一歩《ほ》を誤《あやま》れば、貴重《きちよう》な道《みち》の種子《しゆし》を、有形《いうけい》の精《せい》に化《くわ》して漏失《ろうしつ》せしめ、若干日《じやくかんじつ》の努力《どりよく》を空《むな》しくする恐《おそ》れがある。これを防《ふせ》ぐのには、正念《しやうねん》による外《ほか》はない。正念《しやうねん》によりて淫念《いんねん》の起《おこ》るのを制《せい》する方法《はうはふ》は、第《だい》一に神《しん》（心《こゝろ》）を以《もつ》て炁《き》を制馭《せいぎよ》するのである。これに加《くは》ふるに、呼吸《こきふ》の氣《き》をもつて元精《げんせい》を引《ひ》きつけて外《ほか》に走《はし》らないやうにするのである。呼吸《こきふ》の氣《き》を起《おこ》すのは、この際《さい》に於《おい》て執《と》るべき最《もつと》も必要《ひつえう》な手段《しゆだん》である。要《えう》は强烈《きやうれつ》な意志《いし》をもつて、心《こゝろ》を炁《き》及《およ》び呼吸《こきふ》にとゞめるのである。それは恰《ちやう》ど、火《ひ》をもつて鋼鐵《かうてつ》と軟鐵《なんてつ》とを灼熱《しやくねつ》し、鎚《つち》をもつて打《う》つて一團《だん》とするやうな心《こゝろ》を起《おこ》して、もつてこれに對《たい》するのである。さうすれば、必《かなら》ずや元精《げんせい》の外《そと》に走《はし》るのを呼戻《よびもど》し、自然《しぜん》に炁穴《きけつ》に逆回《ぎやくくわい》するやうになるものである。

眞精既得レ還レ原。取二其神炁一混合。兩不二相離一。使二其二物鎔化一。合而爲レ一也。

兩般の靈物天然に合す

〔讀方〕眞精《しんせい》すでに原《げん》に還《かへ》ることを得《う》るや、その神炁《しんき》を取《と》つて混合《こんがふ》すれば、兩《ふた》つながら相《あひ》離《はな》れず。その二物《ぶつ》をして鎔化《ようくわ》し、合《がつ》して一とならしむ。

〔解說〕元精《げんせい》はよく元神《げんしん》を養《やしな》つて、その能力《のうりよく》をして旺盛《わうせい》ならしむるの能《のう》はある。然《しか》し自《みづか》ら自己《じこ》を制《せい》する能力《のうりよく》はない。故《ゆゑ》に神炁《しんき》を合《がつ》して一ならしむることは、元神《げんしん》に待《ま》たなければならぬ。若《も》し能《よ》く修煉《しうれん》によりて、眞精《しんせい》が炁穴《きけつ》に還《かへ》ることを得《え》たなれば、元神《げんしん》と元炁《げんき》とを取《と》つて合《がつ》すること、恰《あだ》かも二つの金屬《きんぞく》が鎔解《ようかい》して一となるやうにする必要《ひつえう》がある。

如ュ易所レ謂。天地絪縕。萬物化生。

〔讀方〕易《えき》に所謂《いはゆる》、天地《てんち》絪縕《いんうん》、萬物化生《ばんぶつくわせい》するが如《ごと》し。

〔解說〕天地《てんち》の氣《き》が交《まじは》らなければ、萬物《ばんぶつ》が發生《はつせい》することがない。易《えき》に「天地《てんち》絪縕《いんうん》、萬物化《ばんぶつくわ》生《せい》す。」といへるはこの事《こと》である。金丹《きんたん》の道《みち》にしてもさうである。神炁《しんき》が交《まじは》らないで、どうして眞種《しんしゆ》が求《もと》め得《え》られよう、その妙處《めうしよ》に到達《たうたつ》することが得《え》られよう。一般《はん》の人《ひと》に在《あ》りては、神炁《しんき》が別々《べつべつ》になつてはたらいてゐるので、精《せい》は縱《ほし》いまゝに外《そと》に洩《も》れ、神《しん》はこれを抑制《よくせい》することが出來《でき》ない。修眞《しうしん》の士《し》は、神炁《しんき》を合《がつ》して一とならしむるところから、道《みち》の種子《しゆし》もそこに發生《はつせい》するのである。崇正篇《しうせいへん》に「兩般《りやうはん》の靈物天然《れいぶつてんねん》に合《がつ》す、些子《さし》の神機《しんき》這《こ》の裏《うち》より來《きた》る。」とあるのもこの事《こと》である。兩般《りやうはん》の靈物《れいぶつ》とは、神炁《しんき》の事《こと》である。この二者《しや》が天然《てんねん》に合《がつ》すれば、大道《たいだう》もこのうちに成《な》るといふ意味《いみ》である。

然後先天眞一之氣。仍レ舊從ニ竅中一發出。而爲ニ金丹之主宰一。

〔讀方〕然《しか》して後《のち》、先天眞一《せんてんしんいつ》の氣《き》、舊《きう》に仍《よ》りて竅中《けうちう》より發出《はつしゆつ》し、而《しか》して金丹《きんたん》の主宰《しゆさい》となる。

〔解説〕かくの如《ごと》くなれば、頭腦《づなう》に在《あ》るべき神《しん》が、炁《き》と融合《ゆうがふ》して、却《かへ》つて竅即《けうすなは》ち丹田炁穴《たんでんきけつ》より發出《はつしゆつ》するやうになる。この時發出《ときはつしゆつ》するものは神《しん》か、あらず。炁《き》か、あらず。神《しん》が炁《き》を率《ひき》ゐて神《しん》ともいへず、炁《き》ともいへず、また神《しん》また炁《き》なる一個《こ》の靈物《れいぶつ》が臍下丹田《さいかたんでん》より發出《はつしゆつ》して、金丹《きんたん》を煉成《れんせい》するの根本種子《こんぽんしゆし》となるのである。この事《こと》を金丹《きんたん》の主宰《しゆさい》となるといつたのである。混然子《こんぜんし》が「火《ひ》、臍下《さいか》より發《はつ》す。」といへるは、まことに味《あぢは》ふべき言《げん》である。火《ひ》とは、先天眞一《せんてんしんいち》の氣《き》なることといふまでもない。

所以古云。未有不交媾而可能成造化者也。

〔讀方〕ゆゑに古《いにしへ》よりいふ、未《いま》だ交媾《かうかう》せずして、能《よ》く造化《ざうくわ》を成《な》すべきものはあらずと。

〔解說〕尹眞人《いんしんじん》が曾《かつ》てこの意味《いみ》の事《こと》をいつてゐる。かの性交《せいかう》によりて新《あら》たなる個體《こたい》が生《うま》れる。性交《せいかう》といふ事實《じじつ》がなければ、藥產《やくさん》とか、陽生《やうせい》とかいふ、仙道《せんだう》を成《な》すべき原因《げんいん》もないことになる。要《えう》するに、性交《せいかう》といふのも、藥產陽生《やくさんやうせい》といふのも、一つ造化《ざうくわ》の機《き》から發《はつ》するもので、一つは順《じゆん》に行《おこな》ふので人類《じんるゐ》が生殖《せいしよく》するのであり、一つは逆《ぎやく》に修《しう》するので仙道《せんだう》を成《な》すのである。

夫既知此炁之生機。即可以行火補炁而煉丹。

〔讀方〕夫《そ》れ既《す》でにこの炁《き》の生機《せいき》を知《し》らば、卽《すなは》ち以《もつ》て火《ひ》を行《ぎやう》じ炁《き》を補《おぎな》ひ、而《しか》して丹《たん》を煉《ね》るべし。

〔解説〕生機《せいき》とは藥產《やくさん》の時《とき》である。藥產《やくさん》とは修行《しゆぎやう》の漸《やうや》く緒《しよ》に就《つ》いた時機《じき》と解釋《かいしやく》してよいのである。この時《とき》が到《いた》つたと思《おも》つたなら、須《すべか》らく火《ひ》を行《ぎやう》ずるがよい。火《ひ》を行《ぎやう》ずるとは、かの任督《にんとく》の二脈《みやく》に沿《そ》ふて心《こゝろ》を旋《めぐ》らすことである。さうすれば眞炁《しんき》はために補益《ほえき》されて、漸次《ぜんじ》に丹《たん》が煉《ね》り上《あ》げらるゝことになる。

故有辨時採取周天之候。

〔讀方〕故《ゆゑ》に辨時《べんじ》、採取《さいしゆ》、周天《しうてん》の候《こう》あり。

〔解説〕辨時《べんじ》とは藥《くすり》の老嫩《らうどん》を分別《ふんべつ》することである。かの陽生藥產《やうせいやくさん》の時《とき》が到《いた》つても、その老《らう》嫩《どん》をよく鑒別《かんべつ》しなければならぬ。老《らう》とは熟《じゆく》してその度《ど》を過《すご》したものである。嫩《どん》とは未熟《みじゆく》にして、未《いま》だその度《ど》に至《いた》らざるものである。藥《くすり》の老《お》ひたるものは、炁《き》が散《さん》じて丹《たん》を結《むす》ぶことが出來《でき》ない。藥《くすり》の嫩《わか》いものは、炁《き》の力《ちから》が微《び》なるため、また丹《たん》を結《むす》ぶに至《いた》らないのである。

藥《くすり》の老嫩《らうどん》を鑒別《かんべつ》することは、かくの如《ごと》く重要《ぢうえう》な關係《くわんけい》があるとすれば、その鑒別《かんべつ》の方法《はうはふ》は如《い》何《かん》といふに、それは暖氣《だんき》を以《もつ》てその時機《じき》を知《し》るのである。上陽子《じやうやうし》は「若《も》し人《ひと》、先天《せんてん》の炁《き》を採《と》るの時《とき》、暖氣《たんき》を以《もつ》てこれが信《しん》と爲《な》す。」また伍子《ごし》は「浴《よく》の方《ま》さに起《た》つが如《ごと》く、而《し》かも暖炁《だんき》融々然《ゆうくぜん》たり。」といつてゐる。暖氣《だんき》とは、前《まへ》にも臍下《さいか》より火《ひ》を生《しやう》ずとあるが如《ごと》く、丹田《たんでん》に溫《をん》暖《だん》の氣《き》を感《かん》ずるに至《いた》つた時《とき》を指《さ》すのである。この時《とき》が到《いた》つたなら、これを採取《さいしゆ》し、以《もつ》て周《しう》天《てん》を行《ぎやう》ぜしむるのである。

時至り神知る

古云。時至神知。正言㆓此藥產之先天炁㆒者是也。

〔讀方〕古《いにしへ》よりいふ「時至《ときいた》り神知《しんし》る。」と。正《まさ》にこの藥產《やくさん》の先天《せんてん》の炁をいふもの是《こ》れなり。

〔解說〕時《とき》とは藥產《やくさん》の時《とき》である。藥產《やくさん》の時《とき》を知《し》るとは、上文《じやうぶん》にいふ暖信《だんしん》、卽《すなは》ち暖氣《だんき》を感《かん》じた徵候《ちようこう》があつた時《とき》である。この時《とき》、これを採取《さいしゆ》しなければ、修行《しゆぎやう》を空無《くうむ》にしてしまふ恐《おそ》れがある。

修士宜當此時。須用凝神合炁之法收付本宮則是爲我所有之妙藥矣。

〔讀方〕修士《しうし》宜《よろ》しくこの時《とき》に當《あた》り、須《すべか》らく神《しん》を凝《こ》らし炁《き》を合《がつ》するの法《はふ》を用《もち》ひて、本宮《ほんきう》に收《しう》付《ふ》すべし。則《すなは》ち是《こ》れ我《わ》が所有《しよいう》の妙藥《めうやく》たり。

〔解説〕暖信《だんしん》すでに至《いた》つたと知《し》つたならば、微細《びさい》の元神《げんしん》を收斂《しうれん》して炁中《きちう》に入《い》れ、本宮《ほんきう》即《すなは》ち丹田《たんでん》に納《をさ》める方法《はうはふ》を講《かう》じなければならぬ。かくすれば、それは始《はじ》めて我《わ》が所有《しよいう》の妙藥《めうやく》となるのである。

藥炁既承受。以歸爐。須當徘徊於子午。運動身中之璇璣。又必須假呼吸之炁而吹噓之方得乾坤於元關。合而爲一。循環之溝管矣。

〔讀方〕藥氣《やくき》既《す》でに承受《しようじゆ》し、以《もつ》て爐《ろ》に歸《き》すれば、須《すべか》らく當《まさ》に子午《しご》に徘徊《はいくわい》し、身中《しんちう》の璇璣《せんき》を運動《うんどう》すべし。また必《かなら》ず須《すべか》らく呼吸《こきふ》の氣《き》を假《か》りてこれを吹噓《すゐきよ》すべし。まさに乾坤《けんこん》、元關《げんくわん》に於《おい》て合《がつ》して一と爲《な》し、これを溝管《こうくわん》に循環《じゆんくわん》することを得《え》ん。

〔解説〕神《しん》が丹田《たんでん》の氣《き》の中《なか》に入《い》つて、氣《き》に主《しゆ》たるものが出來《でき》る。藥氣《やくき》既《す》でに承受《しようじゆ》すとはこの事《こと》である。そして丹田《たんでん》に在《あ》りてこれを守《まも》る。ゆゑに爐《ろ》に歸《き》すといふ。さうなつても、空《むな》しく爐《ろ》の中《なか》にゐて、丹田《たんでん》を守《まも》るのみでは、神氣《しんき》の妙用《めうよう》を發《はつ》するに至《いた》らない。ゆゑに、これを我《わ》が身中《しんちう》の任督《にんとく》二脈《みやく》を通《つう》じて循環《じゆんくわん》させなければならない。また、神氣《しんき》の未《いま》だ爐《ろ》に歸《き》せざるとき、徒《いたづ》らに身中《しんちう》に運動《うんどう》させても何《なん》の効果《かうくわ》もない。されば、その爐《ろ》に歸《き》するのを待《ま》つて始《はじ》めて循環運動《じゆんくわんうんどう》を始《はじ》める。これ即《すなは》ち次《つぎ》に叙述《じよじゆつ》するところの任督往來《にんとくわうらい》の妙用《めうよう》である。子午《しご》に徘徊《はいくわい》すとは、丹田《たんでん》より泥丸《でいぐわん》へ、泥丸《でいぐわん》より丹田《たんでん》へと、升降《しやうかう》することである。子《し》とは丹田《だんでん》のこと、午《ご》とは泥丸《でいぐわん》即《すなは》ち頭腦《とうのう》をいふ。璇璣《せんき》とは、黄道及《こうだうおよ》び赤道《せきだう》のことである。天道日月《てんだうじつげつ》の循《じゆん》環《くわん》は、黄赤《こうせき》二道《だう》によりて行《おこな》はる。丹道神炁《たんだうじんき》の循環《じゆんかん》は、任督《にんとく》二脈《みやく》によりて行《おこな》はる。ゆゑに身《しん》内《ない》の璇璣《せんき》といふのである。七俉祖師《こそし》曰《いは》く「採敗《さいしゆ》するに升降《しようかう》を以《もつ》てす。」と。これが採取《さいしゆ》の秘訣《ひけつ》である。産出《さんしゆつ》した藥《くすり》を採取《さいしゆ》するの法《はふ》は、これを身中《しんちう》にめぐらすのである。督脈《とくみやく》に從《したが》つて泥《でい》丸《くわん》に昇《のぼ》る。泥丸《でいぐわん》とは頂《いたゞき》のことである。更《さ》らに任脈《にんみやく》に從《したが》つて丹田《たんでん》に降下《かうか》する。蓋《けだ》し陽眞《やうしん》の氣《き》は自《みづか》ら升降《しようかう》するものではない。必《かなら》ずや呼吸《こきゆ》の氣《き》を假《か》り・元關《げんくわん》（丹田《たんでん》）を吹動《すゐどう》するのを待《ま》つて行《おこな》はれるのである。乾坤《けんこん》は天地《てんち》のことである。泥丸《でいぐわん》を天極《てんきよく》とし、丹田《たんでん》を地極《ちきよく》とする。呼《こ》吸《きよ》はこの天地《てんち》の極《きよく》に通《つう》ずる。然《しか》し單《たん》なる呼吸《こきよ》に在《あ》つては、よくその間《あひだ》を通《つう》ずることは出來《でき》ない。少《すく》くとも丹田《たんでん》に於《おい》て養《やしな》はれた眞陽《しんやう》の氣《き》がなければならない。丹田《たんでん》に眞陽《しんやう》の氣《き》があつて・始《はじ》めてよく天地《てんち》に升降《しようかう》するのである。これを乾坤《けんこん》、元關《げんくわん》に在《あ》りて合《がつ》して一と爲《な》すといふのである。溝管《こうくわん》とは任督《にんとく》のことである。紫陽《しやう》いふ「一孔元關竅《こうげんくわんけう》、天地《てんち》共《とも》に合成《がふせい》す。」とはこの事《こと》である。

故神炁承呼吸之能。纔得相依同行而不外遊矣。

〔讀方〕故《ゆゑ》に神炁《しんき》呼吸《こきふ》の能《のう》を承《う》けて、纔《わづ》かに相依《あひよ》り同行《どうかう》して外遊《ぐわいいう》せざることを得《う》。

〔解説〕炁《き》は神《しん》に伴《ともな》ふて行《き》き、神《しん》に伴《ともな》ふてとゞまる。神炁《しんき》互《たがひ》に扶《たす》け、互《たがひ》に依《よ》る。その神炁《しんき》も呼吸《こきふ》の作用《さよう》によりて、任督《にんとく》に隨《したが》つて升降《しようかう》して他《た》に馳散《ちさん》しないのである、これを外遊《ぐわいいう》せずといふのである。これによつて見《み》れば、呼吸《こきふ》は、神炁《しんき》に對《たい》する指揮者《しきしや》の地位《ちゐ》にあるものともいひ得《う》るのである。

且氣之行住。又怕有太過不及之弊。故必依周天之限法。夫周天法者。言十二時。如一日一周也。故冲虚云。子行三十六。積得陽爻一百八十數。午行二十四。合得陰爻一百二十數。

〔讀方〕且《か》つ氣《き》の行住《かうぢう》、また太過不及《たいくわふきふ》の弊《へい》あるを怕《おそ》る。故《ゆゑ》に必《かなら》ず周天《しうてん》の限法《げんぱふ》に依《よ》る。夫《そ》れ周天《しうてん》の法《はふ》は、十二時《じ》を言《い》ふ、一日《にち》一周《しう》の如《ごと》くなり。故《ゆゑ》に沖虚《ちうきよ》云《いは》く、子《し》行《かう》三十六、積《つ》んで陽《やう》爻《かう》一百八十數《すう》を得《う》。午行《ごかう》二十四、合《がつ》して陰爻《いんかう》一百二十數《すう》を得《う》。

〔解説〕その氣《き》をめぐらすにしても、過不及《くわふきふ》の弊《へい》があつてはならない。それには周天《しうてん》の限《げん》法《はふ》があるから、一日《にち》に凡《およ》そ三百六十回《くわい》、循環《じゆんくわん》せしむるが適度《てきど》であるといはれてゐる。この數《すう》を定《さだ》めたのは、周天《しうてん》三百六十五度《ど》有零《いうれい》なるが故《ゆゑ》である。次《つぎ》に沖虚子《ちうきよし》は陰陽合《いんやうがつ》して三百數《すう》なることをいつてゐる。これを前《まへ》の三百六十五度《ど》有零《いうれい》に對比《たいひ》すれば、六十數餘《すうよ》の不足《ふそく》がある。これは次《つぎ》に述《の》べることにするが、數《すう》に就《つい》ては深《ふか》く拘《かゝは》る必要《ひつえう》はないと思《おも》ふ。要《えう》するに三百餘數位《よすうぐらゐ》が經驗上《けいけんじやう》恰度《ちやうど》よい數《すう》と定《さだ》められてゐるのであるから、これに遵行《じゆんかう》するがよいと思《おも》ふ。午行子行《ごかうしかう》、陰爻陽爻等《いんかうやうかうとう》の數《すう》は、必《かな》ずしもこゝで解釋《かいしやく》する必要《ひつえう》もないから、これを省《しやう》略《りやく》する。

外兼卯酉之法。中途行沐浴。完成周天。

〔讀方〕外《ほか》、卯酉《ばういう》の法《はふ》を兼《か》ね、中途《ちうと》沐浴《もくよく》を行《ぎやう》じ、周天《しうてん》を完成《くわんせい》す。

〔解説〕卯《ばう》は升路《しようろ》の中途《ちうと》に在《あ》り、酉《いう》は退路《たいろ》の中途《ちうと》に在《あ》る。こゝに於《おい》て循環《じゆんくわん》を停息《ていそく》して薫蒸《くんじよう》を行《おこな》ふ、これを沐浴《もくよく》と稱《しよう》す。冲虚子《ちうきよし》のいつた三百の數《すう》は、未《いま》だ造化《ざうくわ》の積數《せきすう》に滿《み》たないからこゝに沐浴《もくよく》を行《おこな》つて全機《ぜんき》を合成《がふせい》するものであるといはれてゐる。數《すう》の事《こと》は兎《と》も角《かく》、沐浴《もくよく》を行《ぎやう》ずることは必要《ひつえう》である。

所以古云。氣有ニ行住起止多少之限法一。學者不レ可レ不レ察也。

〔讀方〕ゆゑに古《いにしへ》よりいふ。氣《き》に行住起止《かうちうきし》多少《たせう》の限法《げんぱふ》あり。學者《かくしや》察《さつ》せざるべからざるなり。

〔解説〕行《かう》とは黄赤《くわうせき》即《すなは》ち任督《にんとく》を循環《じゆんくわん》することである。住《ちう》とは卯《ばう》の生位《せいゐ》と酉《いう》の殺位《さつい》に停住《ていちう》することである。虚危《きよき》は子《し》位即《すなは》ち丹田《たんでん》の部位《ぶゐ》である。周天《しうてん》は丹田《たんでん》より起《おこ》り、丹田《たんでん》に止《とゞま》る。白《はく》玉蟾《ぎよくせん》が「虚危《きよき》穴《けつ》に起《おこ》り、虚危《きよき》穴《けつ》を以《もつ》て宿《しゆく》す。」といつたのは丹田《たんでん》を指《さ》したのである。多少《たせう》はいふまでもなく周天《しうてん》の度數《どすう》である。この行住起止《かうちうきし》多少《たせう》の限法《げんぱふ》は、修士《しうし》のよく知《し》らざるべか

精竅漏らさず能く長生す

大藥成るの候

ちざる所《ところ》のものである。

夫既得㆓周天之妙用㆒。積㆓累動氣㆒。時來時煉。補㆓完眞炁㆒則精竅不㆑漏。便可㆑謂㆓長生㆒矣。

〔讀方〕夫《そ》れ既《すで》に周天《しうてん》の妙用《めうよう》を得《え》、動氣《どうき》を積累《せきるゐ》し、時《とき》に來《きた》り時《とき》に煉《ね》り、眞炁《しんき》を補完《ほくわん》す。則《すなは》ち精竅《せいけう》漏《も》れず。便《すなは》ちこれを長生《ちやうせい》といふべし。

〔解説〕動氣《どうき》とは丹田《たんでん》の生機《せいき》である。周天《しうてん》の修行《しゆぎやう》によりて、その動氣《どうき》を多々《たゝ》ます〳〵積累《すきるゐ》する。常時《じやうじ》これを煉《ね》つて、精《せい》が全《まつた》く炁《き》に化《くわ》するに至《いた》る。かくて精竅《せいけう》よりまた淫精《いんせい》を漏《も》らさないやうになる。人《ひと》よくこの境地《きやうち》に至《いた》れば、長生《ちやうせい》もまた期《き》して待《ま》つべきである。李眞人《りしんじん》が「陽關《やうくわん》一たび閉《と》づれば、箇々《こゝ》長生《ちやうせい》す。」といへるは、深《ふか》く思《おも》ふべきである。

如㆘有㆓精竅漏㆒者㆖。則未㆑及㆑證㆓不死之果㆒。必加㆓精修㆒。以㆓元精㆒盡返

成ニ眞烝一。則亦無ニ其竅一。而外形亦無ニ萠動之機一。則是名爲ニ大藥成一矣。便可レ作ニ大周天之工法一也。

〔讀方〕精《せい》竅《けう》漏《も》るゝことある者《もの》の如《ごと》きは、則《すなは》ち未《いま》だ不死《ふし》の果《くわ》を證《しよう》するに及《およ》ばず。必《かなら》ず精修《せいしう》を加《くは》へ、元精《げんせい》を以《もつ》てこと〴〵く返《かへ》して眞烝《しんき》を成《じやう》せよ。則《すなは》ちまたその竅《けう》なけん。而《しか》して外形《ぐわいけい》また萠動《ほうどう》の機なければ、則《すなは》ちこれを大藥成《たいやくな》ると名《な》づく。すなはち大周天《だいしうてん》の工法《こうほふ》をなすべきなり。

〔解說〕精《せい》を漏《も》らすは常人《じやうじん》の事《こと》である。則《すなは》ちこれ有死《いうし》の凡夫《ぼんぷ》である。精《せい》の漏失《ろうしつ》なき者《もの》にして、始《はじ》めて不死《ふし》の眞人《しんじん》といひ得《う》る。また老者《らうしや》、病弱者《びやうじやくしや》にして陰縮《いんしゆく》せる者《もの》がある。それらには元來精《ぐわんらいせい》がないか、或《あるひ》は精《せい》の枯竭《こかつ》したので、必《かなら》ずしも眞人《しんじん》の無漏《むろ》と同《どう》一視《し》すべきではない。ゆゑに老者《ろうしや》に在《あ》りては、未《いま》だ道《みち》の眞《しん》を體得《たいとく》した者《もの》といへないのであるから、一層精修《そうせいしう》を加《くは》へて、元精《げんせい》を以《もつ》て盡《こと〴〵》く眞烝《しんき》に化《くわ》せしめなくてはならぬ。若《も》し修《しう》し得《え》て極處《きよくしよ》に達《たつ》すれば、精謐《せいつ》きて、陽關《やうくわん》の竅《けう》おのづから閉《と》づるに至《いた》る。これをまたその竅《けう》なしといふのである。外《ぐわい》形《けい》に於《おい》ても陽《やう》の擧《あが》ることがなくなる。これは眞實《しんじつ》の丹《たん》の成《な》れる徴證《ちようしよう》として見《み》るべきである。若《も》し些《いさゝ》かなりとも陽擧《やうきよ》の兆《てう》があつたとすれば、眞實《しんじつ》に丹《たん》が成《な》つたといふことは出來《でき》ぬ。更《さ》らに火《ひ》を加《くは》へて煉《ね》らなければならぬ。この完全《くわんぜん》な無漏《むろ》に至《いた》つて丹《たん》が成《じやう》ずる。これを大藥《たいやく》が成《な》つたといふのである。この大藥《たいやく》に對《たい》して、修行《しゆぎやう》によりて始《はじ》めて陽《やう》の生《しやう》ずるのを見《み》たのを、小藥《せうやく》といふのである。大藥成《たいやくな》るに至《いた》れば、始《はじ》めて大周天《だいしうてん》の工法《こうはふ》を作《な》すべきである。

第三章　煉己直論

華陽曰。昔日呂祖云。七返丹成。在レ人先須二煉レ己待一時。蓋己者即本來之虛靈。動者爲レ意。靜者爲レ性。妙用則爲レ神也。

〔讀方〕華陽《くわやう》曰《いは》く、昔日《せきじつ》呂祖《りよそ》云《いは》く、七返丹《へんたん》成《な》る。人《ひと》に在《あ》りては先《ま》づ須《すべか》らく己《おの》れを煉《ね》りて時《とき》を待《ま》つべし。蓋《けだ》し己《おの》れとは卽《すなは》ち本來《ほんらい》の虛靈《きよれい》。動《うご》く者《もの》を意《い》と爲《な》し、靜《しつ》かなるものを性《せい》と爲《な》し、妙用《めうよう》は則《すなは》ち神《しん》と爲《な》すなり。

〔解說〕道《みち》は自己《じこ》によりて立《た》つものである。孔夫子《こうふうし》が「人《ひと》よく道《みち》を弘《ひろ》む。道《みち》の人《ひと》を弘《ひろ》むるにあらず。」といはれたのも、究竟《きうきやう》、道《みち》は我《われ》によりて立《た》つの謂《いひ》である。己《おのれ》とは卽《すなは》ち我《わ》が心中《しんちう》の念《ねん》である。還丹《げんたん》を成《じやう》ぜんと欲《よつ》せば、先《ま》づ己《おの》れより煉《ね》らなければならぬ。己《おの》れが若《も》し純《じゆん》でなければ、どうして精《せい》を還《かへ》して炁《き》と爲《な》し、炁《き》を還《かへ》して神《しん》となすことを得《え》よう。呂祖《りよそ》がいはゆる「七返丹成《へんたんな》る。」とは隱語《いんご》である。數《すう》を五行《ぎやう》に配《はい》すれば、七は火《ひ》の成數《せいすう》である。故《かゑ》に七は直《たゞ》ちに火《ひ》と思《おも》へばよい。返《へん》とは、火《ひ》の反對《はんたい》の水《みづ》に返《かへ》すことである。ゆゑに七返《へん》とは、火《ひ》を以《もつ》て水中《すゐちう》に入《い》るゝことゝ見《み》てよいのである。火《ひ》とは神《しん》のことで、水《みづ》とは炁《き》のことである。神《しん》を以《もつ》て炁《き》の中《なか》に降《くだ》し、炁《き》を純化《じゆんくわ》せしめる、これ即《すなは》ち七返《へん》である。また炁《き》をもつて火位《くわゐ》に升《のぼ》らしむる。これを還《げん》（還丹《げんたん》の還《げん》）といふ。丹《たん》の成《な》るは、この神炁《しんき》の煉成《れんせい》に外《ほか》ならない。併《しか》しその煉成《れんせい》も、己《おの》れを煉《ね》りつゝ時《とき》の至《いた》るのを候《うかゞ》つて、これを修《しう》するのである。機《き》を候《うかゞ》ふに有心《いうしん》をもつてしてはならぬ。有心《いうしん》をもつて候《うかゞ》へば、修法《しうはふ》に拘《とら》はれて、眞陽《しんやう》の發生《はつせい》を妨《さまた》げることになる。無心《むしん》をもつて候《うかゞ》へば、頑空《ぐわんくう》に落《お》ちて、眞機《しんき》を逸《いつ》することになる。隨《したが》つて有《う》無共《むとも》に失《しつ》あるを免《まぬか》れない。然《しか》らば如何《いか》にして求《もと》むるか。その訣《けつ》として次《つぎ》の言《げん》がある。「有《う》にして無《む》に還《かへ》り、無《む》のうち靈《れい》ありて有《う》に似《に》たり。」と。されどこれではわかりにくいと思《おも》ふ。要《えう》は斷《た》えず機《き》の熟《じゆく》するを候《うかゞ》つてゐるのは有《う》である。されど心《こゝろ》を放《はな》つてそれに滯《とゞこほ》らないのは

神を丹田に入れ烝を泥丸に升らしむ

無《む》である。これが有《う》にして無《む》に還《かへ》る要旨《えうし》である。

己《おのれ》は我《わ》が心中《しんちう》の念《ねん》とは一往《わう》の談《だん》である。眞《しん》の意味《いみ》、己《おの》れを煉《ね》り上《あ》げた上《うへ》から見《み》れば、人《にん》間《げん》に具《そな》はつてゐる本來《ほんらい》の虚靈《きよれい》である。動《うご》くには意《い》と名《な》づけ、靜《しづ》かなるには性《せい》といふ。その妙用《めうよう》に對《たい》しては神《しん》と稱《しよう》されてゐる。これらはすべて動靜《どうせい》二機《き》に渉《わた》つてゐるが、その未《いま》だ發《はつ》せざるに於《おい》ては、渾然《こんぜん》として太虚《たいきよ》の如《ごと》くである。こゝに至《いた》つては、これを己《おの》れと稱《しよう》することは出來《でき》ないほど尊貴《そんき》なものである。常《つね》に外《ほか》に動《うご》いてゐる心《こゝろ》を收《をさ》めて、本來《ほんらい》の虚靈《きよれい》を現《あらは》すのが煉己《れんき》の修行《しゆぎやう》である。

金丹神。雖レ有レ歸レ一。則有ニ雙發之旨一。先若不ニ煉レ巳還一レ虚。則臨レ時熟境難レ忘。神馳烝散。安能奪ニ得造化之機一。還ニ我神室一。而爲ニ金丹生發之本一耶。

〔讀方〕金丹《きんたん》の神《しん》、一に歸《き》するありと雖《いへど》も、則《すなは》ち雙發《さうはつ》の旨《むね》あり、先《ま》づ若《も》し己《おの》れを煉《ね》つて虚《きよ》に歸《き》せざれば、則《すなは》ち時《とき》に歸《のぞ》みて熱《じゅく》境《きゃう》忘《わす》れ難《がた》し。神馳《しんは》せ炁散《きさん》ず。いづくんぞ能《よ》く造化《ざうくわ》の機《き》を奪《うば》ひ得《え》て、我《わ》が神室《しんしつ》に還《かへ》し、而《しか》して金丹生發《きんたんせいはつ》の本《もと》とせんや。

〔解説〕凡《およ》そ丹《たん》を煉《ね》るには、先《ま》づ無爲《むゐ》の心境《しんきやう》を持《ぢ》することが必要《ひつえう》である。心《こゝろ》を收《をさ》めて寂然《せきぜん》として動《どう》ぜず、我《われ》を忘《ばう》じ人《ひと》を忘《ばう》じ、空々蕩々《くう〱たう〱》として有無《うむ》の念《ねん》を見《み》ない。かゝる心境《しんきやう》を持《ぢ》して亂《みだ》るゝことなければ、おのづから機《き》の動《うご》くのを見《み》ることがある。これは無《む》の一面《めん》である。更《さ》らに機《き》が動《うご》いたと見《み》れば、意《い》を發《はつ》して攝取《せつしゅ》する。周天《しうてん》のときには念《ねん》をたてゝ呼吸《こきふ》をめぐらすやうにする。神《しん》もまた眞炁《しんき》に從《したが》つて循環《じゅんくわん》する。これは有《う》の一面《めん》である。ゆゑに、神《しん》そのものは一であるが、その發《はつ》するや有無《うむ》の二境《きやう》に涉《わた》るのが雙發《さうはつ》の旨《むね》である。

修丹《しうたん》の當初《たうしよ》に於《おい》て尤《もつと》も必要《ひつえう》なことは、已《おの》れを煉《ね》つて虚《きよ》に還《かへ》ることである。虚《きよ》に還《かへ》るとは、心《こゝろ》の本體《ほんたい》に復歸《ふくき》することである。心《こゝろ》の本體《ほんたい》は明鏡《めいきやう》の一點《てん》のけがれもなきが如《ごと》くである。この本體《ほんたい》に復歸《ふくき》せざるときは、藥產《やくさん》の時《とき》が到《いた》つて、これを採《と》りこれを煉《ね》らんとしても、已《おの》れが不純《ふじゆん》なるため、動《やゝ》もすれば從前《じうぜん》の慣習《くわんしふ》になづみ、心神分裂《しんくぶんれつ》して外《ほか》に走《はし》るの恐《おそ》れがある。

本來の虛靈を現す

かくては炁《き》もまた從《したが》つて散《さん》じて、何《なん》の藥《くすり》をも煉《ね》ることが出來《でき》ない。これを時《とき》に臨《のぞ》んで熟境《じゆくきやう》忘《ばう》じ難《がた》く、神馳《しんは》せ炁散《きさん》ずといふのである。時《とき》とは藥產《やくさん》の時《とき》である。熟境《じゆくきやう》とは慣習《くわんしふ》である。かくてはどうして造化《ざうくわ》の機《き》、即《すなは》ち陽生《やうせい》の時《とき》を奪《うば》つて我《わ》が有《いう》とし、以《もつ》て我《わ》が神室《しんしつ》（下丹田《かたんでん》）に還《かへ》し、金丹生發《きんたんせいはつ》の本《もと》とすることが得《え》られよう。どうして、この活子時《くわつしじ》を巧《たく》みに處理《しより》して、炁《き》を發生《はつせい》せしめ丹《たん》と爲《な》すことが出來《でき》よう。

故古人煉已者寂淡。直捷。純一不二。以靜而渾。以虛而靈。常飄飄乎。隨處隨綠而安止。不究其所在。不求其未至。不喜其現在。醒醒寂寂。寂寂醒醒。形體者不拘不滯。虛靈者不有不無。不生他疑。了徹一心。直入於無爲之化境。此乃智者上根之煉法也。

〔讀方〕故《ゆゑ》に古人《こじん》己《おの》れを煉《ね》るには寂淡《せきたん》、直捷《ちよくせふ》、純《じゆん》一不《ふ》二、靜《せい》を以《もつ》てして渾《こん》、虚《きよ》を以《もつ》てして靈《れい》、常《つね》に飄々《へう〱》として、處《ところ》に隨《したが》ひ縁《えん》に隨《したが》つて安止《あんし》す、その所在《しよざい》を究《きは》めず、その未至《みし》を求《もと》めず、その現在《げんざい》を喜《たのし》まず、醒々《せい〱》寂々《せき〱》、寂々惺々《せい〱》、形體《けいたい》は拘《かゝは》らず滯《とゞこほ》らず、虚靈《きよれい》は有《う》ならず無《む》ならず、他疑《たぎ》を生《しやう》ぜず、一心《しん》を了徹《れうてつ》し、直《たゞ》ちに無爲《むゐ》の化境《くわきやう》に入《い》る。此《こ》れ乃《すなは》ち智《ち》者上根《しやじやうこん》の煉法《れんぱふ》なり。

〔解説〕こゝに古人《こじん》がこれを煉《ね》る様子《やうす》を詳説《しやうせつ》してある。それに先《ま》づ寂淡《せきたん》、直捷《ちよせふ》、純《じゆん》一不《ふ》二と記《しる》されてある。寂《せき》とは心《こゝろ》の動《うご》かざること、淡《たん》とは心《こゝろ》に執著《しふちやく》のなきこと、直捷《ちよくせふ》とは寂淡《せきたん》或《あるひ》は純《じゆん》一不《ふ》二と相容《あひい》れざるやうであるが、直捷《ちよくせふ》なればこそ、寂淡《せきたん》にして純《じゆん》一不《ふ》二なるを得《う》るのである。心《こゝろ》が左《ひだり》につかへ、右《みぎ》にさゝへられるやうでは、無論直捷《むろんちよくせふ》ではない。たゞ道《みち》に向《むか》つて他念《たねん》なく、自己《じこ》も、環境《くわんきやう》も、みな道《みち》にうち込《こ》んで專念《せんねん》動《うご》かない。この心《こゝろ》こそ絶對《ぜつたい》のものである。絶對《ぜつたい》なゝがゆゑに寂淡純一《せきたんじゆん》であり得《う》るのである。叙上《じよじやう》「有《う》にして無《む》に還《かへ》る。」とあるのも、究竟《きうきやう》この境地《きやうち》を指《さ》していつたものである。

更《さら》に靜《せい》にして渾《こん》なるべしと敎《をし》へられてある。これは天地《てんち》が未《いま》だ剖判《ばうはん》せざる時《とき》の狀態《じやうたい》を心《こゝろ》のうちに保《たも》つことである。それよりやがて天地《てんち》が開《ひら》け、萬物《ばんぶつ》が發生《はつせい》する。それは恰《あだ》かもこの靜《せい》にして渾《こん》のうちより眞陽《しんやう》の生《しやう》ずる如《ごと》くである。これはもとより空虛《くうきよ》の狀態《じやうたい》ではあるが、また十二時《じ》中不昧《ちうふまい》の靈明《れいめい》でなければならない。たゞ空虛《くうきよ》なるのみで、靈明《れいめい》でなければ、頑空《ぐわんくう》たるに過《す》ぎない。頑空《ぐわんくう》では、道《みち》の種子《しゆし》を生《しやう》ずるものではない。

常《つね》に飄々乎《へうくこ》として處《ところ》に隨《したが》ひ、緣《えん》に隨《したが》ひ、安《やす》んじて止《とゞま》るとあるのは、一點《てん》の形迹《けいせき》にも執著《しふちやく》することなく、如何《いか》なる處《ところ》、如何《いか》なる機會《きくわい》（緣《えん》）にだて《おい》ても、よく安立《あんりつ》を得《う》ることである。要《えう》は心《こゝろ》の無礙《むげ》なるを形容《けいよう》したのである。

その所在《しよざい》を究《きは》めずとは、過去《くわこ》の形迹《けいせき》を追《お》つて執著《しふちやく》しないことである。その未至《みし》を求《もと》めずとは、未來《みらい》に空想《くうさう》を描《えが》いて徒《いたづ》らに焦慮《せうりよ》せざることである。その現在《げんざい》をこのまずとは、現在《げんざい》に於《お》て凝滯《ぎようたい》のないことである。

醒々寂々《せいくせきく》、寂々醒々《せきくせいく》とは、照《せう》にして寂《せき》、寂《せき》にして照《せう》なるをいふ。寂淡《せきたん》と直捷《ちよくせふ》と、その意義《いぎ》に於《おい》て殆《ほと》んど同一《どう》のものと考《かんが》へて置《お》いてよい。

形體《けいたい》は拘《こう》せず滯《たい》せずとは、身《み》のために勞《らう》することのないことである。虛靈《きよれい》は有《う》ならず無《な》ならずとは、心《こゝろ》が自在《じざい》を得《え》て有無《うむ》に滯《とゞこほ》らず、活潑々地《くわつはつはつち》なるをいふ。かゝる心境《しんきやう》を持《ぢ》すれば、たとへば太陽《たいやう》の天《こん》に在《あ》るが如《ごと》く、心性《しんせい》の本體《ほんたい》を徹見《てつけん》するがゆゑに、一毫《がう》の疑《うたがひ》もない。かくて直《たゞ》ちに無爲《なゐ》の化境《くわきやう》に入《い》ることが出來《でき》る。これは卽《すなは》ち上根《じやうこん》の智《ち》者《しや》の修行《しゆぎやう》した過程《くわてい》で、所謂還虛《いはゆるくわんきよ》の頓法《とんはふ》なるものである。

若夫中下之流則未レ然。當二未煉之先一。每被二識神所權一。不レ覺任二造化之機一而順化。欲レ煉レ精者。不レ得二其精住一。欲レ煉レ炁者。不レ得二其炁來一。古云。不レ合二虛無一。不レ得レ仙。蓋謂レ此也。故用二漸法一而煉矣。

〔讀方〕若《も》し夫《そ》れ中下《ちうげ》の流《りう》は則《すなは》ち未《いま》だ然《しか》らず。未煉《みれん》の先《さき》に當《あた》り、つねに識神《しきしん》の所權《しよけん》を被《かうむ》る。覺《おぼ》えず造化《ざうくわ》の機《き》に任《にん》じて順化《じゆんくわ》す。精《せい》を煉《ね》らんと欲《ほつ》する者《もの》、その精《せい》の住《ちう》するを得《え》ず。炁《き》を煉《ね》らんと欲《ほつ》する者《もの》、その炁《き》の來《きた》るを得《え》ず。古云《いにしへい》ふ、虛無《きよむ》に合《がつ》せざれば、仙《せん》を得《え》ずと。蓋《けだ》しこれをいふなり。故《ゆゑ》に漸法《ぜんぱふ》を用《もち》ひて煉《ね》る。

〔解説〕中下《ちうげ》の人《ひと》に在《ち》りては、未《いま》だ叙上《じよじやう》の如《ごと》きを得《え》ない。中下《ちうげ》とは未《いま》だ已《おの》れを修煉《しうれん》せざる人《ひと》のことで、世《よ》にいふ中下《ちうげ》の根《こん》ではない。上根《じやうこん》といふのもその如《ごと》くで、既《す》でにこれを煉《ね》りて、相當《さうたう》の體驗《たいけん》を得《え》た人《ひと》のことである。その未《いま》だ已《おの》れを煉《ね》らざるときは、心《こゝろ》は常《つね》に諸多《しよた》の妄想《まうざう》のために奔勞《ほんらう》する。所謂《いはゆる》「識神《しきしん》のために權《よか》らるゝもの」である。世人《せじん》つねに身中《しんちう》に炁《き》機《き》の生《しやう》ずるときに當《あた》つて、これを修煉《しうれん》することを知《し》らざるために、世法《せはふ》を行《ぎやう》じて新《あら》たなる個體《こたい》を生《う》む。また性交《せいかう》せざるも、修煉《しうれん》に就《つ》いて知《し》るところなければ、その炁《き》もまた隨《したが》つて耗散《かうさん》して、自己《じこ》に於《おい》て何《なん》の益《えき》するところもない。

精《せい》を煉《ね》るは、神《しん》を炁《き》のうちに置《お》くことである。即《すなは》ち調藥《てうやく》の時《とき》である。今《いま》や調藥《てうやく》せんとしても、調法《こうはふ》に就《つ》て知《し》るところがないから、精《せい》をとゞめて藥《くすり》とすることを得《え》ない。また炁《き》を煉《ね》らんとしても、根本《こんぽん》なる藥《くすり》が既《す》でに成《な》らない位《くらゐ》であるから、炁《き》の來《きた》るべき筈《はず》がない。炁《き》を煉《ね》るとは、小周天《せうしうてん》を行《ぎやう》ずることである。共《とも》にその方法《はうはふ》が手《て》に入《い》らないから、何《なん》の成《な》るところもない。

故《ゆゑ》に丹《たん》を修《しう》するには、先《ま》づ已《おの》れを煉《ね》らなければならない。古《いにしへ》よりいつてゐる、「已《おの》れを煉《ね》らず、虚無《きよむ》に至《いた》らざれば仙《せん》となることを得《え》ない。」とは、まさにこの事《こと》である。故《ゆゑ》に漸法《ぜんぽふ》を用《もち》ひて、淺《せん》より深《しん》にと、煉《ね》りつゝ進《すゝ》むべきである。

且謂㆑煉者。斷㆑欲離㆑愛。不㆑起㆓邪見㆒。逢㆓大魔㆒而不㆑亂者。曰㆑煉。未㆑遇苦行。勤求勵志。久而不㆑退者。曰㆑煉。虛㆑心利㆑人。不㆑執㆓文字㆒。恭迎而哀懇者。曰㆑煉。眼雖㆑見㆑色。而內不㆓受納㆒者。曰㆑煉。耳雖㆑聞㆑聲。而內不㆑受㆑音者。曰㆑煉。神雖㆓感交㆒而內不㆑起㆑思者。曰㆑煉。見㆑物內醒而不㆑迷者。曰㆑煉。

〔讀方〕且《か》つ煉《れん》といふは、欲《よく》を斷《た》ち愛《あい》を離《はな》れ、邪見《じやけん》を起《おこ》さず、大魔《たいま》に逢《あ》ふて亂《みだ》れざるものを煉《れん》といふ。未《いま》だ遇《あ》はざるも苦行《くぎやう》し、勤求《ごんぐ》して志《こゝろざし》を勵《はげ》まし、久《ひさし》くして退《しりぞ》かざるものを煉《れん》といふ。心《こゝろ》を虛《むなし》くして人《ひと》を利《り》し、文字《もんじ》に執《しふ》せず、恭《うやうや》しく迎《むか》へて哀懇《あいこん》なるものを煉《れん》といふ。眼《め》に色《いろ》を見《み》ると雖《いへど》も、内《うち》に受納《じゆなふ》せざるものを煉《れん》といふ。耳《みゝ》に聲《こゑ》を聞《き》くと雖《いへど》も、内《うち》に音《おと》を受《う》けざるものを煉《れん》といふ。神《しん》に感交《かんかう》すと雖《いへど》も、内《うち》に思《おもひ》を起《おこ》さゞるものを煉《れん》といふ。物《もの》を見《み》れども、内《うち》に醒《さ》めて迷《まよ》はざるものを煉《れん》といふ。

〔解說〕寂靜無相《じやくじやうむさう》の煉《れん》は、世人《せじん》が容易《ようい》に理解《りかい》し難《がた》いと思《おも》ふところから、先《ま》づ有相《うさう》の身口意《しんくい》を修《をさ》める方面《はうめん》からして、煉己《れんき》の方法《はうはふ》が示《しめ》されてある。

一、欲《よく》を斷《た》ち愛《あい》を離《はな》れ、邪見《じやけん》を起《おこ》さず、大魔《たいま》に逢《あ》ふても亂《みだ》れざるを煉《れん》といふ。

欲愛《よくあい》とは、妻子《さいし》、富貴《ふうき》等《とう》に對《たい》する執著《しふちやく》を破《は》することである。これらの執著《しふちやく》を斷《だん》じて心《こゝろ》に留《と》めざるが、所謂《いはゆる》、欲《よく》を斷《た》ち愛《あい》を離《はな》るゝのである。

邪見《じやけん》とは、己《おの》れを煉《ね》つて稍《やゝ》入手《にふしゆ》の域《ゐき》に達《たつ》すると、眼《め》に奇異《きゐ》のものを見《み》ることがある。即《すなは》ち、イ、光《ひかり》を見《み》ることがある。ロ、光《ひかり》の中《なか》に神物《しんぶつ》を見《み》ることがある。ハ、平日《へいじつ》未《いま》だ曾《かつ》て見《み》ざるところのものを始《はじ》めて見《み》ることがある。これらはすべて邪見《じやけん》の相《さう》であるから、棄《す》てゝしまはなければならぬ。若《も》しこれに對《たい》して奇特《きどく》の思《おもひ》を生《しやう》ずるときは、修道《しうだう》を破《やぶ》ることになるから注意《ちうい》を要《えう》する。

眼《め》に見《み》ざるも、心《こゝろ》に見《み》ることがある。心《こゝろ》に見《み》るとは、現實《げんじつ》の如《ごと》く心《こゝろ》に感《かん》ずることである。見《み》てこれを喜《よろこ》び、また見《み》ることを貪《むさぼ》るときには、道《みち》の妨《さまた》げとなる。

眼《め》に見《み》ざるも、耳《みゝ》に見《み》ることがある。耳《みゝ》に見《み》るとは、現實《げんじつ》の如《ごと》く耳《みゝ》に聞《き》くことである。勿論幻聽《もちろんげんちやう》ではない。イ、耳《みゝ》に一種《しゆ》の聲《こゑ》を聞《き》く。ロ、未來《みらい》の福《ふく》を說《と》く。ハ、未來《みらい》の災禍《さいくわ》に對《たい》して預言《よげん》する。妄《みだ》りにこれに耽《ふけ》るときは、等《ひと》しく道《みち》の妨《さまた》げとなる。

これら邪見《じやけん》の相《さう》をすべて魔事《まじ》といつてゐる。かゝる魔事《まじ》の相《さう》が發《はつ》したなら、假令《たとへ》見《み》ても強《し》いて見《み》ることを求《もと》めず、聞《き》けども強《し》いて自《みづか》ら聞《き》くことを求《もと》めず、知《し》れども強《し》いて自《みづか》ら知《し》らんことを求《もと》めず、よく正念《しやうねん》に住《ぢう》して毫《がう》も著心《ちやくしん》がなければ、魔《ま》と我《われ》とは何《なん》の交渉《かうせふ》をもたない。隨《したが》つて魔事《まじ》はおのづから消滅《せうめつ》すべきである。

また水火《すゐくわ》・刀兵《たうへい》、劫殺《かふさつ》、打罵等《だばとう》の災害《さいがい》が到《いた》つても、その心常《こゝろつね》に寂《じやく》にして動轉《どうてん》しない。これら、諸欲《しよよく》を斷《た》ち、邪見《じやけん》を離《はな》れ、災害《さいがい》に處《しよ》して亂《みだ》れないのを、よく己《おの》れを煉《ね》るといふべきである。

二、未《いま》だ道《みち》の要領《えうりやう》を得《え》ざるも、よく苦行《くぎやう》に堪《た》えて勤《つと》め求《もと》むるもの、奮勵努力《ふんれいどりよく》、久《ひさ》しきを經《へ》ても退《しりぞ》かざるものを煉《れん》といふ。

未《いま》だ道《みち》の要領《えうりやう》を得《え》ずとも、その志《こゝろざし》を立《た》てゝ師《し》を求《もと》め、道《みち》の精髓《せいずゐ》を體得《たいとく》するがよい。天《てん》地《ち》の間《あひだ》、富貴或《ふうきあるひ》は妻子《さいし》の如《ごと》きは、人《ひと》におのづからなる天分《てんぶん》があつて、求《もと》めても得《え》られないことがある。避《さ》けても免《まぬが》れ難《がた》いことがある。獨《ひと》り大道《たいだう》に至《いた》つてはさうではなく、奮勵努力《ふんれいどりよく》さへすれば、必《かなら》ずその志《こゝろざし》は酬《むく》ゐらるべきである。道《みち》なるものは、まことに人《ひと》の生來《せいらい》によるものではない。

三、心《こゝろ》にある慢心《まんしん》や邪見《じやけん》を除《のぞ》き、善《よ》きは人《ひと》に讓《ゆづ》つて、世智辨才《せちべんさい》に拘《とら》はれず、苟《いやし》くも道《みち》があると思《おも》つたならば、禮《れい》を盡《つく》してこれを求《もと》めるのを煉《れん》といふ。

凡《およ》そ學道《がくだう》に於《おい》てその眞《しん》を得《え》ないのは、自己《じこ》の假學問《かがくもん》に誇《ほこ》りて、他《た》の眞學問《しんがくもん》を聞《き》くことを敢《あへ》てしないからである。苟《いやし》くも道《みち》あると見《み》たなら、その人《ひと》たとへ無學《むがく》の道人《だうじん》であつても、厚《あつ》く弟子《ていし》の禮《れい》を取《と》り、弟子《ていし》の事《こと》を行《おこな》はば、どうして道《みち》を得《え》られぬことがあらう。

四、眼《め》に色《いろ》を見《み》ても、内《うち》に色《いろ》から來《く》る執著《しふちやく》をもたないのが煉《れん》である。

五、耳《みゝ》に聲《こゑ》を聞《き》いても、内《うち》に音聲《おんせい》から來《く》る妄想《まうざう》のないのが煉《れん》である。

六、こゝろに感《かん》ずることがあつても、内《うち》に思《おもひ》を起《おこ》して長《なが》く執著《しふちやく》しないのが煉《れん》である。

七、物《もの》を見《み》ても、内《うち》に醒《さ》めて迷《まよ》はないのが煉《れん》である。

日用平常如如。而先煉己純熟。則調藥。而得其所調。辨眞時。即得其眞時。運周天始終。如法升降。已有不得其先煉者。則施法之際。被舊習所弄。錯亂節序。故不得終其候也。

〔讀方〕日用平常如々《にちようへいじやうにょく》にして、而《し》かも先《ま》づ已《おの》れを煉《ね》つて純熟《じゆんじゆく》するときは、則《すなは》ち調藥《てうやく》してその所調《しよてう》を得《え》、眞時《しんじ》を辨《べん》じて、即《すなは》ちその眞時《しんじ》を得《え》、運周天《うんしうてん》の始終《しじう》に、法《はふ》の如《ごと》く升降《しようかう》す。已《す》でにその先煉《せんれん》を得《え》ざるものあり。則《すなは》ち施《し》法《はふ》の際《さい》、舊習《きうしふ》の所弄《しよろう》を被《かうむ》り、節序《せつじよ》を錯亂《さくらん》す。故《ゆゑ》にその候《こう》を終《を》ふることを得《え》ざるなり。

〔解説〕日常如々《にちじやうによく》とは、あるがまゝに任《まか》せて、自《じ》より心《こゝろ》を起《おこ》さず、他《た》より心《こゝろ》を動《うご》かされないことである。これ即《すなは》ち有《う》にして無《む》に還《かへ》り、無《む》にしてよく靈《れい》なる心境《しんきやう》である。重陽《ちようやう》はこの境《きやう》を「湛然不動《たんぜんふどう》、昏々黙々《こんくもくく》、絲毫《しがう》の念想《ねんさう》なし。」といつてゐる。これは康節《かうせつ》が「思慮《しりよ》未《いま》だ起《おこ》らず、鬼神《きしん》も知《し》るなし。」といへる境地《きやうち》で、他《た》によりて與《あた》へられたものではなく、自己《じこ》が自《じ》己《こ》のうちに建設《けんせつ》したところのものである。この點《てん》に於《おい》て、我《われ》は即《すなは》ち造化《ざうくわ》、造化《ざうくわ》は即《すなは》ち我《われ》といふことを得《う》るのである。かくて己《おの》れを煉《ね》つて純熟《じゆんじゆく》したならば、次《つぎ》の如《ごと》き効驗《かうけん》がある。

一、調藥《てうやく》に於《おい》てその所調《しよこう》を得《え》られる。これは精《せい》が發《はつ》して、煉《ね》るべき資料《しれう》を得《え》、またそれが必《かなら》ず成就《じやうじゆ》すべきを保《ほ》していつたのである。

二、眞時《しんじ》を辨《べん》ずるに、その眞時《しんじ》を得《え》られる。眞時《しんじ》とは藥産《やくさん》の時《とき》である。よく藥産《やくさん》の時《とき》を

呂祖、邱祖、費長房、佛陀の煉已

覺知《かくち》し、これを採取《さいしゆ》して誤《あやま》らないことである。

三、運周天《うんしうてん》の始終《しじう》、少《すこ》しも亂《みだ》るゝことなく、法《はふ》の如《ごと》く升降《しようかう》することを得《う》る。

これらはすべて、先《ま》づ已《おの》れを煉《ね》つた効果《かうくわ》である。これに反《はん》して未《いま》だ煉《ね》らざる者《もの》、煉《ね》つても未《いま》だ純熟《じゆんじゆく》せざる者《もの》に在《あ》りては、修法《しうはふ》の際《さい》、舊來《きうらい》の慣習《くわんしふ》にひかれ、または節序《せつじよ》を錯亂《さくらん》して、その工法《こうはふ》を全《まつた》くせずして終《をは》ることがある。節序《せつじよ》を錯亂《さくらん》するとは、究竟《きうきやう》、これを煉《ね》ることに於《おい》て熟《じゆく》せざるがためである。即《すなは》ち、イ、採封《さいほう》を知《し》つて運行《うんかう》を知《し》らず。ロ、升《しよう》を知《し》つて降《かう》を知《し》らず。ハ、升降《しようかう》を知《し》つて沐浴《もくよく》を知《し》らず。ニ、先天《せんてん》の炁《き》を知《し》つて後天《こうてん》の氣《き》を知《し》らず。ホ、炁《き》めぐつて神《しん》めぐらず。ヘ、周天《しうてん》を知《し》つて歸根沐浴《きこんもくよく》を知《し》らざるが如《ごと》くである。

世之好二金丹一者云。有二不レ煉レ已。而能成レ道者一。謬矣。煉レ已者在二於勤一。若不レ勤則道遙也。昔日呂祖被二正陽翁十試一。正念而不レ疑。又邱祖受二百難於重陽一。苦志而不レ懈。費長房靜坐。偶視二大石墜頂。不驚不動。此得煉己定心之顯案也。幷書以告同志。

〔讀方〕世《よ》の金丹《きんたん》を好《この》む者云《ものいは》く、己《おの》れを煉《ね》らずして能《よ》く道《みち》を成《な》す者《もの》なりとは謬《あやま》れり。己《おの》れを煉《ね》るは勤《きん》に在《あ》り。若《も》し勤《つと》めざるときは道遥《みちはる》かなり。昔日呂祖《せきじつりよそ》、正陽翁《しやうやうおう》に十たび試《こゝろ》みられ正念《しやうねん》して疑《うたが》はず。又邱祖《またきうそ》、百難《なん》を重陽《ちようやう》に受《う》け、苦志《くし》して懈《おこた》らず。費長房靜坐《ひちやうぼうせいざ》、偶々大石《たま／＼たいせき》の頂《ちやう》に墜《お》つるを視《み》れども、驚《おどろ》かず動《うご》かず。これ己《おの》れを煉《ね》つて心《こゝろ》を定《さだ》むることを得《え》たるの顯案《けんあん》なり。併《あは》せ書《しよ》して以《もつ》て同志《どうし》に告《つ》ぐ。

〔解說〕一類《るゐ》の金丹《きんたん》の說《せつ》を爲《な》す者《もの》がある。たとひ己《おの》れを煉《ね》らずとも、その要《えう》をだに得《う》れば道《みち》を成《じやう》ずることを得《う》ると、これはまことに謬《あやま》つてゐる。西王母《せいわうぼ》が「聲色止《せいしよくや》まざれば神淸《しんきよ》からず。思慮止《しりよや》まざれば心寧《こゝろやす》からず。心寧《こゝろやす》からざれば神靈《しんれい》ならず。神靈《しんれい》ならざれば道成《みちな》らず。」といつてゐるのも、煉己《れんき》の必要《ひつえう》を說《と》いたものである。己《おの》れを煉《ね》るには努力《どりよく》を必要《ひつえう》とする。努力《どりよく》を缺《か》くときは道《みち》を得《う》ることが遠《とほ》い。

昔日《せきじつ》、呂祖《りよそ》道《みち》を修《しう》するにあたつて、諸多《しよた》の誘惑《いうわく》があつたが、よくこれに堪《た》えて道《みち》を失《うしな》はなかつた。後《のち》六十四歳《さい》、正陽翁《しやうやうをう》のもとに於《おい》て道《みち》を修《しう》して、幾多《いくた》の試煉《しれん》に逢《あ》つても敢《あへ》て退轉《たいてん》せず、遂《つひ》によく道《みち》を成《じやう》ずるに至《いた》つた。

邱祖《きうそ》は重陽《ちようやう》の會下《ゑか》に於《おい》て學《きよ》んだ。重陽《ちようやう》は邱《きう》に命《めい》じて、常時《じやうじ》の食《しよく》として、殆《ほと》んど水《みづ》の如《ごと》き粥《かゆ》をすゝらしめた。邱《きう》は自《みづか》ら福力《ふくりよく》の小《せう》なるを知《し》つて、よく饑《うゑ》に堪《た》え、苦行《くぎやう》七年《ねん》に及《およ》んだ。その間《かん》諸種《しよしゆ》の魔難《まなん》にも遭遇《さうぐう》した。或《あるひ》は死《し》に直面《ちよくめん》すること二度《ど》。或《あるひ》は二次《じ》飛石《ひせき》の難《なん》に逢《あ》つて、その肋骨《ろくこつ》三枚《まい》を折《を》つた。或《あるひ》は險《けん》に臨《のぞ》んで臂膊《ひはく》を挫折《ざせつ》すること三たび。凡《およ》そこれらの諸難《しよなん》が夯至《たふし》したが、心《こゝろ》はこれが爲《た》めに寸毫《すんがう》も動《どう》ずることなく、よく道《みち》を精修《せいしう》した。

費長房《ひちやうばう》は靜坐《せいざ》してゐた際《さい》、大石《たいせき》が頂《ちやう》に墜《お》つるのを見《み》ても、自若《じじやく》として驚《おどろ》きもせず動《うご》きもしなかつた。

昔《むかし》、佛陀《ぶつだ》は菩提樹《ぼだいじゆ》下《げ》に坐《ざ》して道《みち》を成《じやう》ずるに際《さい》して、魔王破旬《まわうはじゆん》が百萬《まん》の魔衆《ましう》を率《ひき》ゐて、兵《へい》戈《くわ》を以《もつ》て佛陀《ぶつだ》を脅《おびや》かしたが、佛陀《ぶつだ》はそれがために少《すこ》しも動《どう》じなかつた。また魔女《まぢよ》は婬事《いんじ》をもつて佛陀《ぶつだ》を誘惑《いうわく》せんとした。佛陀《ぶつだ》はそれにも動《どう》じなかつた。そして佛陀自《ぶつだみづか》らいふ。「我《われ》は終《つひ》に起《た》つてこの坐《ざ》を離《はな》れず。」と。

これらはすべて己《おの》れを煉《ね》り、心《こころ》を定《さだ》むることを得《え》た事實《じじつ》で、修道者《しうだうしや》の以《もつ》て鑑《かゞみ》として仰《あふ》ぐべきである。併《あは》せ書《しよ》して同志《どうし》の人々《ひと〴〵》に告《つ》げる。

元精より藥物、金丹更らに大道に

第四章　小周天藥物直論

華陽曰。仙道元精喩㆓藥物㆒。藥物喩㆓金丹㆒。金丹喩㆓大道㆒。何喩之多也。

〔讀方〕華陽《くわやう》曰《いは》く、仙道《せんだう》は元精《げんせい》を藥物《やくぶつ》に喩《たと》へ、藥物《やくぶつ》を金丹《きんたん》に喩《たと》へ、金丹《きんたん》を大道《だいだう》に喩《たと》ふ。何《なん》ぞ喩《たとへ》の多《おほ》きや。

〔解説〕仙道《せんだう》に於《おい》て喩《たとへ》を用《もち》ふること極《きは》めて多《おほ》い。元精《げんせい》の一つにしても、藥物《やくぶつ》に喩《たと》へ、金丹《きんたん》に喩《たと》へ、大道《だいだう》に喩《たと》へてゐて、その名《な》の繁雜《はんざつ》なるに堪《た》えざるが如《ごと》くである。が、その要諦《えうてい》を捉《とら》へれば、案外簡易《あんぐわいかんい》なものである。神《しん》は、炁《き》が化成《くわせい》すると共《とも》に純化《じゅんくわ》する。炁《き》は精《せい》によりて生《しやう》ずるがゆゑに、精《せい》は仙道《せんだう》の至寶《しはう》である。故《ゆゑ》に仙道《せんだう》を成《じやう》ぜんと欲《ほつ》せば、先《ま》づその精《せい》を保《たも》つことを學《まな》べばよい。精《せい》が滿《み》つるに隨《したが》つて、炁《き》が生《しやう》ずる。この炁《き》を藥物《やくぶつ》に喩《たと》へてゐる。藥物《やくぶつ》もこれを煉《ね》つて以《もつ》て不動《ふどう》の境《きやう》即《すなは》ちその外《そと》に走《はし》つて漏《も》れない境《きやう》に達《たつ》すれば、金丹《きんたん》と名《な》づける。この金丹《きんたん》が成《な》つてこれを服《ふく》する、即《すなは》ち無漏《むろ》を證《しよう》しこれを受用《じゆよう》するに至《いた》れば、それこそ不生《ふしやう》不滅《ふめつ》の當體《たうたい》である。たとへ、天地《てんち》が壞《やぶ》るゝときがあつても、この眞《しん》は壞《やぶ》るゝことがない。故《ゆゑ》に大道《だいだう》と名《な》づける。

精は眞人長生の根

道藏經曰。精者妙物。眞人長生根。聖聖眞眞。莫レ不下由二此元精一以闡中名藥物上也。

〔讀方〕道藏經《だうざうきやう》に曰《いは》く、精《せい》は妙物《めうぶつ》、眞人長生《しんじんちやうせい》の根《こん》なり。聖々眞々《せい〳〵しん〳〵》、この元精《げんせい》によりて、以《もつ》て名《な》を藥物《やくぶつ》に闡《ひら》かざるはなし。

〔解說〕黃庭經《くわうていきやう》に「胎《たい》を留《とゞ》め、精《せい》を止《とゞ》むれば、以《もつ》て長生《ちやうせい》すべし。」といつてある。が、まことに精《せい》は至妙《しめう》の物《もの》、眞人長生《しんじんちやうせい》の根《こん》である。世人《せじん》に在《あ》りては人類繁殖《じんるゐはんしよく》の根原《こんげん》となつて、その造化《ざうくわ》の用《よう》測《はか》るべからざるものがある。が、これあるために、往々《わう〳〵》いろ〳〵の妄想《まうざう》を起《おこ》し、愛慾《あいよく》に溺《おぼ》れ、孽種《げつしゆ》を蒔《ま》くことが多《おほ》い。たゞ聖者《せいじや》が聖者《せいじや》に、眞人《しんじん》が眞人《しんじん》に、この元精《げんせい》を處理《しより》する方法《はうはふ》を傳《つた》へて來《き》て、これを藥物《やくぶつ》とし、以《もつ》て道《みち》を成《じやう》ずるの種子《しゆし》としたのである。正陽眞人《しやうやうしんじん》が「鉛汞兩味《えんこうりやうみ》の藥《くすり》を除了《ぢよれう》すれば、都《す》べて是《こ》れ愚夫《ぐふ》を哄了《こうれう》するなり。」といつたのも、精《せい》と神《しん》との關係《くわんけい》を指《さ》したのであつて、その重《おも》きは勿論《もちろん》精《せい》に在《あ》る。

夫藥物既歸二于元精一。而又曰二元炁一者何也。且此炁從稟受。隱二藏于炁穴一。及二其年壯炁動一。却有二向レ外拱レ關變化之機一者。即取二此變化之機一。廻光返照。凝レ神入二炁穴一。則無亦隨レ神還矣。

〔讀方〕夫《そ》れ藥物《やくぶつ》既《すで》に元精《げんせい》に根《ね》ざして、而《しか》してまた元炁《げんき》といふものは何《なん》ぞや。且《か》つこの炁《き》從《したが》つて稟受《ひんじゆ》し、炁穴《きけつ》に隱藏《いんざう》す。その年壯《としさう》に炁動《きうご》くに及《およ》んで、却《かへ》つて外《ほか》に向《むか》つて關《くわん》に拱《きよう》し變化《へんくわ》するの機《き》あるものは、即《すなは》ちこの變化《へんくわ》の機《き》を取《と》つて、廻光返照《ゑくわうへんせう》し、神《しん》を凝《こ》らして炁穴《きけつ》に入《い》るときは、則《すなは》ち炁《き》もまた神《しん》に随《したが》つて還《かへ》らん。

〔解説〕薬物《やくぶつ》と元精《げんせい》を煉《ね》るとすれば、更《さ》らに元炁《げんき》なる名《な》の必要《ひつえう》はない筈《はず》である。それにも拘《かゝは》らず、また別《べつ》に元炁《げんき》の名《な》があるは何《なん》ぞやといふに、同一《どう》の名《な》を用《もち》ふるよりも、別《べつ》の名《な》を用《もち》ひた方《はう》が都合《つがふ》がよいからである。また同一《どう》のものといつても、その性能《せいのう》に於《おい》て大《おほい》に異《こと》なつてゐるところがある。その大體《だいたい》に於《おい》ても、元精《げんせい》は動《どう》にして、元炁《げんき》は靜《せい》なるが如《ごと》き別《べつ》がある。ゆゑに、その動《うご》かないものに對《たい》して炁《き》と名《な》づけたのである。この炁《き》は、生《うま》れながらに天《てん》より稟受《ひんじゆ》して、誰《たれ》にも具《そな》はつてゐる。そしてそれは炁穴《きけつ》即《すなは》ち丹田《たんでん》に藏《かく》れてゐる。人《ひと》、十五六年《ねん》に達《たつ》すれば、丹田《たんでん》の炁《き》が稍《やうや》く動《うご》いて、暖融《だんゆう》の信《しん》が陽關《やうくわん》に至《いた》る。即《すなは》ち性的本能《せいてきほんのう》の刺戟《しげき》を感《かん》ずるやうになる。その時《とき》、修煉《しうれん》の方法《はうはふ》を知《し》らなければ、神《しん》（心《こゝろ》の神《かみ》）が性《せい》の刺戟《しげき》にさそはれて、情《じやう》（性慾《せいよく》）となつて、また陽關《やうくわん》に至《いた》る。神動《しんうご》き、炁《き》これに伴《ともな》ふて、炁《き》は婬精《いんせい》に變化《へんくわ》して、陽關《やうくわん》を經《へ》て流出《りうしゆつ》することになる。修道《しうだう》の士《し》は、この變化《へんくわ》の機《き》、即《すなは》ち炁《き》が婬精《いんせい》に變化《へんくわ》する機《き》轉を制《せい》して、回光返照《えくわうへんせう》する。かくてその外《そと》に走《はし》らんとする神《しん》を返《かへ》して、丹田《たんでん》に集中《しふちう》

陽關を閉して外藥を採る

させる。すると、炁《き》もまたその神《しん》に隨《したが》つて本原《ほんげん》に還《かへ》るのが常《つね》である。七悟禪師《こぜんじ》云《いは》く「神《しん》を凝《こ》らし、收《をさ》めてこの竅《けう》の中《なか》に入《い》る。則《すなは》ち炁《き》は神《しん》に隨《したが》つて往《ゆ》き、自然《しぜん》にこの竅《なう》に歸《き》す。」と。信《しん》なるかな。

故謂下之勒二陽關一調二外藥一。乃至調到中藥產神知上斯謂二之小藥一。又謂二之眞種子一。

〔讀方〕故《ゆゑ》にこれを陽關《やうくわん》を勒《ろく》し、外藥《ぐわいやく》を調《てう》じ、乃至《ないし》調《てう》じて藥產神知《やくさんしんち》に到《いた》るといふ。斯《こ》れこれを小藥《せうやく》といひ、またこれを眞種子《しんしゆし》といふ。

〔解說〕藥產《やくさん》に二景《けい》がある。景《けい》とは發相《はつさう》のことである。藥《くすり》が旣《す》でに生《しやう》じたるときは、內《うち》には融々《ゆうく》たる暖信《だんしん》が至《いた》る。卽《すなは》ち時《とき》が至《いた》りて神《しん》が知《し》るとは、この暖信《だんしん》をよく照察《せうさつ》することである。これを內景《ないけい》といふ。藥炁《やくき》外《そと》に馳《は》せて、陽擧《やうきよ》の如《ごと》き發相《はつさう》がある。これを外景《ぐわいけい》といふ。陽《やう》關《くわん》を勒《ろく》し、外藥《ぐわいやく》を調《てう》ずとは、陽關《やうくわん》を閉《と》ざして、外《そと》に走《はし》らんとする藥《くすり》を丹田《たんでん》に還《かへ》し、更《さ》らに

精は炁穴にのみ止つてゐない

内《うち》を観察《くわんさつ》して、薬産《やくさん》の時期《じき》の至《いた》つたのを知《し》る。かくの如《ごと》くにして産出《さんしゆつ》した薬物《やくぶつ》は、これを小薬《せうやく》と稱《しよう》してゐる、またこれを眞種子《しんしゆし》と稱《しよう》するのである。この小薬《せうやく》の名《な》は、ずつと以前《いぜん》にはなかつたのであるが、曹伍二眞人《さうごしんじん》の發見《はつけん》によりて、始《はじ》めて小薬《せうやく》の名《な》を命《めい》じたところから、後《のち》の修眞《しうしん》の士《し》がこれを襲用《しふよう》するやうになつたのである。小周天《せうしうてん》を行《ぎやう》ずるに先《さき》だつて採取《さいしゆ》した薬《くすり》を小薬《せうやく》と稱《しよう》するのである。かくてその修行《しゆぎやう》が熟達《じゆくたつ》して、遂《つひ》に無漏《むろ》を證《しよう》するに到《いた》つて、更《さ》らに大周天《だいしうてん》を行《ぎやう》ずる種子《しゆし》として薬《くすり》を採《と》る、これを大薬《たいやく》と稱《しよう》して、小周天《せうしうてん》の時《とき》と分《わか》つのである。小薬大薬《せうやくたいやく》の名《な》があるために、薬《くすり》を用《もち》ふる際《さい》に誤《あやまり》がなきことを得《う》るやうになつたのである。またこの小薬《せうやく》を眞種子《しんしゆし》といふのは、眞《しん》を修《しう》せんとする種子《しゆし》なるが故《ゆゑ》である。

因其有順逆之變化者。故曰元精元炁也。若不曰元精。則人不知調外薬。以混採混煉於周天。

〔讀方〕その順逆《じゆんぎやく》の變化《へんくわ》ある者《もの》に因《よ》る。故《ゆゑ》に元精元炁《げんせいげんき》といふなり。若《も》し元精《げんせい》といはずんば、則《すなは》ち人《ひと》、外藥《ぐわいやく》を調《てう》ずることを知《し》らず、以《もつ》て周天《しうてん》に混採混煉《こんさいこんれん》せん。

〔解説〕一つの精《せい》ではあるが、それに順逆《じゆんぎやく》の變化《へんくわ》があるので、その順《じゆん》なるを元精《げんせい》と名《な》づけ、その逆《ぎやく》なるを元炁《げんき》といつてゐる。精《せい》の赴《おもむ》くがまゝに任《まか》せたのを順《じゆん》といひ、丹《たん》を修《しう》するにあたつて、これに逆《さから》つて陽關《やうくわん》を閉塞《へいそく》して他《た》に漏《も》らさないので逆《ぎやく》といふのである。然《しか》し、元炁《げんき》のみを説《と》いて、元精《げんせい》を説《と》かざるときは、採取《さいしゆ》するに當《あた》つて、單《たん》に神《しん》を丹田《たんでん》に集中《しふちう》し、徒《いたづ》らに呼吸《こきふ》の風《かぜ》を送《おく》るが如《ごと》き誤《あやまり》に陷《おちい》ることがある。これを救《すく》ふために元精《げんせい》の名《な》を設《まう》けて、外《そと》に在《あ》る元精《げんせい》を收《をさ》めて爐内《ろない》に歸《かへ》らしむるの工法《こうはふ》を敎《をし》つたのである。これが所謂外藥《いはゆるぐわいやく》を調《てう》ずるのである。既《すで》に外藥《ぐわいやく》を調《てう》ずることを知《し》れば、妄《みだ》りに周天《しうてん》を行《ぎやう》じて、藥《くすり》なきに混採混煉《こんさいこんれん》するが如《ごと》きことはなくなる。藥《くすり》なきに先《ま》づ火《ひ》をめぐらすのを、譬喩《ひゆ》を設《まう》けて「風火空鐺《ふうくわくうたう》を煮《に》る。」と戒《いまし》めてある。鐺《たう》とは鍋《なべ》のことで、この場合鼎《ばあひかなへ》にあたる。かくの如《ごと》く空鐺《くうたう》を煮《に》たのでは、修煉《しうれん》の功《こう》が空《むな》しきばかりでなく、また氣《き》疲《つか》れ神倦《しんう》むの弊《へい》を免《まぬか》れない。かくて、藥《くすり》なく、丹田《たんでん》のうち空亡《くうぼう》に落《お》ちたならば、意《つひ》に小藥《せうやく》とすべき何《なに》ものもないことになる。

然古人但言二調藥一。而不レ言二調法一。不レ言二調所一。又不レ言二調時一。一調藥之虛名。在二於耳目之外一。未レ得レ師者。茫然無レ所レ下レ手。

〔讀方〕然《しか》して古人《こじん》たゞ調藥《てうやく》をいつて、調法《てうはふ》をいはず、調所《てうしよ》をいはず、また調時《てうじ》をいはず。一調藥《てうやく》の虛名《きよめい》、耳目《じもく》の外《ほか》に在《あ》り。未《いま》だ師《し》を得《え》ざる者《もの》、茫然《ばうぜん》として手《て》を下《くだ》すところなし。

〔解說〕古人丹《こじんたん》を修《しう》する方法《はうはふ》として、たゞ調藥《てうやく》を致《をし》へたるのみで、調法《てうはふ》をいつてゐない、調所《てうしよ》をもいつてゐない、また調時《てうじ》をもいつてゐない。それでは調藥《てうやく》の名《な》のみがあつて、調《てう》藥《やく》の要旨《えうし》は全《まつた》く耳目《じもく》の外《ほか》に在《あ》つて、その師《し》を得《え》ざる者《もの》に在《ち》りては、たゞ茫然《ばうぜん》として手《て》を下《くだ》すところがない。調法《てうはふ》とは何《なに》か、曰《いは》く陽初《やうはじ》めて動《うご》いたとき、專念《せんねん》、神《しん》を凝《こ》らしてよくこれを繼續《けいぞく》して、精《せい》を丹田《たんでん》に返《かへ》すことである。調所《てうしよ》とは何《なに》か。曰《いは》く炁《き》の融動《ゆうどう》する所《ところ》である。調《てう》時《じ》とは何《なに》か。曰《いは》く陽《やう》の擧《あぶ》るのを以《もつ》て信《しらせ》とし、調時《てうじ》を知《し》る。たとへ師《し》なしと雖《いへど》も、その要旨《えうし》を得《う》ることは出來《でき》る。

故我今直論之曰。既知調藥矣。則元精不外耗。而藥悉自有來機矣。此古聖不肯輕言直論。予明而顯之曰。未有知機而不採者。未有未調藥而先採者。如此或缺焉。是不得藥之眞故也。

〔讀方〕故《ゆゑ》に我今《われいま》これを直論《ちよくろん》して曰《いは》く、既《すで》に調藥《てうやく》を知《し》る。則《すなは》ち元精外耗《げんせいぐわいかう》せず。而《しか》して藥悉《やくき》おのづから來機《らいき》あり、これ古聖肯《こせいあへ》て輕言直論《けいげんちよくろん》せず。予明《よあきら》かにしてこれを顯《あら》はして曰《いは》く、未《いま》だ機《き》を知《し》つて採《と》らざる者《もの》はあらず、未《いま》だ調藥《こうやく》せずして先《ま》づ採《と》る者《もの》はあらず。かくの如《ごと》く或《あるひ》は缺焉《けつえん》たり。是《こ》れ藥《くすり》の眞《しん》を得《え》ざる故《ゆゑ》なり。

〔解説〕これら茫然《まうぜん》として手《て》を下《くだ》すところを知《し》らない人々《ひとびと》のために、簡單《かんたん》にこれを告《つ》げよう。既《す》でに調藥《てうやく》の方法《はうはふ》を知《し》つて、如實《によじつ》にこれを行《ぎやう》ずる限《かぎ》りは、もう元精《げんせい》をして外《そと》に耗散《かうさん》せしむることはなくなる筈《はず》である。から、直論《ちよくろん》すればわかるやうなもの〻、古聖《こせい》が輕々《かるがる》しく

藥の長ずるを待つて採取する

これを說述《せつじゆつ》せられないのは、蓋《けだ》し烝《き》藥《やく》の來《きた》るのは、力《ちから》を以《もつ》て致《いた》すのでもなく、智《ち》を以《もつ》て招《まね》ぐのでもない。たゞ神明《しんめい》おのづから來《きた》るのを待《ま》つべきもので、そは寧《むし》ろ明師《めいし》を得《え》て直授面《ちよくじゆめん》命《めい》によらざれば、誤《あやま》つて邪道《じやだう》に走《はし》るの虞《おそれ》あるからである。然《さ》れど、今《いま》すでにこれを明《あきら》かにした限《かぎ》りは、調藥《てうやく》の機《き》を知《し》つて採取《さいしゆ》せざるものはなく、調藥《てうやく》するに先《さきだ》つて、先《ま》づこれを採《と》る者《もの》はあるまい。然《しか》るに、修《しう》して往々《わうわう》その要《えう》を得《え》ざる者《もの》があるのは、未《いま》だその眞傳《しんでん》を得《え》ないところから、眞《しん》の藥《くすり》を得《う》る能《あた》はざる故《ゆゑ》であらう。

且欲レ得二藥之眞一者。惟賴二神之靜虛一。烝則生矣。冲虛謂二之動一而覺一。以レ此不レ懼不レ驚。待而後起。冲虛謂二之復覺一。此時即藥烝之辨機。不レ令二其順一而逆レ之。斯謂二之採藥一。

〔讀方〕且《か》つ藥《くすり》の眞《しん》を得《え》んと欲《ほつ》する者《もの》、たゞ神《しん》の靜虛《せいきよ》によつて、烝《き》則《すなは》ち生《しやう》ず。冲虛《ちうきよ》これを動《どう》にして覺《かく》といふ。これを以《もつ》て懼《おそ》れず驚《おどろ》かず、待《ま》つて後起《のちおこ》る。冲虛《ちうきよ》これを復覺《ふくかく》といふ。この時即《ときすなはち》ち藥炁《やくき》の辨機《べんき》、それをして順《じゆん》ならしめずしてこれに逆《むか》ふ。斯《こ》れこれを採藥《さいやく》といふ。

〔解說〕今《いま》、藥《くすり》の眞《しん》なるものを得《え》んと欲《ほつ》すれば、神《しん》をして靜虛《せいきよ》ならしめなければならぬ。かくすれば、元炁《げんき》がおのづから生《しやう》ずる筈《はず》である。混然子《こんぜんし》が「時至《ときいた》り炁化《きくわ》す。機動《きうご》き籟鳴《らいな》る。火《ひ》、臍下《さいか》より發《はつ》す。」といへるは、この發相《はつさう》を傳《つた》へたものである。火《ひ》、臍下《さいくわ》より發《はつ》すとあるので、丹田《たんでん》に暖信《だんしん》の至《いた》つた消息《せうそく》がよく解《かい》し得《え》ようと思《おも》ふ。これを沖虛《ちうきよ》は「動《どう》にして覺《かく》」といつてゐる。動《どう》とは炁《き》の動《どう》である。覺《かく》とは神《しん》が覺《さと》ることである。修道《しうだう》の士《し》、この藥產《やくさん》の景《けい》を見《み》れば、往々《わうわう》驚訝《きやうが》に堪《た》えず、或《あるひ》は懼《おそ》れ或《あるひ》は喜《よろこ》ぶこと甚《はなは》だしきために、心動《こゝろうご》いて神散《しんさん》ずることがある。かくては丹《たん》の成《じやう》ずる機《き》は永久《えいきう》に失《うしな》はれるかも知《し》れない。また陽《やう》の生《しやう》ずるのを餘《あま》り多《おほ》く期待《きたい》してゐるので、陽《やう》が生《しやう》じてもまだその微弱《びじやく》なるにも拘《かゝは》らず、強《し》いてこれを採取《さいしゆ》せんとする。かくては採取《さいしゆ》が餘《あま》り急《きふ》に過《す》ぎて、却《かへ》つて眞《しん》の藥《くすり》を得《う》ることが出來《でき》ない。要《えう》は、待《ま》つて後起《のちた》つといふやうに、藥炁《やくき》の十分《じふん》に到《いた》るのをためて後《のち》はじめて採取《さいしゆ》するを以《もつ》て適度《てきど》とする。沖虛《ちうきよ》はまたこの時機《じき》を「復覺《ふくかく》」といつてゐる。その時機《じき》の熟《じゆく》したのを待《ま》つて、そ

藥炁到らば周天の火を行ぜよ

の動《うご》くがまゝに順《したが》はないで、逆《ぎやく》にこれを修《しう》する。その順《じゆん》なるを出爐《しゆつろ》といひ、その逆《ぎやく》なるを歸爐《きろ》といふ。歸爐《きろ》卽《すなは》ち採藥《さやく》のことである。

鼎中既有藥炁。則有周天之火候。起刻漏之息。火以烹煉之。古人謂之升降也。然採得此藥來。斯固謂之金丹。卽可以行大周天之法。則小周天之造化。從此畢矣。

〔讀方〕鼎中《ていちう》すでに藥炁《やくき》あるときは、則《すなは》ち周天《しうてん》の火候《くわこう》あり。刻漏《こくろう》の息《そく》を起《おこ》し、火《ひ》以《もつ》てこれを烹煉《はうれん》す。古人《こじん》これを升降《しようかう》といふ。然《しか》してこの藥《くすり》を採得《さいとく》し來《きた》る。これまことにこれを金丹《きんたん》といふ。卽《すなは》ち以《もつ》て大周天《だいしうてん》の法《はふ》の行《ぎやう》ずべし。則《すなは》ち小周天《せうしうてん》の造化《ざうくわ》、これに從《したが》つて畢《をは》らん。

〔解說〕鼎卽《ていすなは》ち丹田《たんでん》に藥炁《やくき》が生《しやう》じた。こゝに於《おい》て周天《しうてん》の火候《くわこう》を起《おこ》すがよい。火《ひ》とは神《しん》のことである。神《しん》によりて炁《き》を身中《しんちう》にめぐらす。刻漏《こくろう》とは水時計《みづどけい》のことである。古昔《こせき》器《き》を以《もつ》て水《みづ》を點滴《てんてき》して時《とき》を計《はか》つたことがある、故《ゆゑ》に刻漏《こくろう》といふ、また漏刻《ろうこく》といふ。呼吸《こきふ》は水《みづ》の點滴《てんてき》して下《くだ》るが如《ごと》く、時《とき》を刻《きざ》んでこれを行《おこな》ふゆゑに、刻漏《こくろう》の息《そく》といふのである。その刻漏《こくろう》の息《そく》を起《おこ》し、火《ひ》によつて烹煉《ほうれん》する、即《すなは》ち小周天《せうしうてん》の法《はふ》である。古人《こじん》はこれを升降《しようかう》といつてゐる。かくて自由《じいう》に周天《しうてん》の法《はふ》を行《おこな》つて、この藥《くすり》を採取《さいしゆ》し得《う》れば、こゝに小周天《せうしうてん》の造化《ざうくわ》が完了《くわんれう》して、始《はじ》めて金丹《きんたん》が成《な》つたといふべきである。即《すなは》ち大周天《だいしうてん》の法《はふ》を行《ぎやう》ずるがよい。

余願同志者。休誤入于邪師。以淫精之邪藥。認爲眞藥。則非藥也。

〔讀方〕余《よ》同志《どうし》の者《もの》に願《ねが》ふ。誤《あやま》つて邪師《じやし》に入《い》ることを休《や》めよ。淫精《いんせい》の邪藥《じやゝく》をもつて、認《みと》めて眞藥《しんやく》と爲《な》さば、則《すなは》ち藥《くすり》にあらざるなり。

〔解說〕世《よ》に邪師《じやし》があつて、淫精《いんせい》をもつて眞藥《しんやく》として、これが服食《ふくしよく》を敎《をし》へてゐる者《もの》がある。これは全《まつた》く邪藥《じやゝく》である。願《ねが》はくは同志《どうし》の人々《ひとびと》この誤《あやま》りを踏襲《たふしふ》することのないやうに……。

爐鼎は我に在り

第五章　小周天鼎器直論

華陽曰。仙道以神炁二者。薰蒸封固。喩之曰爐鼎。如煉外藥者。以鉛汞燒煉之爐鼎也。悟之則在一身。迷之墮入別迷。故世因爐鼎之喩。而惑者衆矣。且有一等妄人。見爐鼎之喩。因誑人曰。以女人爲鼎。以淫姤爲藥。取男淫精女淫水敗血。爲服食。補身接命。殊不知誑人自誑。返墮棄其萬劫不可得之人身。又有愚夫。泥其迹象。專喜燒鉛煉汞。世莫不由鼎器誤也。

〔讀方〕華陽《くわやう》曰《い》ふ。仙道《せんだう》は神炁《しんき》二者《しや》をもつて、薰蒸封固《くんじようほうこ》、これを喩《たと》へて爐鼎《ろてい》といふ。外丹《ぐわいたん》を煉《ね》る者《もの》、鉛汞燒煉《えんこうせうれん》の爐鼎《ろてい》を以《もつ》てするが如《ごと》し。これを悟《さと》るときは則《すなは》ち一身《しん》に在《あ》り。これに迷《まよ》へば墮《だ》して別迷《べつめい》に入《い》る。故《ゆゑ》に世《よ》、爐鼎《ろてい》の喩《たとへ》によつて惑《まど》ふ者衆《ものおほ》し。且《か》つ一等《とう》の妄人《まうじん》あり。爐鼎《うてい》の喩《たとへ》を見《み》、因《よ》つて人《ひと》を誑《ちざむ》いて曰《いは》く、女人《によにん》を以《もつ》て鼎《てい》と爲《な》し、淫姤《いんこう》を以《もつ》て藥《くすり》と爲《な》し、男《をとこ》の淫精《いんせい》、女《をんな》の淫水敗血《いんすゐはいけつ》を取《と》つて服食《ふくしよく》と爲《な》し、補身接命《ほしんせつめい》す。殊《こと》に知《し》らず、人《ひと》を誑《ちざむ》き自《みづか》ら誑《あざむ》いて、返《かへ》つてその萬劫不可得《ばんごふふかとく》の人身《じんしん》を墮棄《だき》す。また愚夫《ぐふ》あり、その迹象《せきしやう》に泥《なづ》み、專《もつぱ》ら燒鉛煉汞《せうえんれんこう》を喜《よろこ》ぶ。世《よ》、鼎器《ていき》に由《よ》つて誤《あやま》らざるはなし。

〔解説〕仙道《せんだう》は神炁《しんき》二者《しや》を熏蒸封固《くんじようほうこ》して成《な》る。これを種々《しゆく》な方面《はうめん》より喩《たへ》へて爐鼎《ろてい》といつてゐる。丹《たん》は身《み》のうちに在《あ》つて、外《そと》にはない。それを知《し》らずして、只管外丹《ひたすらぐわいたん》を煉《ね》る者《もの》は、別《べつ》に鉛汞《えんこう》を燒煉《せうれん》する爐鼎《ろてい》があるものと思《おも》つてゐる。悟《さと》れば丹《たん》は一身《しん》に在《あ》りと知《し》るがゆゑに、爐鼎《ろてい》もまた身《み》のうちに求《もと》むるも、迷《まよ》へば別迷《べつめい》に墮《だ》して、何等《なんら》丹《たん》の成《な》るところなく、究竟身《きうきやうみ》を誤《あやま》るに至《いた》る。まことに、世《よ》の中《なか》には爐鼎《ろてい》の名《な》を聞《き》いて、その何《なん》たるを知《し》らずして惑《まど》ふ者《もの》が少《すくな》くない。

世《よ》に一種《しゆ》の妄人《まうじん》がある。爐鼎《ろてい》の喩《たとへ》によりて奇怪《きくわい》な說《せつ》をたてゝ人《ひと》を誑《あざむ》き身《み》を誑《あざむ》くものがある。その說《せつ》に曰《いは》く、女人《によにん》を鼎《てい》と爲《な》し、淫媾《いんかう》を藥《くすり》と爲《な》し、男《をとこ》の淫精《いんせい》、女《をんな》の淫水敗血《いんすゐはいけつ》をもつて服食《ふくしよく》と爲《な》し、これを以《もつ》て身《み》を補《おぎな》ひ、命《いのち》を延《の》ばすことを得《う》ると。これ所謂《いはゆる》、採戰女鼎閨丹《さいせんぢよていけいたん》の術《じゆつ》なるものである。その自然《しぜん》に悖《もと》り、究極《きうきよく》、性命《せいめい》を喪《うしな》ふに至《いた》ることはいふまでない。

また一類《るゐ》の愚夫《ぐふ》がある。身中《しんちう》もと眞鉛眞汞《しんえんしんこう》のあることを知《し》らず、その名《な》に拘泥《こうでい》して、鉛《えん》を燒《や》き汞《こう》を煉《ね》つて服食《ふくしよく》する。これはこれ凡鉛凡汞《ぼんえんぼんこう》である。かくの如《ごと》きは鼎器《ていき》の名《な》によりて誤《あやま》つたものである。

夫欲レ明二爐鼎一者。在二夫神炁之變機一。當二其始一也。精生外馳。以レ神入二精中一。則呼吸之氣。隨二神之號令一。攝二廻中宮一。混二合神炁一。神則爲レ火。而炁爲レ爐。欲レ令二此炁而藏伏一者。惟神之禁止。炁則爲レ藥。神爲レ爐。即古人所レ謂炁穴爲レ爐。是也。乃其採藥・運周天者。當二從炁穴坤爐而起火。升乾首以爲鼎。降坤腹以爲爐。即古人所謂。乾坤爲爐鼎者。是也。見神炁之起伏。而鼎器在是矣。然古人以神炁二者。借喩爐鼎。或以丹田爲爐。而以炁穴爲鼎者。或以坤爲爐。而以乾爲鼎也。一爐鼎之名目。紛紛引喩。故後人無以認眞。

〔讀方〕夫《そ》れ爐鼎《ろてい》を明《あきら》かにせんと欲《ほつ》せば、夫《か》の神炁《しんき》の變機《へんき》に在《あ》り。その始《はじめ》に當《あた》つては、精《せい》生《しやう》じ外《そと》に馳《は》す。神《しん》を以《もつ》て精《せい》の中《なか》に入《い》る。則《すなは》ち呼吸《こきふ》の氣《き》、神《しん》の號令《がうれい》に隨《したが》ふ。攝《せつ》して中宮《ちうきう》に廻《めぐ》らし神炁《しんき》に混合《こんがふ》す。神則《しんすなは》ち火《ひ》と爲《な》し、而《しか》して炁《き》を爐《ろ》と爲《な》す。この炁《き》をして藏伏《ざうふく》せしめんと欲《ほつ》するは、惟神《これしん》の禁止《きんし》のみ。炁則《きすなは》ち藥《くすり》と爲《な》し、神《しん》を爐《ろ》と爲《な》す。則《すなは》ち古人《こじん》の所謂《いはゆる》、炁穴《きけつ》を爐《ろ》と爲《な》す、是《こ》れなり。乃《すなは》ちその採藥《さいやく》、運周天《うんしうてん》は、まさに炁穴坤爐《きけつこんろ》に從《したが》つて火《ひ》を起《おこ》すべし。乾《けん》首《しゆ》に升《のぼ》つて以《もつ》て鼎《てい》と爲《な》し、坤腹《こんふく》に降《くだ》つて以《もつ》て爐《ろ》と爲《な》す。即《すなは》ち古人《こじん》の所謂《いはゆる》、乾坤《けんこん》を鼎器《ていき》と爲《な》すもの是《こ》れなり。神炁《しんき》の起伏《きふく》を見《み》、而《しか》して鼎器《ていき》こゝに在《あ》り。然《し》かも古人《こじん》神炁《しんき》二者《しや》をもつて、借《か》りて鼎器《ていき》に喩《たと》ふ。或《あるひ》は丹田《たんでん》を以《もつ》て爐《ろ》と爲《な》し、炁穴《きけつ》を以《もつ》て鼎《てい》と爲《な》す者《もの》あり。或《あるひ》は坤《こん》を以《もつ》て爐《ろ》と爲《な》し、而《しか》して乾《けん》を以《もつ》て鼎《てい》と爲《な》す。一鼎器《ていき》の名目《めうもく》にして、紛々《ふんふん》喩《ゆ》を引《ひ》く。故《ゆゑ》に後人《こうじん》以《もつ》て眞《しん》を認《みと》むることなし。

〔解説〕爐鼎《ろてい》の義《ぎ》たる、神炁《しんき》が變化《へんくわ》する諸相《しよさう》によりて、その適用《てきよう》を異《こと》にしてゐる。即《すなは》ち左《さ》の如《ごと》くである。

一、神炁《しんき》の升降《しようかう》をもつていへば、神炁《しんき》の升《のぼ》つた頂《いただき》を以《もつ》て鼎《てい》と爲《な》し、起止《きし》の部位《ぶゐ》、即《すなは》ち丹《たん》田《でん》をもつて爐《ろ》とする。

二、神炁《しんき》をもつていへば、神《しん》が火《ひ》であり、炁《き》が爐《ろ》である。その理由《りいう》は、丹《たん》を修《しう》する始《はじ》めに於《おい》て、精《せい》が生《しやう》ずることがあるとも、動《やゝ》もすれば他《た》に馳《は》せ、體外《たいぐわい》に流失《りうしつ》せんとする。これを防《ふせ》ぐために、神《しん》をもつて精《せい》の中《なか》に入《い》れ、呼吸《こきふ》の氣《き》が神《しん》の號令《がうれい》に從《したが》つて、中宮《ちうきう》即《すなは》ち丹田《たんでん》に攝入《せふにふ》して神炁《しんき》を混合《こんがふ》する。この場合《ばあひ》に於《おい》ては、神《しん》が炁中《きちう》に在《あ》るため、神《しん》は内《うち》に在《あ》つても、炁《き》は外《そと》を包《つゝ》んでゐると見《み》ることが出來《でき》る。依《よ》りて炁《き》を爐《ろ》と爲《な》し、神《しん》を火《ひ》となすのである。

三、炁《き》を藏伏《ざうふく》せしめ外《そと》に出《だ》さないやうにするとき、これを制《せい》するものは神《しん》である。この時《とき》には、炁《き》が藥《くすり》で、神《しん》が爐《ろ》である。

四、形《かたち》をもつていへば、丹田《たんでん》が爐《ろ》である。神炁《しんき》が共《とも》にこれに歸藏《きざう》するがゆゑである。卽《すなは》ち調藥《てうやく》の爐《ろ》である。

五、採藥周天《さいやくしうてん》に在《あ》りては、炁穴《きけつ》に於《おい》て火《ひ》を起《おこ》し、首腹《しゆふく》の間《あひだ》を升降《しようかう》する。ゆゑに乾首《けんしゆ》をもつて鼎《てい》と爲《な》し、坤腹《こんぷく》をもつて爐《ろ》とする。乾《けん》は上《うへ》に在《あ》れば鼎《てい》と爲《な》し、坤《こん》は下《した》に在《あ》れば爐《ろ》と爲《な》すのである。

かくの如《ごと》く、鼎器《ていき》の喩《ゆ》とするところの當體《たうたい》は、必《かなら》ずしも一定《てい》してゐない。神炁《しんき》の起伏升《きふくしよう》降《かう》があるので、鼎器《ていき》の名《な》がある。神炁《しんき》がなければ爐鼎《ろてい》はない。古人《こじん》は神炁《しんき》を藥《くすり》となすところより、更《さ》らにその時《とき》と處《ところ》とに從《したが》つて、爐鼎《ろてい》の名《な》を設《まう》けたのである。或《あるひ》は丹田《たんでん》（炁穴《きけつ》）を以《もつ》て爐《ろ》となすときがあるかとすれば、またこれを鼎《てい》とすることもある。或《あるひ》は坤卽《こんすなは》ち腹《ふく》をも

鼎々もと鼎なし

つて爐《ろ》とするのに對《たい》して、乾《けん》即《すなは》ち首《しゆ》を以《もつ》て鼎《てい》とすることもある。一つの鼎器《ていき》の名目《めうもく》に對《たい》して、かくの如《ごと》く喩《ゆ》を引《ひ》くことと紛々《ふんく》たるがゆゑに、後人《こうじん》が何《いづ》れを以《もつ》て眞《しん》と認《みと》むべきかに迷《まよ》ふやうになつた。

余若不㆓推明直論㆒。將何處煉㆑精。煉㆑藥。爲㆑結㆓金丹㆒也。此古聖皆不㆓輕露㆒。今予闡明。正合㆓呂祖所㆑謂眞爐鼎眞橐籥㆒。知㆓之眞㆒者。而後用㆓之眞㆒。用㆓之眞㆒者。而後證㆑果。得㆓其眞㆒矣。沖虛子不㆑云乎。鼎鼎原無㆑鼎。若不㆑明㆓火藥次第之妙用㆒。執㆓著身體㆒模索而爲㆓鼎器㆒者。則妄也。非㆓仙道金丹神炁自然之鼎器㆒也。

〔讀方〕余《よ》若《も》し推明直論《すゐめいちよくろん》せざれば、將何《はたいづ》れの處《ところ》にか精《せい》を煉《ね》り、藥《くすり》を煉《ね》つて、金丹《きんたん》を結《むす》ぶことをせん。これ古聖《こせい》皆《みな》輕《かる〴〵》しく露《あら》はさず。今《いま》、予《よ》闡明《せんめい》して、正《まさ》に呂祖《りよそ》の所謂眞爐鼎《いはゆるしんろてい》、眞《しん》槖籥《たくやく》に合《がつ》せん。これが眞《しん》を知《し》る者《もの》にして、而《しか》して後《のち》これが眞《しん》を用《もち》ふ。これが眞《しん》を用《もち》ふる者《もの》にして、而《しか》して後果《のちくわ》を證《しよう》し、その眞《しん》を得《え》ん。冲虚子《ちうきよし》いはずや、鼎鼎《ていく》もと鼎《てい》なし。若《も》し火藥《くわやく》次第《しだい》の妙用《めうよう》を明《あきら》かにせず、身體《しんたい》に執著《しふちやく》し、摸索《もさく》して鼎器《ていき》と爲《な》さば、則《すなは》ち妄《まう》なり。仙道金丹《せんだうきんたん》神炁自然《しんきしぜん》の鼎器《ていき》にあらず。

〔解說〕叙上《じよじやう》の次第《しだい》であるから、この際余《さいよ》がこれを明《あきら》かにして置《お》かなければ、後人何《こうじんなん》によりて精《せい》を煉《ね》り、藥《くすり》を煉《ね》り、更《さ》らに金丹《きんたん》を結《むす》ぶことを得《え》よう。精《せい》を煉《ね》るとは調藥《てうやく》の事《こと》である。藥《くすり》を煉《ね》るとは周天《しうてん》の事《こと》である。かくの如《ごと》くその喩《ゆ》を取《と》ることが紛々《ふんく》たるところから、古來《こらい》聖眞《せいしん》もこれを明示《めいじ》することをしない。今《いま》こゝに新《あら》たに說述《せつじゆつ》するところは、呂祖《りよそ》の所謂眞爐《いはゆるしんろ》鼎《てい》、眞槖籥《しんたくやく》である。この眞《しん》を知《し》る者《もの》にして、始《はじ》めてこれが眞《しん》を用《もち》ふることを得《う》る。これが眞《しん》を用《もち》ふる者《もの》にして、よく果《くわ》を證《しよう》し、その眞《しん》を得《う》るのである。冲虚子《ちうきよし》がいつてゐるのを聞《き》くがよい。曰《いは》く「鼎々《ていく》もと鼎《てい》なし。」と。鼎《てい》に定《さだ》まつた鼎《てい》はないことをいつたのである。若《も》し神炁《しんき》の關係《くわんけい》、火《くわ》（神《しん》）藥《やく》（炁《き》）次第《しだい》の妙用《めうよう》を明《あきら》かにしないで、たゞ身體《しんたい》に執著《しふちやく》し、想像《さうぞう》にまかせて指《さ》して鼎器《ていき》とするときは、妄《まう》といふべきである。仙道《せんだう》に於《おい》て、神炁《しんき》を煉成《れんせい》して金丹《きんたん》とする鼎器《ていき》は、自然《しぜん》に随《したが》つてその名《な》が與《あた》へらるゝのである。

第六章　風火經

第一節　序説

華陽集說風火經。

〔讀方〕藥陽《くわやう》集說《しつせつ》風火經《ふうくわきやう》。

〔解說〕風《かぜ》は升降往來《しようかうわうらい》の呼吸《こきふ》にして、煉丹《れんたん》の妙法《めうはふ》である。丹《たん》が成《な》るのは、實《じつ》にこの呼吸《こきふ》によるのである。古人《こじん》はこれを喩《たと》へて巽風《そんよう》といひ、或《あるひ》は喩《たと》へて橐籥《たくやく》といつてゐる。橐籥《たくやく》とはフイゴの事《こと》である。フイゴの鼓動《こどう》して風《かぜ》を生《しやう》ずるのに喩《たと》へたものである。火《ひ》は煉丹《れんたん》の主《しゆ》である。精《せい》を化《くわ》して炁《き》とするのは、全《まつた》くこの火《ひ》によるのである。

風火《ようくわ》は相伴《あひともな》ふて同《おな》じく用《もち》ゐなければならぬ。大丹《だいたん》は風火《ようくわ》によりて煉《ね》るべきである。古聖《こせい》、背《あへ》てこの關係《くわんけい》を明解《めいかい》することなく、また隱語《いんご》を用《もち》ひてあるために、世人《せじん》はこれを見《み》ても曉《さと》ることが出來《でき》ないで、漫然故事《まんぜんこじ》の如《ごと》く思《おも》つて、忽々《そうそう》に看過《かんくわ》する。それを詳《つまびら》かに說《と》くことは、天誡《てんかい》に違《たが》ふものといはれてゐる。要《えう》は「風火同煉《ふうくわどうれん》の機《き》」と稱《しよう》して、風火《ふうくわ》を併用《へいよう》することが、金丹《きんたん》の秘訣《ひけつ》である。往時《わうじ》の聖者眞人《せいじやしんじん》は、眞摯《しんし》に道《みち》を求《もと》むる以外《いぐわい》の人《ひと》には、嚴《げん》にこれを秘《ひ》して輕々《かるがる》しく傳《つた》へなかつた。余今《よいま》その舊套《きうたう》を破《やぶ》つてこれを世《よ》に告《つ》ぐるに當《あた》つて、敢《あへ》て臆說《おくせつ》を逞《たくま》しくすることなく、一々諸聖《しよせい》の隱語奧言《いんごあうげん》に基《もとづ》いて、その要旨《えうし》を探《さぐ》つてこれを記《き》することにした。隨《したが》つて、先《ま》づ諸聖《しよせい》の言《げん》を揭《かゝ》げ、その條下《でうか》に於《おい》て逐《ちく》一解說《かいせつ》することにした。庶幾《こひねがは》くは後人《こうじん》、一々本文《ほんぶん》に依據《いきよ》して解說《かいせつ》を參照《さんせう》すれば、風火同用《ふうくわどうよう》、次第不離《しだいふり》の妙旨《めうし》を悟《さと》ることを得《え》よう。

曰。仙佛成レ道是本性元神。不レ得二元精漏盡一。不レ能レ了レ道。還至二虛無一而超二劫運一。

〔讀方〕曰《いは》く、仙佛道《せんぶつだう》を成《じやう》ずる是《こ》れ本性《ほんしやう》、元神《げんしん》のみ。元精漏盡《げんせいろじん》を得《え》されば、道《みち》を了《れう》すること能《あた》はず。還《かへ》つて虚無《きよむ》に至《いた》つて劫運《こふうん》を超《こ》ゆ。

〔解說〕本性《ほんしやう》といふのも、元神《げんしん》といふのも、その名《な》こそ異《ことな》つてゐるが、その實《じつ》は一つである。佛《ぶつ》にはこれを性《しやう》といひ、仙《せん》にはこれを神《しん》といつたばかりである。元精漏盡《げんせいろじん》といふのも、先天《せんてん》の一炁《き》を對象《たいしやう》としたる修行《しゆぎやう》で、仙道《せんだう》の修行《しゆぎやう》に於《おい》て煉精化炁《れんせいくわき》といひ、また煉形《れんけい》ともいひ、佛道《ぶつだう》の修行《しゆぎやう》に於《おい》ては漏盡成《ろじんじやう》といひ、また慧命《ゑめう》ともいつてゐる。元精漏盡《げんせいろじん》を行《ぎやう》ぜざるときは、長《なが》く道《みち》を了《さと》ることが出來《でき》ない。要《えう》するにそれは根本《こんぽん》の心要《しんえう》を得《え》ないからである。心要《しんえう》とは何《なに》か虚無《きよむ》である。この虚無《きよむ》の關《くわん》を通過《つうくわ》すれば、よく長生《ちやうせい》の果《くわ》を得《え》て劫運《こふうん》を超《こ》ゆることを得《う》るであらう。然《しか》らざれば、たとへ五通《つう》（天眼《てんげん》、天耳《てんに》、他心《たしん》、宿命《しゆくめう》、神境《じんきやう》）を得《え》ても、最後《さいご》の一通《つう》（漏盡《ろじん》）を得《え》ざる限《かぎ》りは、一個《こ》の靈鬼《れいき》たるに過《す》ぎない。どうして如來《によらい》の妙道《めうだう》に契《かな》ふことを得《え》よう。

元精漏盡。不㆑得㆓風火㆒。則不㆑能㆓變化㆒而成㆑道。

〔讀方〕元精漏盡《げんせいろじん》、風火《ふうくわ》を得《え》ざれば、則《すなは》ち變化《へんくわ》して道《みち》を成《じやう》ずること能《あた》はず。

〔解説〕元精《げんせい》も漏盡《ろじん》も共《とも》に生機《せいき》をもつてゐる。されど、風火《ふうくわ》を得《え》ざる限《かぎ》りは、以《もつ》て烝《き》に化《くわ》することは出來《でき》ない。混然子《こんぜんし》の言《げん》に「人《ひと》の呼《こ》吸《きよ》する氣《き》を風《かぜ》と爲《な》す。そは爐鞴《ろび》（フイゴ）の抽動《ちうどう》するが如《ごと》くである。風《かぜ》は管《くわん》に生《しやう》じ、爐《ろ》火《くわ》はおのづから炎《ほのほ》を生《しやう》ずる。たえず心《しん》（火《ひ》）と息《そく》（風《かぜ》）とが互《たがひ》に扶《たす》けるときは、丹田《たんでん》はいつでも暖《あたゝ》かであらう。」と。風火《ふうくわ》の要《えう》を說《と》き得《え》て妙《めう》である。今日《こんにち》の禪僧《ぜんそう》は風火《ふうくわ》の訣《けつ》を知《し》つてゐない。で、たゞ空《むな》しく禪定《ぜんちやう》を修《しう》するのみである。かくの如《ごと》くでは、漏《ろ》盡《じん》の緒《しよ》さへ遂《つひ》に覗《うかゞ》ふことなく、惜《をし》むべし、空《むな》しく精《せい》を走漏《そうろう》させるのみである。余《よ》の從弟《じうてい》に、法名《はふみやう》源明《げんめい》、字《あざな》を道寛《だうくわん》と稱《しよう》する者《もの》、久《ひさ》しく金山《きんざん》に住《ぢう》してゐる。曰《いは》く「禪《ぜん》には風火《ふうくわ》を用《もち》ふるが如《ごと》き說《せつ》はない。たゞ自性《じしやう》を悟《さと》ればよい。必《かなら》ずしも他《た》を顧《かへりみ》る必《ひつ》要《えう》はない。」と。余《よ》はこれに對《たい》して左《さ》の如《ごと》くいつた。「既《す》でに走漏《そうろう》あれば、たとへ淫事《いんじ》を行《ぎやう》ぜ

修煉は風火に憑る

ずと雖《いへど》も、行《ぎやう》ずると異《ことな》つたところはない。楞嚴經《りようごんきやう》に「淫身《いんしん》、淫心《いんしん》、淫根《いんこん》が斷《だん》ぜざる限《かぎ》りは、砂石《しやせき》を蒸《む》して飯《はん》と成《な》さんとするが如《ごと》くである。百千萬劫《まんごふ》を經《へ》ても、たゞ熱沙《ねつしや》たるに過《す》ぎない。かくて修道《しうだう》をつゞけてゐては、必《かなら》ず魔道《まだう》に落《お》ちて、三途《づ》に輪轉《りんてん》して、終《つひ》に出《いづ》ることは出來《でき》ないだらう。」と。これによりて見《み》れば、禪敎《ぜんけう》と雖《いへど》も、風火《ふうくわ》の必要《ひつえう》を認《みと》めざることはない。たゞ如來《によらい》の風火《ふうくわ》の法《はふ》は、佛々《ぶつ〳〵》密《みつ》に傳《つた》へたるところのものである。若《も》し能《よ》くこれを用《もち》ふるときは、三種《しゆ》の淫事《いんじ》（淫身《いんしん》、淫心《いんしん》、淫根《いんこん》）は、一煉《れん》のもとに斷《だん》ずることが出來《でき》る。佛陀《ぶつだ》曰《いは》く「火化以後《くわくいご》、舍利《しやり》を收得《しうとく》す。」とは、火《ひ》を用《もち》ひて丹《たん》を成《じやう》ずる隱語《いんご》である。また「微風吹《びふうすゐ》動《どう》す。」ともいつてゐる。これは呼吸《こきふ》を用《もち》ふる訣《けつ》である。若《も》し夫《そ》れ佛々祖々《ぶつ〳〵そ〳〵》の親傳《しんでん》にあらざれば、どうしてこれを知《し》り得《え》よう。

故曰。修煉全憑ニ風火ニ耳。

〔讀方〕故《ゆゑ》に曰《いは》く、修煉《しうれん》は全《まつた》く風火《ふうくわ》に憑《よ》るのみ。

〔解說〕廣成子《くわうせいし》曰《いは》く、「息《そく》は風《ふう》なり」と。白玉蟾《はくぎよくせん》曰《いは》く「火《ひ》は神《しん》なり。」と。風火《ふうくわ》は隱語《いんご》である。息神《そくしん》は事實《じじつ》そのものである。これらは、すべて風火《ふうくわ》の何《なん》たるを傳《つた》へた秘訣《ひけつ》で、敢《あへ》て余《よ》が獨斷《だん》ではない。まことに修煉《しうれん》は、風火《ふうくわ》を離《はな》れて何《なに》もないといひ得《う》る。

風火の傳は聖眞の禁

往古聖眞。禁而不レ露。

〔讀方〕往古《わうこ》の聖眞《せいしん》、禁《きん》じてあらはさず。

〔解說〕往古《わうこ》の聖者眞人《せいじやしんじん》は、この風火《ふうくわ》を用《もち》ふることを禁《きん》じてあらはさなかつた。何《なん》となればそれは上天《じやうてん》の禁《きん》ずるところで、たゞ有德《うとく》の人《ひと》のみに傳《つた》へて、敢《あへ》て無德《むとく》の人《ひと》には傳《つた》へなかつた。這《これ》は是《こ》れ、死《し》の闇《やみ》を照破《せうは》し、宇宙無上《うちうむじやう》の靈寶《れいはう》を收得《しうとく》するの法《はふ》である。どうして輕心《けいしん》慢心《まんしん》の者《もの》に傳《つた》へ得《え》られよう。假令《たとひ》、これを傳《つた》へても、過《あやま》つて用《もち》ふるときは、小人《せうじん》は却《かへ》つて身《み》を破《やぶ》り、世《よ》を害《がい》するからである。

中古聖眞。略言ニ其始一。而人不レ究ニ其始一。往往搜ニ尋其中一。徒勞ニ精力一。不レ知ニ中宮周天之說一。

〔讀方〕中古《ちうこ》の聖眞《せいしん》、略《ほゞ》その始《はじ》めを言《い》へども人《ひと》その始《はじ》めを究《きは》めず。往々《わう〳〵》その中《なか》を搜尋《そうじん》して、徒《いたづ》らに精力《せいりよく》を勞《らう》して、中宮周天《ちうきうしうてん》の說《せつ》を知《し》らず。

〔解說〕降《くだ》つて中古《ちうこ》の聖眞《せいしん》は、略《ほゞ》その端緒《たんしよ》だけは開《ひら》いた。されど人《ひと》はこれを省《かへり》みず、その先《さき》に走《はし》つてこれを求《もと》めてゐる。かくては徒《いたづ》らに奔勞《ほんらう》するのみで、何《なに》も成《な》ることはないであらう。既《す》でにその端緒《たんしよ》だけは知《し》ることを得《え》ても、いまだ中宮周天《ちうきうしうてん》の說《せつ》は知《し》らない。

こゝに端緒《たんしよ》といへるは、微陽《びやう》の初《はじ》めて動《うご》くことである。これも古聖《こせい》は隱《かく》してあらはさなかつたものである。これ即《すなは》ち金丹造化《きんたんざうくわ》の根《こん》である。人若《ひとも》しこの端緒《たんしよ》だけでも明《あきら》かにされたことを幸《さいはひ》として、他《た》は自《みづか》ら啓發《けいはつ》しつゝ進修《しんしう》する深切《しんせつ》な志《こゝろざし》だにあつたならば、必《かなら》ず道《みち》を成《じやう》ずる筈《はず》である。近代《きんだい》と雖《いへど》も時《とき》に得道《とくだう》の高眞《かうしん》があつて、學者《がくしや》が下手《げしゆ》の處《ところ》を知《し》らないのを愍《あはれ》んで説示《せつじ》したものであるが、敢《あへ》てこれにそむいて、たゞ徒《いたづ》らに道《みち》を求《もと》めつゝ彷徨《はうくわう》するのである。随《したが》つて風火《ふうくわ》の説《せつ》の如《ごと》きは、未《いま》だ名目《めうもく》すら聞《き》くに及《およ》ばざるところである。また中宮《ちうきう》即《すなは》ち丹田《たんでん》に神《しん》を集中《しふちう》することや、周天《しうてん》に炁《き》をめぐらす説《せつ》の如《ごと》きは、彼等《かれら》の夢《ゆめ》にだも知《し》らざるところである。

或顯二于周天煉法一而隱二于採取中宮一。

〔讀方〕或《あるひ》は周天煉法《しうてんれんぽふ》に顯《あら》はし、採取中宮《さいしゆちうきう》に隱《かく》す。

〔解説〕或《あるひ》は秘訣《ひけつ》を周天煉法《しうてんれんぽふ》に顯《あら》はしても、採取中宮《さいしゆちうきう》に隱《かく》してある。中宮《ちうきう》とは煉丹《れんたん》の處《ところ》、即《すなは》ち丹田《たんでん》である、天心《てんしん》（神《しん》）の居《を》りどころである。神《しん》が天《てん》に在《あ》るのみでは、丹《たん》の成《な》ることはない。それが腹《はら》に下《さが》つて始《はじ》めて丹《たん》が成《な》るのである。人若《ひとも》しこの中宮《ちうきう》の消息《せうそく》を知《し》るときは、丹《たん》はおのづから成《な》るものである。蓋《けだ》し中《ちう》は、中外《ちうぐわい》の中《ちう》ではない、元闕消息《げんくつしようそく》の中《ちう》である。中《ちう》を「そのもの」と解《かい》すればあたつてゐる。この中《ちう》には、乾坤《けんこん》をも容《い》れ、日月《じつげつ》をも運行《うんかう》させる。眞種《しんしゆ》もこれによりて生《しやう》じ、升降《しようかう》もこれによりて行《おこな》はる。爐鼎《ろてい》もこれによりて立《た》ち、槖《たく》籥《やく》もこれによりて轉《てん》じ、藥物《やくぶつ》もこれによりて化《くわ》す。坎離《かんり》もこれによりて合《がつ》し（神炁《しんき》の合《がふ》一を意味《いみ》する）斗柄《とへい》もこれによりて尾《を》ざすのである。世人《せじん》若《も》し中宮《ちうきう》のみを知《し》つて、周天《しうてん》を知《し》らざるときは、炁《き》は一度《ど》は丹田《たんでん》に聚《あつま》つても、やがて散《さん》じてしまつて、遂《つひ》に丹《たん》を成《じやう》ずることは出來《でき》ない。沖虚《ちうきよ》いふ「藥《くすり》がすでに爐《ろ》（丹田《たんでん》）に歸《き》しても、續《つゞ》いて火《ひ》をめぐらさない限《かぎ》りは、眞炁《しんき》が斷《た》えてしまつて、長《なが》くつゞくことがない。また大藥《たいやく》を成《な》すことが出來《でき》ない。」と。

或顯二于採取中宮一而隱二于周天煉法一。

〔讀方〕或《あるひ》は採取中宮《さいしゆちうきう》に顯《あら》はし、周天煉法《しうてんれんぽふ》に隱《かく》す。

〔解說〕或《あるひ》は秘訣《ひけつ》を採取中宮《さいしゆちうきう》に顯《あら》はしても周天煉法《しうてんれんぽふ》に隱《かく》してある。周天《しうてん》は昇降《しようかう》のことである。時至《ときいた》つて藥産《くすりさん》すれば、陽炁《やうき》をめぐらして、地《ち》より天《てん》に昇《のぼ》らしむる。天《てん》は人《ひと》に在《あ》つて頭《かしら》である。その位《くらゐ》、上《うへ》に在《あ》るがゆゑに天《てん》といふ。陰符經《いんぷきやう》に「上《かみ》は潮元《てうげん》に湧《わ》き、靈陽宮《れいやうきう》に通《つう》じ、

火を說いて風を略す

また降下《かうか》して巽坤《そんこん》に通《つう》ず。」と在《あ》る。坤《こん》は人《ひと》に在《あ》つて腹《はら》である。位《ぐらゐ》、下《した》に在《あ》るので地《ち》といふ。混然子《こんぜんし》は曰《い》ふ「子《し》より巳《し》に至《いた》つて戊土《ぼど》を流《なが》し、督脈《とくみやく》より陽火《やうくわ》を進《すゝ》む。午《ご》より亥《がい》に至《いた》つて己《き》土《ど》をもちひ、任脈《にんみやく》より陰符《いんぷ》を退《しりぞ》く。」とは、周天《しうてん》の事《こと》である。或人《あるひと》の言《げん》に「周天《しうてん》に於《おい》て中宮《ちうきう》を知《し》らず、妄《みだ》りに自《みづか》ら火《ひ》を行《ぎやう》ずるときは、水火《すゐくわ》の空鐺《くうたう》を煮《に》ると何《なに》を以《もつ》てか異《こと》ならん。」といへるは、周天《しうてん》を知《し》つて、中宮《ちうきう》に藥《くすり》の生《しやう》じた機《き》を知《し》らざるを指摘《してき》したものである。冲虚子《ちうきよし》の言《げん》に「藥《くすり》の未《いま》だ爐《ろ》に歸《き》せざるに、而《し》かも先《ま》づ火《ひ》を行《ぎやう》ずれば、藥《くすり》は竟《つひ》に外《そと》に耗散《かうさん》して、我《わ》が有《いう》とはならない。」とはこの事《こと》である。

或顯二於火一。而秘二於風一。

〔讀方〕或《あるひ》は火《ひ》に顯《あら》はし、風《かぜ》に秘《ひ》す。

〔解説〕或《あるひ》は法《はふ》を火《ひ》に顯《あら》はして、風《かぜ》に秘《ひ》することもある。煉丹《れんたん》に火《ひ》は勿論必要《もちろんひつえう》であるが、風《かぜ》がなくては火《ひ》が熾《さか》んなるを得《え》ない。周天《しうてん》をめぐらすのは、風《かぜ》によつて火《ひ》を扇《あふ》ぐからであ

風を説いて火を略す

言の詳略

る。風《かぜ》は息《そく》である。巽風《そんぷう》ともいひ、母氣《ぼき》ともいひ、橐籥《たくやく》ともいつてゐる。みなわが呼吸《こきふ》のことである。

或顯二於風一。而秘二於火一。

〔讀方〕或《あるひ》は風《かぜ》に顯はし、火《ひ》に秘《ひ》す。

〔解説〕煉丹《れんたん》は火《ひ》をもつて精《せい》を煉《ね》るのである、火《ひ》は神《しん》である。汞《こう》ともいひ、日《ひ》ともいひ、烏《う》ともいひ、龍《りう》ともいつてゐる。皆我《みなわれ》の眞意《しんい》である。故《ゆゑ》に呼吸《こきふ》を用《もち》ひても、眞意《しんい》が伴《ともな》はない限《かぎ》りは、周天《しうてん》も行《おこな》はれないのである。故《ゆゑ》に、たとへ風《かぜ》に顯はしても、火《ひ》に秘《ひ》してあつては、丹《たん》を成《じやう》ずることは出來《でき》ない。されど、これは風《かぜ》といへば火《ひ》、火《ひ》といへば風《かぜ》と、學人《がくじん》をして省發《せいはつ》せしむるために、殊《こと》さらに他《た》の一面《めん》を隱《かく》したものと思《おも》ふ。

或有二言之簡而論之詳者一。皆宜二一一體玩一。不レ可二淺視一也。使下徒執二其偏見一。取中宗於妄人之口上者。何其誣耶。

〔讀方〕或《あるひ》は言《げん》の簡《かん》にして、論《ろん》の詳《しやう》なるものあり。皆宜《みなよろ》しく一々體玩《たいぐわん》すべし。淺視《せんし》すべからざるなり。徒《いたづ》らにその偏見《へんけん》に執《しふ》して、宗《そう》を妄人《まうじん》の口《くち》に取《と》らしむ。何《なん》ぞその誣《ぶ》なるや。

〔解説〕その言《げん》の簡《かん》なるもある、その論《ろん》の詳《しやう》なるもある。共《とも》に神炁《しんき》を用《もち》ふる外《ほか》に出《で》ない。道《みち》を學《まな》ぶ者《もの》は、皆《みな》一々これを體驗《たいけん》して見《み》る必要《ひつえう》がある。若《も》しこれを輕忽《けいこつ》にするときは丹道《たんだう》の秘《ひ》を得《う》ることが出來《でき》ない。また妄人《まうじん》の邪説《じやせつ》を聞《き》いて、これに隨喜《ずゐき》し、神炁同用《しんきどうよう》の炁《き》に就《つ》いて疑惑《ぎわく》を生《しやう》ずるが如《ごと》きことがあつてはならぬ。

余曰。覓レ法尋レ師問二正傳一。若無二眞訣一難レ成レ仙。穀精火到風吹化。
髓竅融通氣鼓煎。物擧潮來神伏定。情強性烈意和牽。青陽
洞裏須調二煉一。爐內鉛飛喜自然。

〔讀方〕余《よ》曰《いは》く、法《はふ》を覓《もと》めて師《し》を尋《たづ》ね正傳《しやうでん》を問《と》ふ。若《も》し眞訣《しんけつ》なくんば仙《せん》を成《な》し難《がた》し。穀精《こくせい》

火《ひ》到《いた》り風《かぜ》吹《ふ》いて化《くわ》す。髓竅《ずゐけう》融通《ゆうづう》し氣《き》鼓《こ》煎《せん》す。物《もの》擧《あが》り潮《うしほ》來《きた》る神伏定《しんぷくちやう》せよ。情《じやう》強《つよ》く性烈《せいはげ》しくして意《い》和《やはら》げ牽《ひ》け。青陽洞裏《せいやうとうり》須《すべか》らく調煉《てうれん》すべし。爐内《ろない》鉛《えん》飛《と》んで喜《よろこび》自然《しぜん》なり。

〔解説〕この詩《し》を現代語《げんだいご》にうつして見《み》た。「法《はふ》はいづこ、師《し》はいづこ、正《たゞ》しき傳《つた》へきかまほし。まことの口訣《くけつ》、若《も》しなくば、仙《せん》となること覺束《おぼつか》な。うまし精《せい》、火《ひ》にて煉《ね》り、風《かぜ》吹《ふ》きて化《くわ》す。髓竅《ずゐけう》の泉《いづみ》、とけてぬるむ、火《ひ》と風《かぜ》の惠《めぐ》みいたる。物擧《ものあが》り、潮滿《うしほみ》ち來《き》ぬ、今《いま》はこの時《とき》、神《じん》、まつろはせ。情《じやう》こはく、性烈《せいはげ》し、ひきとめて和《やは》らぐるは意《い》のつとめ。春《はる》あまねし、洞《とう》裏《り》の天《てん》、なごやかにとゝのへよ。爐《ろ》のうちの、鉛《なまり》は輕《かる》く上《のぼ》りめぐる、うちまかせた無我《むが》の味《あぢ》。」

師《し》をもとむるには、その始《はじ》めに於《おい》てよくその眞僞《しんぎ》を明《あきら》かにしなければならない。若《も》し師《し》にして風火《ふうくわ》を用《もち》ひずと說《と》くものがあれば、そは假道《かだう》であり、邪師《じやし》である。かゝる假道《かだう》を修《しう》したのでは、仙《せん》となることは不可能《ふかのう》である。

凡《およ》そ精《せい》は火《ひ》によりて化《くわ》し、火《ひ》は風《かぜ》によりてその用《よう》を爲《な》すのである。仙道《せんだう》は、この精《せい》に風《ふう》火《くわ》を加《くは》へて煉《ね》り上《あ》げ、以《もつ》て身《み》を養《やしな》ひ、氣力《きりよく》を助《たす》くるのである。世人《せじん》はこの精《せい》のために、却《かへ》つて志《こゝろざし》をそこない、壽《じゆ》を縮《ちゞ》める。髓竅《ずゐけう》は腎府《じんぷ》である。腎《じん》は水《みづ》に屬《ぞく》す。ゆえに髓竅《ずゐけう》の水《みづ》といふ。この水《みづ》よく融和《ゆうわ》して心身《しん〳〵》を補益《ほえき》するのは、風火《ふうくわ》の功《こう》によるのである。腎《じん》は元來人《ぐわんらいひと》を補《おぎな》ふの府《ふ》でありながら、却《かへ》つて人《ひと》の精華《せいくわ》は、これによつて耗散《かうさん》するのである。要《えう》は、道《みち》を修《しう》し、風火《ふうくわ》をもつて煉《ね》ることを知《し》らないからである。

物《もの》とは陽《やう》のことである。内《うち》に精《せい》が生《しやう》じて動《うご》くために、外《そと》の陽《やう》が擧《あが》るのである。その時《とき》を逸《いつ》せずに、神《しん》（心《こゝろ》の神《しん》）を以《もつ》て治《をさ》めなければならぬ。初生《しよせい》の時《とき》、直《たゞ》ちにこれを伏《ふく》するときは伏《ふく》し易《やす》いが、うちすてゝ置《お》くと、陽壯《やうさか》んに性《せい》が烈《はげ》しくなる。早《はや》く意《い》をもつて炁《き》のうちに入《い》れて、よくこれを和合《わがふ》せしむることを考《かんが》へなければならぬ。

洞《とう》とは炁穴《きけつ》のことである。炁穴《きけつ》のうちに春《はる》あまねく到《いた》つた。即《すなは》ち調藥《てうやく》の時《とき》である。精《せい》を化《くわ》して炁《き》に變化《へんくわ》せしむるために、緜々《めん〳〵》たる修煉《しうれん》を加《くは》へる。すると内《うち》の眞鉛《しんえん》、即《すなは》ち炁《き》は自然《しぜん》に上元《じやうげん》に潮《てう》するやうになる。その時《とき》、すべてを棄《す》てた無我《むが》の味《あぢ》を味《あぢは》ふことを得《う》る。

神炁交らざれば藥を採る能はず

物動いて直ちに火を行ず

第二節 行火

抑聞之玉芝書。曰。元黃若也無交姤。爭得陽從坎下飛。

〔讀方〕抑々《そもく》これを玉芝書《ぎよくししよ》に聞《き》くに、曰《いは》く、元黃若《げんくわうも》しまた交姤《かうこう》なければ、爭《いか》でか陽《やう》、坎下《かんか》より飛《と》ぶことを得《え》ん。

〔解說〕元《げん》は天《てん》である、黃《くわう》は地《ち》である。天《てん》は首《くび》で神《しん》の府《ふ》、地《ち》は腹《はら》で炁《き》の府《ふ》である。故《ゆゑ》に元《げん》黃《くわう》とは神炁《しんき》のことである。神炁若《しんきも》しよく交《まじは》らなければ、どうして藥《くすり》を採《と》ることを得《え》よう。陽《やう》、坎下《かんか》より飛《と》ぶとは、坎《かん》は北《きた》にして子《し》の位《くらゐ》である。子《し》は丹田《たんでん》の位置《ゐち》である。陽《やう》が丹田《たんでん》に生《しやう》ずるに喩《たと》へたものである。

冲虛子曰。有機一著。而後生藥以行火。

〔讀方〕冲虛子《ちうきよし》曰《いは》く、機《き》あり一著《ちやく》、而《しか》して後藥《のちくすり》を生《しやう》じ以《もつ》て火《ひ》を行《ぎやう》ず。

〔解說〕機《き》あり一著《ちやく》とは、微陽《びやう》が初《はじ》めて動《うご》き、藥《くすり》が生《しやう》じたことである。藥《くすり》が生《しやう》じたと見《み》たなら、すかさず、火《ひ》を行《ぎやう》じなければならぬ。火《ひ》を行《ぎやう》ずるとは、神《しん》をめぐらして周天《しうてん》の火《ひ》を行《ぎやう》ずることである。

行火の機

朱元育曰。晦朔之交。卽活子時。

〔讀方〕朱元育《しゆげんいく》曰《いは》く、晦朔《くわいさく》の交《かう》、卽《すなは》ち活子時《くわつしじ》。

〔解說〕活子時《くわつしじ》とは、陽《やう》の動《うご》いた時《とき》である。晦朔《くわいさく》の交《かう》とは、丹田《たんでん》の部位《ぶゐ》である。また靜寂《せいじやく》の極《きよく》から微陽《びやう》が發生《はつせい》したことは、晦朔《くわいさく》の交《かう》に、月《つき》の微光《びくわう》が生《しやう》ずるに喩《たと》へたとも見《み》ることが出來《でき》る。

陽動の時を捉へよ

覓元子曰。外腎欲擧之時。卽是身中活子時。

〔讀方〕覓元子《べきげんし》曰《いは》く、外腎擧《くわいじんあが》らんと欲《ほつ》するの時《とき》、卽《すなは》ち是《こ》れ身中《しんちう》の活子時《くわつしじ》なり。

〔解説〕外腎即《ぐわいじんすなは》ち陽《やう》のことである。その擧《あが》るのは、心《こゝろ》が情慾《じやうよく》のために動《うご》いたからではない。眞《しん》の無心《むしん》から生《しやう》じたのである。その生《しやう》ずる光景《くわうけい》には、或《あるひ》は急速《きふそく》なものがあり、或《あるひ》は緩漫《くわんまん》なものがある。そは一に機《き》の動《うご》きかたによるのである。これに反《はん》して、念《ねん》あつて擧《あが》つたのは邪法《じやはふ》である。これを煉《ね》るときは幻丹《げんたん》となつて、自他《じた》を害《そこな》ふ結果《けつくわ》を見《み》るから、深《ふか》く戒愼《かいしん》しなければならぬ。渾然問《こんぜんと》ふて曰《いは》く「若《も》し熟睡《じゆくすゐ》したとき、我知《われし》らず自《みづか》ら擧《あが》ることがある。その時偶然覺醒《ときぐうぜんかくせい》したとする。これを機《き》として採取《さいしゆ》したならば、また幻丹《げんたん》となる危《き》險《けん》はないか、どうか。」華陽《くわやう》いはく「熟睡《じゆくすゐ》したときは、自己《じこ》の心身《しんく》すらその存在《そんざい》を覺知《かくち》しない。その時《とき》、念《ねん》が何《いづ》れの處《ところ》にあらう。たとへば、幼兒《えうじ》の朘《さい》が起《た》つが如《ごと》くである。純陽祖師《じゆんやうそし》の言《げん》に「動《どう》には即《すなは》ち功《こう》を施《ほどこ》し靜《せい》には即《すなは》ち眠《ねむ》る」とは、この場合《ばあひ》に適合《てきがふ》する。また夏雲峰《かうんほう》がいつてゐる、「自然《しぜん》の時節《じせつ》、夢《ゆめ》のうちまた知《し》らしむ。」と。自然《しぜん》の時節《じせつ》とは、陽生《やうせい》の時《とき》、所謂活子時《いはゆるくわつしじ》である。夢裏《むり》に活子時《くわつしじ》の至《いた》ることもあるのを敎《をし》へたものである。但《たゞ》し夢中《むちう》に情《じやう》が動《うご》いての發相《はつさう》はこの限《かぎ》りではない。

兪玉吾曰。內煉之道。至簡至易。惟欲㆘降㆓心火㆒入㆗於丹田㆖耳。

〔讀方〕兪玉吾《ゆぎよくご》曰《いは》く、內煉《ないれん》の道《みち》は至簡至易《しかんしい》、たゞ心火《しんくわ》を降《くだ》して丹田《たんでん》に入《い》るゝことを欲《ほつ》するのみ。

〔解說〕內煉《ないれん》・即《すなは》ち自己《じこ》に具《そな》はつてゐる內藥《ないやく》、即《すなは》ち神炁《しんき》を煉《ね》ることである。その法《はふ》は至《いた》つて簡易《かんい》である。即《すなは》ち心火《しんくわ》を降《くだ》して丹田《たんでん》に入《い》るゝのみである。然《しか》るに人《ひと》は邪說《じやせつ》に惑《まど》はされてこの簡易《かんい》の正道《せいだう》を信《しん》ずることが出來《でき》ない。まことに傷《いた》むべきことである。

又曰。腎屬㆑水。心屬㆑火。火入㆓水中㆒則水火交媾。

〔讀方〕又曰《またいは》く、腎《じん》は水《みづ》に屬《ぞく》し、心《しん》は火《ひ》に屬《ぞく》す。火《ひ》、水中《すゐちう》に入《い》るときは、則《すなは》ち水火交媾《すゐくわかうこう》す。

〔解說〕腎《じん》は水《みづ》に配《はい》し、心《しん》を火《ひ》に配《はい》する。水《みづ》は易《えき》に於《おい》て坎《かん》と爲《な》し、火《ひ》は離《り》と爲《な》す。心腎《しんじん》は坎離《かんり》の體《たい》である。神炁《しんき》は坎離《かんり》の用《よう》である。その用《よう》たる、神《しん》をもつて炁《き》のうちに入《い》れ、相交《あひまじ》はつて藥《くすり》が成《な》るのである。この腎《じん》なるものは、所謂腎臟《いはゆるじんざう》のことではなく、特別《とくべつ》には内腎《ないじん》と稱《しよう》するもので、臍下《さいか》に在《あ》る。即《すなは》ち神炁《しんき》の交會《かうくわい》するところである。その部位《ぶゐ》を正《たゞ》しくいへば、臍《へそ》より腎《じん》へ一線《せん》を引《ひ》いて、前《まへ》より七分《ぶ》、うしろより三分《ぶ》のところより垂直《すゐちよく》に少《すこ》しく降《くだ》つた假想《かさう》のところである。

六祖壇經曰。有情來下レ種。

〔讀方〕六祖壇經《そだんきやう》に曰《いは》く、有情來《うじやうきた》つて種《しゆ》を下《くだ》す。

〔解説〕有情《うじやう》とは、欲念《よくねん》の情《じやう》ではない。妙道中《めうだうちう》の元炁《げんき》が萌動《ほうどう》したものである。龍牙禪師《りうがぜんじ》の偈頌《げじゆ》に「人情濃厚《にんじやうのうこう》にして道情微《だうじやうび》なり。道《みち》に人情《にんじやう》を用《もち》ふ世《よ》豈知《あにし》らんや。空《むな》しく人情《にんじやう》ありて道《だう》用《よう》なし。人情能《にんじやうよ》く得《え》ん幾多《いくた》の時《とき》。」とはこのことである。始《はじ》めに人情濃厚《にんじやうのうこう》とある人情《にんじやう》は、欲《よく》念《ねん》のことである。この人情《にんじやう》は道《みち》を妨《さまた》げるので、道情微《だうじやうび》なりといつたのである。さりながら、道《みち》ではその人情《にんじやう》によつて解脱《げだつ》を得《う》るのである。この秘密《ひみつ》は、恐《おそら》くは世《よ》の人《ひと》は知《し》るまい。ただ人情《にんじやう》のみがあつて道《みち》の用《よう》がなければ、人情《にんじやう》によつて救《すく》はれることはない。この人情《にんじやう》なるものは、六祖《そ》壇經《だんきやう》に所謂《いはゆる》有情《うじやう》である。

元育曰。要レ覓二先天眞種子一。須下從二混沌一立中根基上。

〔讀方〕元育《げんいく》曰《いは》く、先天《せんてん》の眞種子《しんしゆし》を覓《もと》めんと要《えう》せば、須《すべか》らく混沌《こんとん》より根基《こんき》を立《た》つべし。

〔解説〕古人《こじん》の言《げん》に、眞種子《しんしゆし》とは必《かなら》ずしも一つに限《かぎ》つたものではない。神《しん》も眞種子《しんしゆし》である。炁《き》も眞種子《しんしゆし》である。と。これは妄説《まうせつ》である。元學正宗《げんがくせいそう》に云《いは》く「混沌《こんとん》とは天地合璧《てんちがつぺき》の象《しやう》である。人《ひと》に在《あ》りては神炁會合《しんきくわいがふ》の時《とき》である。」と。先天《せんてん》の眞種子《しんしゆし》を求《もと》めようとするには、その眞《しん》種子《しゆし》の父母《ふぼ》を求《もと》めなければならぬ。天地《てんち》といへば神炁《しんき》のことである。天地《てんち》は種子《しゆし》の父母《ふぼ》である。父母交《ふぼまじは》つて子《こ》が生《しやう》ずる。神炁交《しんきまじは》つて、その種子《しゆし》が生《しやう》ずる。神炁《しんき》の交《まじは》るのは、所謂混《いはゆるこん》沌《とん》の時《とき》である。それは卽《すなは》ち先天《せんてん》の時《とき》である。故《ゆゑ》に先天《せんてん》の種子《しゆし》を求《もと》めんとすれば、神《しん》が炁《き》の中《なか》に入《はい》つた時《とき》に遡《さかのぼ》つて、その根源《こんげん》を求《もと》めなければならない。

南辰、北辰の位に入る

正陽祖師曰。南辰移入ニ北辰位一。

〔讀方〕正陽祖師《せいやうそし》曰《いは》く、南辰《なんしん》移《うつ》つて北辰《ほくしん》の位《くらゐ》に入《い》る。

〔解説〕南《みなみ》とは午《うま》の位《くらゐ》である。人《ひと》に在《あ》りては首《くび》である。神《しん》その處《ところ》に居《ゐ》る。故《ゆゑ》に南辰《なんしん》とは神《しん》のことである。北辰《ほくしん》とは子《ね》の位《くらゐ》である。人《ひと》に在《あ》りては腹《はら》であり、炁《き》である。故《ゆゑ》にこれは神《しん》移《うつ》つて炁穴《きけつ》に入《い》ることをいつたのである。杏林《きやうりん》曰《いは》く「神《しん》を以《もつ》て炁《き》のうちに歸《き》すれば、丹道《たんだう》自然《しぜん》に成《な》る。」と。

太陽太陰を伏す

純陽祖師曰。我悟ニ長生理一。太陽伏ニ太陰一。

〔讀方〕純陽祖師《じゆんやうそし》曰《いは》く、我《われ》長生《ちやうせい》の理《り》を悟《さと》る。太陽《たいやう》、太陰《たいいん》を伏《ふく》す。

〔解説〕長生《ちやうせい》とは炁《き》である。よく元炁《げんき》を用《もち》ふるの理《り》を悟《さと》るのは外《ほか》でもない。太陽《たいやう》が太陰《たいいん》を伏《ふく》するの訣《けつ》を知《し》つたからである。道《みち》とは我《わ》が身内《しんない》の陰陽《いんやう》のことで、外《そと》より來《きた》つたものではない。許旌陽《きよせいやう》曰《いは》く「大丹《だいたん》若《も》し日月光《じつげつひかり》を交《まじ》へ、乾坤合體《けんこんがつたい》によらざる限《かぎ》りは、何《なに》によりて成《な》すことを得《え》よう。」といつてゐる。蓋《けだ》し太陽《たいやう》とは心《こゝろ》の神《しん》である。太陰《たいいん》とは腎《じん》の炁《き》である。伏《ふく》すとは神《しん》をもつて炁《き》を伏《ふく》するのである。炁《き》を伏《ふく》すとは、炁《き》をして縦《ほし》いまゝに動《うご》いて淫精《いんせい》と化《くわ》せしむることを爲《な》さず、これを修《しう》して丹《たん》を成《じやう》ずることである。

覓元子曰。始則汞投ュ鉛窟。

〔讀方〕覓元子《べきげんし》曰《いは》く、始《はじ》めは則《すなは》ち汞《こう》を鉛窟《えんくつ》に投《とう》ず。

〔解說〕程先生《ていけいせい》曰《いは》く「鉛《えん》、汞《こう》を得《え》て相親《あひした》し。」と。鉛《えん》も、汞《こう》も、我《わ》が神炁《しんき》に外《ほか》ならない。神《しん》を汞《こう》に喩《たと》へ、炁《き》を鉛《えん》に喩《たと》へてある。呂祖《りよそ》が「鉛《えん》を用《もち》ひず、汞《こう》を用《もち》ひず、還丹《げんたん》は須《すべか》らく爐中《ろちう》の種《しゆ》より得《う》べし。」と。炁《き》や神《しん》を單獨《たんどく》に用《もち》ひたのではない。炁《き》と神《しん》と爐中《ろちう》（丹田《たんでん》）に於《おい》て相《あひ》合《がつ》して發生《はつせい》したる陽《やう》を用《もち》ふるのである。こゝに汞《こう》を鉛窟《えんくつ》に投《とう》ずとあるのも、同意義《どういぎ》である。神《しん》をもつて炁《き》の中《なか》に投《とう》ずるときは、炁《き》が下《した》に洩《も》るゝことがない。水銀《すゐぎん》と鉛《なまり》と相制《あひせい》して動《うご》か

靈烏桂柯に宿す

太陽、月明の中に在り

ざるが如《ごと》くである。呂祖《りよそ》またいふ「爐《ろ》を安《やす》んじ鼎《てい》を致《いた》す全《まつた》く周圓《しうゑん》、須《すべか》らく汞《こう》を得《え》て去《さ》つて鉛《えん》に投《とう》ずべし。」旌陽《せいやう》云《いは》く「鉛《えん》、汞《こう》によりて伏《ふく》す。」と。

海蟾翁曰。先賢明露㆓丹臺旨㆒。幾度靈烏宿㆓桂柯㆒。

〔讀方〕海蟾翁《かいせんをう》曰《いは》く、先賢明《せんけんあき》らかに丹臺《たんだい》の旨《むね》を露《あら》はす。幾《いく》たびか靈烏《れいう》、桂柯《けいか》に宿《しゆく》す。

〔解說〕丹臺《たんだい》とは煉丹《れんたん》の家《いへ》をいふのである。靈烏《れいう》とは心中《しんちう》の神《しん》である。桂柯《けいか》とは心中《しんちう》の炁《き》である。神《しん》が炁《き》に投《とう》ずることは、時數《じすう》に拘《かゝ》はらず、時《とき》に來《きた》り、時《とき》に宿《しゆく》するがよい。この修行《しゆぎやう》は斷《た》えず繼續《けいぞく》すべしと敎《をし》へたのである。

旌陽祖師云。與㆑君說㆓破我家風㆒。太陽移在㆓月明中㆒。

〔讀方〕旌陽祖師《せいやうそし》云《いは》く、君《きみ》がために我《わ》が家風《かふう》を說破《せつは》す。太陽移《たいやうう》つて月明《げつめい》の中《なか》に在《あ》り。

〔解說〕太陽《たいやう》を神《しん》に喩《たと》へ、月明《げつめい》を炁《き》に喩《たと》へたのである。太陽《たいやう》、月明《げつめい》のうちに移《うつ》るとは、神《しん》炁《き》相合《あひがつ》することである。望江南云《ばうかうなんいは》く「日精《じつせい》若し月華《げつくわ》に合《がつ》すれば、おのづから眞鉛《しんえん》あつて出《しゆつ》世《せい》し來《きた》る。」といふのも、これである。

李眞人曰。金丹大要不ㇾ難ㇾ知。妙在二一陽下手時一。

〔讀方〕李眞人曰《りしんじんいは》く、金丹《きんたん》の大要《たいえう》知《し》り難《がた》からず、妙《めう》は一陽《やう》下手《げしゆ》の時《とき》に在《あ》り。」

〔解說〕金丹《きんたん》の大要《たいえう》を知《し》ることは簡單《かんたん》である。陽《やう》が生《しやう》じたときに煉《ね》ればよい。世《よ》の學道《がくだう》の人《ひと》、丹經《たんきやう》の文《ぶん》に惑《まど》はされて、簡單《かんたん》なる眞訣《しんけつ》を知《し》ることが出來《でき》ない。で、却《かへ》つて古人《こじん》が明言《めいげん》を避《さ》けたものと思《おも》つてゐる。然《しか》し、こゝに引《ひ》いた先賢《せんけん》の言《げん》を讀《よ》んでも、神炁《しんき》同用《どうよう》の旨《むね》を知《し》つてゐる者《もの》には、よくわかることである。先賢《せんけん》はどうかしてこれをわからせようと、種々《しゆぐ》に言《い》ひかへたのであるが、學道《がくだう》の人《ひと》は、それを自身《じしん》の體驗《たいけん》に徴《ちよう》することを知《し》らないから、それらの敎《をしへ》もかくれてしまふことになる。つまり陽生《やうせい》の時《とき》が、下手《げしゆ》の時《とき》になると悟《さと》ればよい。眞陽《しんやう》云《いは》く「先天《せんてん》の炁《き》が丹田《たんでん》に祕藏《ひざう》されてゐて、時《とき》として動《うご》くことがある。然《しか》しそれは無形《むけい》のもので、直接《ちよくせつ》に覺知《かくち》することは出來《でき》ない。無形《むけい》とはいへ、有形《いうけい》のものについて用《よう》をなすもので、陽生《やうせい》の時《とき》に現《あらは》れるのである。それによりて炁《き》の動《うご》いたことを知《し》つたがよい。」と。この敎《をし》へはまことに懇切《こんせつ》をきはめてゐる。守陽《しゆやう》云《いは》く「神《しん》を凝《こ》らしてこの炁穴《きけつ》に入《い》り、神《しん》、身中《しんちう》に返《かへ》つて、炁《き》おのづからめぐる。」と。これは調藥《てうやく》と周天《しうてん》の事《こと》をいつたものである。

重陽祖師曰。純陰之下。須㆓是用㆑火煆煉㆒。方得㆓陽炁發生。神明自來㆒。

〔讀方〕重陽祖師《ぢようやうそし》曰《いは》く、純陰《じゆんいん》の下《した》、須《すべか》らく是《こ》れ火《ひ》を用《もち》ひて煆煉《たんれん》すべし。方《まさ》に陽炁發生《やうきはつせい》して、神明《しんめい》おのづから來《きた》るを得《え》ん。

〔解説〕中年《ちうねん》の人《ひと》、精耗散《せいかうさん》して藥少《くすりすくな》きゆゑ、直《たゞ》ちに採取《さいしゆ》することは出來《でき》ない。故《ゆゑ》に先《ま》づ火《ひ》をもつて煆煉《たんれん》しなければならぬ。かくすれば、藥《くすり》も採《と》ることが出來《でき》よう。陽炁《やうき》の發生《はつせい》も、神明《しんめい》おのづから來《きた》るも、同意義《どういぎ》である。冲虚《ちうきよ》云《いは》く「機《き》あり先《ま》づ一著《ちやく》、而《しか》して後藥《のちくすり》を生《しやう》じ以《もつ》て火《ひ》を行《ぎやう》ず。」とあるのも、第《だい》一著《ちやく》に陽擧《やうきよ》を見《み》、然《しか》る後《のち》藥《くすり》探《と》るべく、火《ひ》行《ぎやう》ずべきことをいつたものである。兪玉吾《ゆぎよくご》が「天《てん》、地中《ちちう》に入《い》り、これをもつて藥《くすり》を産《さん》す。」と。また參照《さんせう》すべきである。

眞鉛は風によりて産す

第三節　用　風

又聞ニ之龍眉子。曰。風輪激動産ニ眞鉛一。都因ニ靜極還生ス動。

〔讀方〕またこれを龍眉子《りうびし》に聞《き》く。曰《いは》く、風輪激動《ふうりんげきどう》して眞鉛《しんえん》を産《さん》す。すべて靜極《せいきよく》まつて還《かへ》つて動《どう》を生《しやう》ずるに因《よ》る。

〔解説〕上文《じやうぶん》には火《ひ》を用《もち》ふる方面《はうめん》の事《こと》を說《と》いたものが多《おほ》く、風《かぜ》を用《もち》ふる一面《めん》は、未《いま》ださう力說《りきせつ》されてなかつた。以下《いか》、風《かぜ》の妙用《めうよう》を說《と》いた先哲《せんてつ》の言《げん》を集《あつ》めた。

棲雲先生《せいうんせんせい》曰《いは》く「火《ひ》、風《かぜ》を得《え》ざれば灼《しやく》せず。」と。まことにその通《とほ》りである。眞鉛《しんえん》の産《さん》せらるゝも、火《ひ》によるからである。火《ひ》の用《よう》あるは、風《かぜ》がこれを激動《げきどう》するからである。故《ゆゑ》に、眞《しん》鉛《えん》の産《さん》せらるゝのは、風輪《ふうりん》が激動《げきどう》するによるともいひ得《う》るのである。鉛《えん》を産《さん》すとは、藥炁《やくき》の生《しやう》ずる時《とき》である。還《かへ》つて動《どう》を生《しやう》ずとは、藥産《やくさん》の時即《すなは》ち採藥《さいやく》の時《とき》である。

入藥鏡曰。起㆓巽風㆒運㆓坤火㆒。

〔讀方〕入藥鏡《にふやくきやう》に曰《いは》く、巽風《そんぷう》を起《おこ》し、坤火《こんくわ》を運《めぐ》らす。

〔解說〕巽風《そんぷう》とは呼吸《こきふ》を喩《たと》へていふ。火《ひ》は元炁《げんき》である。元炁《げんき》は呼吸《こきふ》に依《よ》らなければ、藥《くすり》となることがない。が、その火《ひ》に往々《わう〳〵》過不及《くわふきふ》がある。故《ゆゑ》に文薫武《ぶんくんぶ》煉《れん》と互《たがひ》に用《もち》ふる必要《ひつえう》がある。蕭紫虛《せうしきよ》曰《いは》く「熾《さか》んなるときは、坤火《こんくわ》ほゞ埋藏《まいさう》せよ。冷《れい》なるときは、則《すなは》ち巽風吹噓《そんぷうすゐきよ》を爲《な》せ。」と。これは炁火《きくわ》が餘《あま》り熾《さか》んになつたことを感《かん》じたなら、暫《しばら》くこれを丹田《たんでん》に收《をさ》めて置《お》いて、その稍《やゝ》冷《れい》なるを待《ま》つべく、冷《れい》なるときは、巽風《そんぷう》を假《か》りて吹噓《すゐきよ》して、火《ひ》をして强《つよ》からしめよと敎《をし》へたものである。

黄庭經曰。呼吸元炁以求仙。

〔讀方〕黄庭經《くわうていきやう》に曰《いは》く、呼吸元炁《こきふげんき》以《もつ》て仙《せん》を求《もと》む。

〔解説〕呼吸《こきふ》は後天《こうてん》の炁《き》である。先天《せんてん》、後天《こうてん》、共《とも》に用《もち》ひなければならぬ。然《しか》らざれば、元《げん》炁《き》は有形《いうけい》の精《せい》に化《くわ》して流出《りうしゆつ》して、丹《たん》と成《な》ることがない。故《ゆゑ》に呼吸《こきふ》の氣《き》を假《か》りてこれを煉《ね》らなければならぬ。これ卽《すなは》ち沖虛子《ちうきよし》が「後天《こうてん》の呼吸《こきふ》を以《もつ》て神炁《しんき》を留戀《りうれん》す。」といふ所以《ゆゑん》である。卽《すなは》ち神炁《しんき》の外《そと》に散《さん》ずるのを、呼吸《こきふ》をもつて引留《ひきと》むることである。若《も》しそれを成《な》し得《え》たならば、仙《せん》と爲《な》ることも期《き》して待《ま》つべきである。

李淸庵曰。得遇眞傳。便知下手。成功不難。鼓巽風扇開爐焰。

〔讀方〕李淸庵《りせいあん》曰《いは》く、眞傳《しんでん》に遇《あ》ふことを得《え》、便《すなは》ち下手《げしゆ》を知《し》る。成功《せいこう》難《かた》からず。巽風《そんぷう》の扇《せん》を鼓《こ》し爐焰《ろえん》を開《ひら》く。

〔解説〕これは李淸庵《りせいあん》が眞傳《しんでん》を得《え》たる歡喜《くわんき》を述《の》べたものである。卽《すなは》ち「我今眞傳《われいましんでん》を得《え》それ

氣をもつて精を攝す

で、下手《げしゆ》の途《みち》がわかつた。成功《せいこう》は敢《あへ》て難《かた》くはない。たゞ息《そく》を丹田《たんでん》に歸《き》せしむるのみである。」と。要《えう》は息《そく》を深《ふか》く且《か》つ遠《とほ》くすることである。莊子《さうし》云《いは》く「その息《そく》は深々《しんしん》。」と。又云《またいは》く「眞人《しんじん》の息《そく》は踵《しよう》を以《もつ》てす。」と。みな息《そく》の深遠《しんゑん》なるを期《き》せざるはない。

李道純曰。煉レ精其先以レ氣攝レ精。

〔讀方〕李道純曰《りだうじゆんいは》く、精《せい》を煉《れ》るに、其先《そのせん》、氣《き》をもつて精《せい》を攝《せつ》す。

〔解說〕精《せい》を煉《ね》るには、先《ま》づ氣卽《きすなは》ち呼吸《こきふ》をもつて精《せい》を保留《ほりう》しなければならぬ。精《せい》が生《しやう》じたるとき、自然《しぜん》に任《にん》ずるときは、下流《かりう》するを免《まぬか》れない。若《も》しそれを源《みなもと》卽《すなは》ち炁《き》に歸《き》せしめんとするには、氣《き》を以《もつ》てこれを保留《ほりう》し、以《もつ》て走泄《そうせつ》の患《うれひ》なからしめなければならぬ。冲虛《ちうきよ》は「後《こう》天《てん》の呼吸《こきふ》を用《もち》ひて、眞人《しんじん》の呼吸《こきふ》の處《ところ》を尋《たづ》ぬ。」といつてゐる。後天《こうてん》の呼吸《こきふ》とは、普通《ふつう》に所謂《いはゆる》呼吸《こきふ》と解《かい》して置《お》くがよい。その呼吸《こきふ》によりて眞人《しんじん》が呼吸《こきふ》する處《ところ》、卽《すなは》ち炁《き》穴《けつ》に尋《たづ》ね入《い》る。いはゞ炁《き》穴《けつ》をもつて呼吸《こきふ》せよといふことである。

第四節　風火及調藥

無名子曰。精調烝候。

〔讀方〕無名子《むめいし》曰《いは》く、精《せい》、調《ととの》ひ、烝《き》、候《うかゞ》ふ。

〔解說〕精調《せいととの》ふとは、精《せい》の生《しやう》じた時《とき》、これを調《てう》することである。烝候《きうかゞ》ふとは、烝《き》の生《しやう》ずる時《とき》を候《うかゞ》つて採取《さいしゆ》することである。古人云《こじんいは》く「精烝《せいき》は運行《うんかう》させるがよい。退守《たいしゆ》するときは災《わざはひ》となる。」と。まことに四時《じ》廻《めぐ》らざるときは、萬物生《ばんぶつしやう》ぜず。明《めい》、照《て》らさゞれば、萬物如何《ばんぶついか》にして明《めい》を得《え》よう。流水腐《りうすゐくさ》らず、戸樞蠧《こすうむしば》まず。」と。まことにさうである。「精《せい》を固《かた》くして長生《ちやうせい》を爲《な》す。」といつた者《もの》がある。これは一往聞《わうき》いたのでは、是認《ぜにん》せらるゝが如《ごと》くであるが、實《じつ》は道《みち》の根本義《こんぽんぎ》を知《し》らぬ者《もの》の言《げん》である。若《も》し精《せい》を閉《とざ》して道《みち》が得《え》られるなら、布《ぬの》の袋《ふくろ》に水《みづ》を貯《たくは》へることも出來《でき》よう。精《せい》はまことに常《つね》にめぐらさなければならぬ。

冲虛子曰。調定其機。

〔讀方〕冲虛子《ちうきよし》曰《いは》く、その機《き》を調定《てうてい》す。

〔解說〕機《き》とは精生《せいく》の動機《どうき》である。若《も》し調《てう》せざれば、炁《き》は必《かなら》ず下泄《かせつ》する。炁《き》が下泄《かせつ》すれば、藥物《やくぶつ》は生《しやう》ずることがない。故《ゆゑ》に機《き》は必《かなら》ず調定《てうてい》しなければならぬ。

又曰。藥若不先調。則老嫩無分別。

〔讀方〕また曰《いは》く、藥若《やくも》し先《ま》づ調《てう》せざれば、老嫩分別《らうどんふんべつ》なし。

〔解說〕老《らう》は藥《くすり》の採取《さいしゆ》の時《とき》を過《す》ごしたものである。嫩《どん》はまだその時《とき》の至《いた》らざるものである。先《ま》づよく藥《くすり》を調《てう》し、その度《ど》を知《し》る者《もの》にあらざれば、その景到《けいいた》ると雖《いへど》も、これを知《し》ることが出來《でき》ない。

李虛庵曰。忙裏偸閑調外藥。

〔讀方〕李《り》虛庵《きよあん》曰《いは》く、忙裏《ばうり》に閑《かん》を偸《ぬす》んで外藥《ぐわいやく》を調《てう》す。

〔解說〕藥《くすり》は元炁《げんき》である。元炁《げんき》は元來炁穴《ぐわんらいきけつ》に藏《ざう》されてゐるが、生《しやう》ずるときは元精《げんせい》を化《くわ》し、外《そと》に向《むか》つて下流《かりう》する。下流《かりう》に任《まか》せては、藥《くすり》となるべき何《なに》ものもない。故《ゆゑ》にこの炁《き》を調《てう》して炁穴《きけつ》に返《かへ》すときは、暫《しばら》くにして天機《てんき》おのづから活動《くわつどう》する。その外《そと》に流出《りうしゆつ》する性《せい》あるゆゑに外藥《ぐわいやく》といつたものである。

沖虛子曰。調到眞覺。則得眞炁。

〔讀方〕沖虛子《ちうきよし》曰《いは》く、調《てう》して眞覺《しんかく》に到《いた》るときは、則《すなは》ち眞炁《しんき》を得《う》。

〔解說〕覺《かく》とは、所謂時至《いはゆるときいた》り神知《しんし》ることである。若《も》し能《よ》く法《はふ》の如《ごと》く藥《くすり》を調《てう》するときは、おのづから造化《ざうくわ》の機《き》が外《そと》に發現《はつげん》して、勞《らう》せざるも自《おのづか》ら知《し》ることが出來《でき》る。知《し》るは眞覺《しんかく》で、發《はつ》現《げん》するは眞炁《しんき》である。

一物の發生、大力の白牛

楞嚴經曰。願レ立二道場一。先取二雪山大力白牛一。

〔讀方〕楞嚴經《りようごんきやう》に曰《いは》く、道場《だうぢやう》を立《た》てんことを願《ねが》はゞ、先《ま》づ雪山《せつさん》の大力《だいりき》の白牛《びやくご》を取《と》れ。

〔解說〕道場《だうぢやう》を立《た》つるは、佛道《ぶつだう》を修《しう》する起手《きしゆ》である。曰《いは》く「佛道《ぶつどう》を成《じやう》せんと欲《ほつ》せば、先《ま》づ當《まさ》に雪山《せつせん》の大力《だいりき》の白牛《びやくご》を取《と》るがよい。若《も》しこの牛《うし》なくんば、汝《なんぢ》、八萬劫《まんごふ》の間《あひだ》修行《しゆぎやう》するとも、終《つひ》に出脫《しゆつだつ》の時《とき》はなからう。」と。蓋《けだ》し雪山《せつせん》は五陰《をんすなは》卽ち心身《しんく》の感覺《かんかく》がすべて空盡《くうじん》されたことである。その時《とき》、一點《てん》の情《じやう》の動《うご》くのを見《み》る。釋家《しやくけ》ではこれを情來《じやうらい》といひ、また眞如《しんによ》といひ、また那邊《なへん》の事《こと》といふ。これ皆陽生《みなやうせい》に外《ほか》ならない。太初《たいしよ》の古佛《こぶつ》云《いは》く「一陽發現《やうはつげん》、只《たゞ》これ明心《みやうしん》。千百の譬喩《ひゆ》、只人《たゞひと》をしてこの一事《じ》を覺《さと》らしむるのみ。」と。一陽《やう》の發現《はつげん》、卽《すなは》ち大力《だいりき》の白牛《びやくご》である。實《じつ》にこの牛《うし》ありと思《おも》はゞ、外道《げだう》である。決《けつ》して釋家《しやくけ》の子《こ》ではない。

雪山に白牛あり

涅槃經曰。雪山有二大力白牛一。食二肥膩草糞一。皆醍醐。

〔讀方〕涅槃經《ねはんぎやう》に曰《いは》く、雪山《せつせん》に大力《だいりき》の白牛《びやくご》あり。肥膩《ひじ》草糞《さうふん》を食《くら》へば、皆醐醐《みなだいご》。

五穀の精怪を作す

〔解説〕雪山《せつせん》は炁《き》の生處《せいしよ》である。白牛《びやくご》は炁《き》である。醍醐《ていご》は炁《き》の升降《しようかう》に喩《たと》へたものである。六祖《そ》曰《いは》く「吾《われ》に一物《ぶつ》がある。上《かみ》は天《てん》のすべてゞある。下《しも》は地《ち》のすべてゞある。若《も》し獨《ひと》り心《しん》中《ちう》の識性《ししやう》を修《しう》するのみで、兼《か》ねて性海《しやうかい》の眞性《しんしやう》を修《しう》さなければ、假令《たとへ》八萬劫《まんごふ》を經《ふ》るも、六通《つう》を成《じやう》じ、如來《によらい》の眞性《しんしやう》に契《かな》ふことは出來《でき》ない。」と。心經解《しんぎやうげ》に「誰《たれ》か知《し》る、更《さ》らにこれに過《すぐ》るものあるを。寬《くわん》なるときは法界《ほつかい》を包藏《はうざう》し、窄《さく》なるときは纖毫《せんがう》を立《た》てず。顯《あらは》るゝときは八荒《くわう》九夷《い》至《いた》らざる所《ところ》なく、隱《かく》るゝときは纖芥微塵《せんかいみぢん》も察《さつ》せざるところなし。」と。これらはすべて周天《しうてん》のことである。

棲雲先生曰。人喫五穀。化爲陰精。不曾煅煉。此物在裏面作怪。只用丹田自然呼吸之氣。吹動其中眞火。水在上。火在下。水得火。自然化而爲炁。其炁上騰薰蒸。傳透一身之關竅。流通百脉。燒得裏頭。神號鬼哭。將陰精煉盡。陰魔消散矣。

〔讀方〕棲雲先生《せいうんせんせい》曰《いは》く、人《ひと》は五穀《こく》を喫《きつ》し、化《くわ》して陰精《いんせい》と爲《な》る。曾《かつ》て煅煉《たんれん》せざれば、この物《もの》、裏頭《りとう》に在《あ》つて怪《くわい》をなす。只丹田《たゞたんでん》の自然呼吸《しぜんこきふ》の氣《き》を用《もち》ひて、その中《なか》の眞火《しんくわ》を吹動《すゐどう》す。水《みづ》は上《かみ》に在《あ》り、火《ひ》は下《しも》に在《あ》り。水《みづ》は火《ひ》を得《え》て、自然《しぜん》に化《くわ》して炁《き》と爲《な》る。その炁上騰《きじやうとう》して薫蒸《くんじよう》し、一身《しん》の關竅《くわんけう》に傳透《でんとう》し、百脈《みやく》を流通《りうつう》し、裏頭《りとう》を燒《や》き得《え》たり。神號《しんさけ》び、鬼哭《きこく》し、陰精《いんせい》をもつて煉《ね》り盡《つく》し、陰魔消散《いんませうさん》す。

〔解説〕人《ひと》は五穀《こく》を食《しよく》して生活《せいくわつ》してゐる、陰精《いんせい》はその化《くわ》したものである。從前《じうぜん》、煅煉《たんれん》せざるために、この物《もの》、身内《しんない》に在《あ》りて怪《くわい》を爲《な》すのである。たゞ丹田《たんでん》に於《お》ける自然呼吸《しぜんこきふ》の氣《き》を用《もち》ひて、その中《なか》の眞火《しんくつ》を吹動《すゐどう》するがよい。水《みづ》、上《うへ》に在《あ》り、火《ひ》、下《した》に在《あ》り（火《ひ》をもつて精《せい》の中《なか》に入《い》るゝ喩《たとへ》）。かくて水《みづ》、火《ひ》を得《え》て、自然《しぜん》に化《くわ》して炁《き》と爲《な》り、その炁上騰薫蒸《きじやうとうくんじよう》して、一身《しん》の關竅《くわんけう》に通《とほ》り、百脈《みやく》に流通《りうつう》して、内面《ないめん》を清《きよ》め、諸多《しよた》の業障《ごふしやう》を燒《や》くために、かの怪《くわい》をなしたる陰精《いんせい》の巢窟《さうくつ》を覆《くつが》へしたので、神《しん》は號《さけ》び、鬼《き》は哭《こく》し、一時《じ》は混亂《こんらん》を生《しやう》ずることがある。眞火《しんくわ》は驀然《ばくぜん》としてその勢《いきほひ》を逞《たくまし》くし、陰精《いんせい》のすべてを煉《ね》り盡《つく》して、陰魔《いんま》はこゝに全《まつた》く消散《せうさん》する

風火を用ひて煉盡せよ

のである。

又覓元子曰。陰精者五穀飲食之精。苟非巽風坤火猛烹極煉。此精必在身中。思想淫慾。攪亂君心。務要凝神調息。使橐籥鼓風。而風吹火烹煉。陰精化而爲炁。其炁混入一身之炁。此炁再合先天之炁。然後先天之炁。再從竅內發出而爲藥。

〔讀方〕また覓元子《くげんし》曰《いは》く、陰精《いんせい》は五穀飲食《こくいんしよく》の精《せい》、苟《いやし》くも巽風坤火《そんぷうこんくわ》をもつて猛烹極煉《まうはうきよくれん》するにあらざれば、この精《せい》必《かな》らず身中《しんちう》に在《あ》つて淫慾《いんよく》を思想《しさう》し、君心《くんしん》を攪亂《かうらん》す。務《つと》めて神《しん》を凝《こ》らし息《そく》を調《とゝの》へ、橐籥《たくやく》をして風《かぜ》を鼓《こ》せしむるを要《えう》す。而《しか》して風《かぜ》、火《ひ》を吹《ふ》いて烹煉《はうれん》し、陰精化《いんせいくわ》して炁《き》と爲《な》り、その炁《き》、一身《しん》の炁《き》に混入《こんにふ》し、この炁《き》再《ふたゝ》び先天《せんてん》の炁《き》に合《がつ》し、然《しか》して後先天《のちせんてん》の炁《き》、再《ふたゝ》び竅内《けうない》より發生《はつしゆつ》して藥《くすり》と爲《な》る。

〔解説〕陰精《いんせい》は五穀飲食《こくいんしよく》の精《せい》である。巽風坤火《そんぷうこんくわ》をもつて急激《きふげき》に煮《に》、猛烈《まうれつ》に煉《ね》らざる限《かぎ》りは、

日月、虚危の地に會す

この精《せい》必《かなら》ず身中《しんちう》に在《あ》つて淫慾《いんよく》を思想《しさう》し、本心《ほんしん》を攪亂《かうらん》するものである。故《ゆゑ》に努《つと》めて神《しん》を凝《こ》らして息《そく》を調《とゝの》へ、これを治《をさ》むる方法《はうはふ》がある。その法《はふ》、槖籥《たくやく》をもつて風《かぜ》を鼓《こ》せしめ、風《かぜ》は火《ひ》を吹《ふ》いてこれを盛《さか》んならしめ、以《もつ》てこれを烹煉《はうれん》するのである。かくて陰精《いんせい》は化《くわ》して炁《き》となり、一身《しん》の炁《き》に混入《こんにふ》し、この炁再《きふたゝ》び先天《せんてん》の炁《き》に合《がつ》し、然《しか》して後《のち》、先天《せんてん》の炁再《きふたゝ》び竅内《けうない》より發《はつ》して藥《くすり》となるであらう。

朱元育曰。晦朔中間。日月並㆓會北方虚危之地㆒。天入㆑地。月包㆓日內㆒。斯時日月停㆑輪。復返㆓混沌㆒。自相交媾。久㆑之漸漸凝聚。震之一陽。乃出而受㆑符矣。

〔讀方〕朱元育《しゆげんいく》曰《いは》く、晦朔《くわいさく》の中間《ちうかん》、日月《じつげつ》、北方虚危《ほくはうきよき》の地《ち》に並《なら》び會《くわい》す。天《てん》、地《ち》に入《い》り、月《つき》、日内《じつない》に包《つゝ》まる。この時《とき》、日月輪《じつげつりん》を停《とゞ》め、また混沌《こんとん》に返《かへ》り、自《おのづか》ら相交媾《あひかうく》ず。これを久《ひさ》しふして漸々《ぜんぜん》凝聚《ぎようしう》し、震《しん》の一陽《やう》、乃《すなは》ち出《い》でゝ符《ふ》を受《う》く。

〔解説〕晦朔《くわいさく》の中間《ちうかん》とは、月《つき》に光《ひかり》なき時《とき》である。日月並《じつげつなら》んで北方虚危《ほくはうきよき》の地《ち》に會《くわい》するのは、日月共《じつげつとも》に光《ひかり》なき時《とき》である。以《もつ》て神炁同空《しんきどうくう》に喩《たと》へたものである。北方《ほくはう》とは、炁穴《きけつ》である。天《てん》が地中《ちちう》に入《い》るは、神《しん》が炁中《きちう》に入《い》るの義《ぎ》、月《つき》が日《ひ》の内《うち》に包《つゝ》まるゝは、神《しん》が炁《き》を攝《せつ》することである。この時《とき》、震《しん》の一陽《やう》が出《い》づるは、藥産《やくさん》の時即《ときすなは》ち採取《さいしゆ》の候《こう》である。符《ふ》を受《う》くとは、息《そく》を運《めぐ》らし・周天《しうてん》の火《ひ》を起《おこ》すことである。

此上數者。金仙證論之妙訣。風火化ㇾ精之秘機。具在ㇾ斯與。而其調藥之法。亦不ㇾ外ㇾ是矣。

〔讀方〕この上《かみ》の數者《すうしや》は、金仙證論《きんせんしようろん》の妙訣《めうけつ》、風火《ふうくわ》、精《せい》を化《くわ》するの秘機《ひき》、具《つぶ》さにこゝに在《あ》るか。而《しか》してその調藥《てうやく》の法《はふ》、また是《これ》に外《ほか》ならず。

〔解説〕この上《かみ》に述《の》べたところは、風火同用《ふうくわどうよう》の秘訣《ひけつ》である。調藥《てうやく》の法《はふ》はこのうちに在《あ》る。よくこれによりて修《しう》するときは、道《みち》を成《じやう》ずること敢《あへ》て難《かた》い事《こと》ではない。

予故曰。自始還虚。而待元精生。以神火而化。以息風而吹。以靜而渾。以靜而應。以虚而養。則調藥之法得矣。

〔讀方〕予《よ》故《ゆゑ》に曰《いは》く、始《はじ》めより虚《きよ》に還《かへ》つて、元精《げんせい》の生《しやう》ずるを待《ま》つ。神火《しんくわ》をもつて化《くわ》し、息《そく》風《ふう》をもつて吹《ふ》く。靜《せい》をもつて渾《こん》、動《どう》をもつて應《おう》じ、虚《きよ》をもつて養《やしな》ふときは、則《すなは》ち調藥《てうやく》の法《はふ》得《え》らる。

〔解説〕それゆゑに予《よ》はいふ。始《はじ》めより虚《きよ》に還《かへ》つて元精《げんせい》の生《しやう》ずるのを待《ま》つ。かくて元精《げんせい》が生《しやう》じた時《とき》には、神火《しんくわ》をもつて化《くわ》し、息風《そくふう》をもつて吹《ふ》く。靜《しづ》かに茫漠《ばうばく》としてゐることが必要《ひつえう》な時《とき》もあり、動《うご》いてよく應《おう》ずることが必要《ひつえう》な時《とき》もある。或《あるひ》は虚《きよ》をもつて養《やしな》ふことを要《えう》することもある。これらを巧《たく》みに應用《おうよう》すれば、調藥《てうやく》の法《はふ》は隨《したが》つて得《え》られる。

第五節　藥生

恍惚として陰陽初めて變化す

癢、毫竅に生ず

不ㇾ聞ニ邵康節之言一乎。恍惚陰陽初變化。氤氳天地乍廻旋。

〔讀方〕邵康節《せうかうせつ》の言《げん》を聞《き》かずや。恍惚《くわうこつ》として陰陽《いんやう》初《はじ》めて變化《へんくわ》し、氤氳《いんうん》として天地《てんち》たちまち廻旋《くわいせん》す。

〔解說〕道《みち》を修《しう》してゐるうちに、我《わ》がからだも、我《わ》が心《こゝろ》も、周圍環境《しうゐくわんきやう》も、渾然《こんぜん》たる一團《だん》となりて、外《そと》はその身《み》を見《み》ず、内《うち》はその心《こゝろ》を見《み》ず、所謂恍惚《いはゆるくわうこつ》の境《きやう》である。この恍惚《くわうこつ》の間《あひだ》に忽《こつ》然《ぜん》として、融和《ゆうわ》された心境《しんきやう》が開《ひら》けて、身《み》は人肌《ひとはだ》の溫泉《をんせん》にでも浸《ひた》つてゐるやうな感《かん》が生《しやう》じて來《く》る。これが初《はじ》めての變化《へんくわ》なるものである。それから喩《たと》へていへば、春《はる》から初夏《しよか》へかけて、天地《てんち》の間《あひだ》に氤氳《いんうん》たる氣《き》が滿《み》ちわたつて、萬物《ばんぶつ》が滋生《じせい》するやうに、我《わ》が心身《しんく》に愉悦《ゆえつ》の感《かん》が發《はつ》するかとすれば、たちまち廻旋《くわいせん》をはじめる。廻旋《くわいせん》とは、眞炁《しんき》が旋動《せんどう》することである。まさに是《こ》れ元關《げんくわん》をつきぬけて、陰中《いんちう》より陽《やう》が生《しやう》じたのである。

尹眞人曰。俄頃癢生ニ毫竅一。肢體如ㇾ綿。心覺ニ恍惚一。

〔讀方〕尹眞人曰《いんしんじんいは》く、俄頃《がけい》、癢《やう》、毫竅《がうけう》に生《しやう》じ、肢體綿《したいわた》の如《ごと》く、心《こゝろ》、恍惚《くわうこつ》を覺《おぼ》ゆ。

〔解說〕これは藥產《やくさん》の時《とき》の狀態《じやうたい》である。俄《にはか》かにからだに癢《かゆ》みを感《かん》じる。その時全身《ときぜんしん》はあたかも綿《わた》の如《ごと》く、どこにも力《ちから》の加《くは》はつてゐるところがない。とろけた狀態《じやうたい》といふのが或《あるひ》は適當《てきたう》であらう。心《こゝろ》は勿論恍惚《もちろんくわうこつ》となつてゐる。その發相《はつさう》の異常《いじやう》なるに驚《おどろ》いてはならぬ。一たび驚怪《きやうくわい》の念《ねん》を起《おこ》すときは、神馳《しんは》せ炁散《きさん》して、藥物《やくぶつ》が一つも成《な》ることがない。この時《とき》すべての思慮《しりよ》を收《をさ》め、心《こゝろ》を空虛《くうきよ》にして待《ま》つべきである。全《まつた》く念《ねん》を起《おこ》すことは嚴禁《げんきん》で、たとへ刻漏《こくろう》の武火《よくわ》をも起《おこ》してはならぬ。が、たゞ茫然《はうぜん》としてゐて、眞《しん》の藥產《やくさん》の時《とき》を失《しつ》してはならぬ。靜《しづ》かに炁《き》の動靜《どうせい》を覦《うかゞ》つてゐるときは、元竅《げんけう》の陽《やう》がおのづから旺《さか》んに生《しやう》じて來《く》る。

紫陽眞人曰•藥物生元竅。

〔讀方〕紫陽眞人曰《しやうしんじんいは》く、藥物《やくぶつ》、元竅《げんけう》に生《しやう》ず。

〔解說〕藥物《やくぶつ》とは眞炁《しんき》のこと、また眞種子《しんしゆし》の稱《しよう》がある。元竅《げんけう》とは元妙《げんめう》の機關《きくわん》といふ義《ぎ》である。即《すなは》ち炁《き》の發《はつ》する所《ところ》、所謂《いはゆる》丹田《たんでん》である。上《かみ》は靈臺《れいだい》（心《こゝろ》の府《ふ》）に通《つう》じ、下《しも》は陽關《やうくわん》（精道《せいだう》）に通《つう》じ、前《まへ》は任脈《にんみやく》に通《つう》じ、後《うしろ》は督脈《とくみやく》に通《つう》ずる。

六祖壇經曰・因地果還生。

〔讀方〕六祖壇經《そだんきやう》に曰《いは》く、因地《いんち》の果《くわ》、還《かへ》つて生《しやう》ず。

〔解說〕前《まへ》に有情《うじやう》來《きた》つて種《しゆ》を下《くだ》した因《いん》があるので、こゝに至《いた》つてその果《くわ》が生《しやう》じたのである。即《すなは》ち神炁《しんき》妙合《めうがふ》の因《いん》が、今《いま》藥產《やくさん》の果《くわ》を結《むす》んだのである。因地《いんち》の地《ち》とは、丹田《たんでん》の事《こと》である。釋《しやく》には淨土《じやうど》といひ、また優陀那《うだな》といひ、また苦海《くがい》といふ。淨土《じやうど》と苦海《くがい》とは、その意義《いぎ》まさに相反《あひはん》してゐるやうであるが、この丹田《たんでん》に於《おい》て溫養《をんやう》された炁《き》は、流出《りうしゆつ》するか、道種《だうしゆ》となるか、猶未《なほみ》知《ち》數《すう》である。若《も》し流出《りうしゆつ》すれば苦海《くがい》に漂流《へうりう》し、道種《だうしゆ》となれば淨土《じやうど》に托生《たくしやう》する。その分岐《ぶんき》點《てん》にあるので、その名《な》を下《くだ》すことが一でない。果《くわ》はこれを菩提子《ぼだいし》といひ、また舍利子《しやりし》といつてゐる。

太初古佛曰。分明動靜應二無相一。不レ覺龍宮吼一聲。

〔讀方〕太初古佛《たいしよこぶつ》曰《いは》く、分明《ぶんみやう》なり動靜《どうせい》無相《むさう》に應《おう》ず。覺《おぼ》へず龍宮《りうぐう》吼《ほ》ゆること一聲《せい》す。

〔解說〕心身《しんしん》は動《うご》かざれば靜《せい》。靜《せい》ならざれば動《どう》、動靜《どうせい》二境《きやう》の何《いづ》れかに涉《わた》らざることはない。今《いま》やその動靜《どうせい》二境《きやう》を離《はな》れて、虛無《きよむ》の定《ぢやう》に住《ぢう》してゐる。これが所謂《いはゆる》無相《むさう》である。そして叙上《じよじやう》の因地《いんち》、卽《すなは》ち神炁《しんき》交感《かうかん》の丹田《たんでん》より、藥產《やくさん》の果《くわ》が突發《とつぱつ》したのである。これを吼《ほ》ゆること一聲《せい》と形容《けいよう》した。實《げ》にも佛陀《ぶつだ》が明星《みやうじやう》を見《み》て道《みち》を成《じやう》したといふが、よくこの吼《こう》一聲《せい》の機《き》を知《し》つたものである。

元學正宗曰。彈指巽豁開。

〔讀方〕元學正宗《げんがくせいそう》に曰《いは》く、彈指《たんじ》したがつて豁開《くわつかい》す。

〔解說〕彈指《たんじ》とは指《ゆび》を彈《はぢ》くことである。卽《すなは》ちたちまちの義《ぎ》である。豁開《くわつかい》とは覺《さと》ることである。覺《さと》つたとしても、念《ねん》を起《おこ》してはならぬ。念《ねん》を起《おこ》しては、後天《こうてん》の氣《き》が隨《したが》つて起《おこ》り、先天《せんてん》の炁《き》を包《つゝ》んでしまふので、發《はつ》するところの炁《き》が旺盛《わうせい》にならない。爲《た》めに採取《さいしゆ》することが出《で》來《き》なくなる。

機動き籟鳴る

混然子曰。時至炁化。機動籟鳴。火從臍下發。

〔讀方〕混然子《こんぜんし》曰《いは》く、時至《ときいた》り炁化《きくわ》し、機動《きうご》き籟鳴《らいな》り、火《ひ》、臍下《さいか》より發《はつ》す。

〔解說〕時《とき》が至《いた》れば炁《き》が化《くわ》して藥《くすり》となる。元關《げんくわん》の生機《せいき》が動《うご》いて、吹《ふ》かぬに鳴《な》る笛《ふえ》の如《ごと》くに高鳴《たかな》りする。と思《おも》へば、火《ひ》はたちまち臍下丹田《さいかたんでん》より發《はつ》して來《く》る。學道《がくだう》の人《ひと》、よくこの時《とき》をとらへて、藥《くすり》を採取《さいしゆ》しなければならぬ。若《も》しこれを失《うしな》はゞ、悔《く》ゆとも及《およ》ばない。

復眞元を覺る

冲虛眞人曰。覺而不覺。復覺眞元。

〔讀方〕冲虛眞人《ちうきよしんじん》曰《いは》く、覺《かく》にして覺《かく》せず、また眞元《しんげん》を覺《かく》す。

〔解說〕覺《かく》とは知《し》ることである。覺《かく》せずとは渾然《こんぜん》として頓着《とんぢやく》なきことである。陽炁《やうき》が僅《わづ》かに萌《きざ》したときは、勿論覺知《もちろんかくち》することは出來《でき》る。が、陽炁《やうき》が未《いま》だ旺盛《わうせい》でないから、急《きふ》に火《ひ》を進《すゝ》めて採取《さいしゆ》しようとすると、その發生《はつせい》を挫《くじ》くことになる。それは恰度若芽《ちやうどわかめ》を、強《つよ》い日光《につくわう》で照《て》りつけるが如《ごと》くである。要《えう》するに、知《し》れども知《し》らぬが如《ごと》くに扱《あつか》へば、また眞元《しんげん》を知《し》ることを得《と》よう。眞元《しんげん》とは眞炁《しんき》の事《こと》である。

第六節　起火、採藥、歸爐、沐浴等

又曰。則用㆓起火之候㆒。以採㆑之。

〔讀方〕また曰《いは》く、則《すなは》ち起火《きくわ》の候《こう》を用《もち》ひ、以《もつ》てこれを採《と》る。

〔解說〕起火《きくわ》とは、後天呼吸《こうてんこきよ》の氣《き》を起《おこ》すことである。先天《せんてん》の炁《き》が生《しやう》じたといつても、まだ十分熟《ぶんじゆく》したものでないから、放心《はうしん》してゐては、熟路即《じゆくろすなは》ち精道《せいだう》より下流《かりう》する恐《おそ》れがある。ゆゑに起火《きくわ》の法《はふ》を用《もち》ひて、炁《き》（藥《やく》）を採《と》つて爐《ろ》（丹田《たんでん》）に歸《き》せしめる。然《しか》し呼吸《こきふ》の火《ひ》、もと形《かたち》のあるものであるが、これをそのまゝ用《もち》ひたのでは、邪火《じやくわ》を長《ちやう》ずることになる。故《ゆゑ》にこれを扱《あつか》ふことは、無形《むけい》の如《ごと》く扱《あつか》はなければならぬ。即《すなは》ち呼吸《こきふ》に執着《しふちやく》しないで呼吸《こきふ》するのが要領《えうりやう》である。恰《ちやう》ど丹田《たんでん》で息《いき》をするつもりになればよい。よくかくの如《ごと》くなれば、藥《くすり》は自《おのづか》ら爐《ろ》に歸《き》する。

藥を採つて爐に歸す

又曰。採レ藥歸レ爐。

〔讀方〕また曰《いは》く、藥《やく》を採《と》つて爐《ろ》に歸《き》せしむ。

〔解說〕藥《くすり》とは眞炁《しんき》のことである。炁《き》の生《しやう》じたときは、自然《しぜん》に任《まか》せて置《お》いては外《そと》に出《で》るものである。故《ゆゑ》に神氣《しんき》をもつてこれを採《と》つて爐《ろ》に歸《き》せしめなければならぬ。眞炁《しんき》が既《す》でに神《しん》氣《き》の力《ちから》を得《う》るときは、自然《しぜん》に神《しん》に隨《したが》つて爐《ろ》に歸《き》するのである。

封固停息

又曰。封固停息。以伏ニ神炁一。

〔讀方〕封固《ほうこ》停息《ていそく》、以《もつ》て神炁《しんき》を伏《ふく》す。

〔解説〕これは中宮《ちうきう》の沐浴《もくよく》に入《い》ることをいつたものである。即《すなは》ち運周天子時《うんしうてんしじ》の頭《とう》（はじめ）なので、沐浴《もくよく》を行《ぎやう》ずるのである。子時《しじ》、沐浴《もくよく》の候《こう》ありとは即《すなは》ち是《こ》れである。封固《ほうこ》とは溫養《をんやう》の事《こと》である。停息《ていそく》とは閉息《へいそく》の事《こと》ではない。たゞ鼓嘘《こきよ》して周天《しうてん》を行《ぎやう》ぜざることである。かくて神炁《しんき》を倶《とも》に炁穴《きけつ》に伏《ふく》せしめ、呼吸《こきふ》の火《ひ》をもつてこれを溫養《をんやう》してゐるうちに、行動《かうどう》の機《き》が動《うご》いたと思《おも》へば、始《はじ》めて周天《しうてん》の武火《ぶくわ》を用《もち》ひて、これを運《めぐ》らすのである。これに對《たい》して渾然《こんぜん》疑問《ぎもん》を發《はつ》して曰《いは》く「藥《くすり》すでに爐《ろ》に歸《き》したるにも拘《かゝは》らず、猶未《なほいま》だ火《ひ》をめぐらさゞれば、眞炁《しんき》は斷《た》えて續《つゞ》かないで、大藥《たいやく》を成《じやう》せざることになるであらう。」と。余《よ》曰《いは》く「これは全然呼吸《ぜんぜんこきふ》を閉塞《へいそく》して用《もち》ひないのではない。たゞ橐籥鼓嘘《たくやくこきよ》の機《き》を用《もち》ひないばかりである。呼吸《こきふ》の氣《き》にも、溫柔《をんじう》の息《そく》がある。これによりて吹嘘《すゐきよ》するのであるから、火《ひ》を行《ぎやう》ずるの機《き》を斷《た》つのではない。隨《したが》つて眞炁《しんき》が續《つゞ》かざるの患《うれひ》はない。古傳《こでん》にかういふことがある。「採封《さいほう》は是《こ》れ子時《しじ》の前《まへ》」と。子時《しじ》に至《いた》つて始《はじ》めて火《ひ》を起《おこ》して周天《しうてん》を行《ぎやう》ずるのである。こゝでは猶《なほ》その以前《いぜん》にあるから、火《ひ》をめぐらさゞるは、いふまでもないことである。

第七節　煉　藥

玉鼎眞人曰。入レ鼎若無二刻漏一。靈芽不レ生。

〔讀方〕玉鼎眞人《ぎよくていしんじんいは》曰く、鼎《てい》に入《い》つて若《も》し刻漏《こくろう》なくんば、靈芽生《れいがしやう》ぜず。

〔解說〕前章《ぜんしやう》に於《おい》て起火採藥《きくわさいやく》の事《こと》をいつたのは、子時《しじ》の前《まへ》である。こゝに起火《きくわ》をいふのは、周天子時《しうてんしじ》當令《たうれい》の事《こと》である。達磨《だるま》が「二候牟尼《こうむに》を採《と》る。」といつたのは、藥生《やくせい》の子時《しじ》である。これをまた活子時《くわつしじ》と爲《な》すがゆゑに、行周天《ぎやうしうてん》の場合《ばあひ》、これを行周天《ぎやうしうてん》の子時《しじ》といつてゐる。されば、子時《しじ》といつても、必《かなら》ずしも一つに限《かぎ》つてゐないことを知《し》らなければならぬ。鼎《てい》とは炁穴《きけつ》のことである。眞炁《しんき》が既《す》でに炁穴《きけつ》に歸《き》したのであるから、今度《こんど》は刻漏《こくろう》の火《ひ》をもつてこれを煉《ね》ることを要《えう》する。然《しか》らざれば靈芽《れいが》が生《しやう》ずることがない。靈芽《れいが》またこれを黃芽《くわうが》と稱《しよう》する。金丹《きんたん》の芽《め》といふ意義《いぎ》である。

上陽子曰。外火雖ニ動而行一。內符閉息不レ應。枉費ニ神功一。

〔讀方〕上陽子曰《じやうやうしいは》く、外火動《ぐわいくわうご》いて行《ぎやう》ずと雖《いへど》も、內符閉息《ないふへいそく》して應《おう》せず。枉《ま》げて神功《しんこう》を費《つひや》す。

〔解說〕外火《ぐわいくわ》とは元炁《げんき》のことである。內符《ないふ》とは呼吸《こきよ》の炁《き》である。元炁《げんき》は呼吸《こきふ》によつて採《と》り、藥《くすり》すでに爐《ろ》に歸《き》し、また呼吸《こきふ》の風《かぜ》によりて煉《ね》るときは、爐中《ろちう》の藥《くすり》、まさに變化《へんくわ》をなすのである。若《も》し藥《くすり》がすでに爐《ろ》に歸《き》しても、呼吸《こきふ》の氣《き》が半途《はんと》にして廻《めぐ》り、先天《せんてん》の炁《き》（即《すなは》ち藥《くすり》）に應《おう》ぜざるときは、藥《くすり》はすでに耗散《がうさん》してしまふ。再《ふたゝ》び周天《しうてん》の火《ひ》を行《ぎやう》じても、前《まへ》のものと一連《れん》のものとなつて續《つゞ》かないから、丹《たん》も成《な》ることがない。

守陽眞人曰。起レ火煉レ藥。

〔讀方〕守陽眞人《しゆやうしんじん》曰《いは》く、火《ひ》を起《おこ》して藥《くすり》を煉《ね》る。

〔解說〕火《ひ》を起《おこ》すとは、周天《しうてん》の火《ひ》を起《おこ》して、十二位《ゐ》を行《ぎやう》ずることである。十二位《ゐ》といふのは、丹田《たんでん》の子位《しゐ》より起《おこ》して、丑《ちう》、寅《いん》、卯《ばう》、辰《しん》、巳《し》と督脈《とくみやく》を升《のぼ》り、午位《ごゐ》の泥丸《でいぐわん》に達《たつ》する。今《こん》度《ど》は泥丸《さいぐわん》より未《び》、申《しん》、酉《いう》、戌《じゆつ》、亥《がい》と任脈《にんみやく》を降《くだ》つて、また元《もと》の丹田《たんでん》に還《かへ》る。この子《し》より亥《がい》に至《いた》るを十二位《ゐ》といふ。また火《ひ》がこの十二位《ゐ》を行《ぎやう》ずるを、それ〴〵の時《とき》に配《はい》して、十二時《じ》と稱《しよう》するのである。故《ゆゑ》に十二位《ゐ》も、十二時《じ》も、眞《しん》にその位《くらゐ》や時《とき》があるのではない。火《ひ》によつて位《くらゐ》もあり、時《とき》もあるのである。

混然子曰。火逼レ金行。當ニ起レ火之初。受レ炁宜レ柔。

〔讀方〕混然子《こんぜんし》曰《いは》く、火《ひ》金《きん》に逼《せま》つてめぐる。火《ひ》を起《おこ》すの初《はじめ》に當《あた》り、炁《き》を受《う》くること宜《よろ》しく柔《じう》なるべし。

〔解説〕火《ひ》は呼吸《こきふ》の氣《き》である。金《きん》は元炁《げんき》である。金《きん》は自《おのづか》ら生《しやう》ずるものではない。火《ひ》がこれに逼《せま》るがためにめぐり、乾宮卽《けんきうすなは》ち上部《じやうぶ》にも升《のぼ》るのである。さりながら、爐中《ろちう》に眞炁《しんき》（藥物《やくぶつ》）が發生《はつせい》しても、未《いま》だ十分《ぶん》に旋《めぐ》らないうちは、强烈《きやうれつ》な武火《ぶくわ》を行《ぎやう》じてはならぬ。しばらくは、

神火を引いて金に逼る

柔溫《じうをん》な火《ひ》を以《もつ》て徐々《じよ〱》にこれを處理《しより》するがよい。金《きん》稍《やうや》く旋《めぐ》るの機《き》が動《うご》いたならば、火《ひ》を漸次《ぜんじ》に強《つよ》くするを要《えう》する。若《も》し藥《くすり》が甚《はなは》だ動《うご》かざるときに、炁《き》は伏《ふく》してゐてその動《うご》くことが緩漫《くわんまん》であるから、この時《とき》先《ま》づ武《ぶ》火《くわ》を起《おこ》したのでは、内《うち》の炁《き》が、かの任督《にんとく》の大路《たいろ》を行《ゆ》くことが出《で》來《き》ないで、却《かへ》つて小徑《せいけい》に墜《お》つるやうになる。それを引《ひ》きしめて正路《せいろ》に歸《き》せしむることは困《こん》難《なん》である。故《ゆゑ》に切《せつ》に柔《じう》を用《もち》ふべきである。

又曰。採時須下以二徘徊之意一引レ火逼上金。

〔讀方〕また曰《いは》く、採時《さいじ》、須《すべか》らく徘徊《はいくわい》の意《い》をもつて、火《ひ》を引《ひ》いて金《きん》に逼《せま》るべし。

〔解說〕徘徊《はいくわい》とは往來活動《わうらいくわつどう》のことである。火《ひ》を引《ひ》くとは、神《しん》が呼吸《こきよ》の氣《き》を呼《よ》ぶの法《はふ》である。逼《せま》るとは促《うな》がすことである。即《すなは》ち、神《しん》が呼吸《こきよ》の氣《き》を引《ひ》いて、周天《しうてん》の道《みち》を徘徊《はいくわい》するので、元《げん》炁《き》もこれに促《うな》がされて、同《おな》じ道《みち》をめぐり始《はじ》めるのである。これまで、元神《げんしん》を用《もち》ふることを明言《めいげん》しなかつたので、讀者《どくしや》は二炁《き》（呼吸《こきよ》の氣《き》と元炁《げんき》）を用《もち》ふることを知《し》つて、神《しん》が二炁《き》の主帥《しゆすゐ》たることを知《し》らなかつたと思《おも》ふ。さりながら、採藥《さいやく》、煉藥共《れんやくとも》に全《まつた》く炁穴《きけつ》の神《しん》が、權《か》りに二炁《き》を役使《えきし》して丹《たん》を成《じやう》ずるのである。「神《しん》、氣炁《きき》を呼《よ》んで竅内《けうない》に歸《き》し、吾《わ》が心中《しんちう》の無孔笛《むくてき》を吹《ふ》く。」とはこの事《こと》である。

又曰。運動坤之火。沈潛於下。

〔讀方〕また曰《いは》く、坤《こん》の火《ひ》を運動《うんどう》するとき、下《しも》に沈潛《ちんせん》す。

〔解說〕坤《こん》は爐《ろ》である。火《ひ》は元炁《げんき》である。坤火《こんくわ》を運動《うんどう》するとき、下《した》に往《ゆ》き、更《さ》らにめぐるには督脈《とくみやく》を通《つう》じて進《すゝ》むのが順序《じゆんじよ》である。若《も》し別《べつ》の道《みち》を取《と》つて行《ゆ》くときは、乾鼎《けんてい》に上《のぼ》ることが出來《でき》ないで、藥《くすり》は途中《とちう》で耗散《かうさん》してしまふであらう。

渾然《こんぜん》問《と》ふて曰《いは》く「我《われ》、曾《かつ》て玉蟾翁《ぎよくせんをう》の言《げん》を聞《き》くに、神卽《しんすなは》ち火《ひ》、炁卽《きすなは》ち藥《くすり》である。火《ひ》を以《もつ》て藥《くすり》を煉《ね》つて丹《たん》を成《じやう》ずるのであると。然《しか》るに今《いま》はこの例《れい》を破《やぶ》つて、どうして炁《き》をもつて火《ひ》とするのか。また前《さき》には穀精《こくせい》を化《くわ》するに、呼吸《こきふ》をもつて火《ひ》と爲《な》すの說《せつ》がある。三事《じ》俱《とも》に火《ひ》を言《い》つてゐて、孰《いづ》れが是《ぜ》であるかゞわからない。」華陽《くわやう》云《いは》く「こゝに師《し》を得《う》ることの必要《ひつえう》がある。それが眞參實悟《しんさんじつご》の人《ひと》に在《あ》つては、單《たん》に火《ひ》と稱《しよう》しても、その火《ひ》が何《なに》を指《さ》してゐるのか、一見《けん》して了然《れうぜん》たるものである。若《も》し眞實《しんじつ》の體驗《たいけん》がない者《もの》に在《あ》りては、孰《いづ》れに從《したが》ふべきかはわからないのである。今火《いまひ》の種類《しゆるゐ》を擧《あ》げて、それが何《なに》に屬《ぞく》するかを明《あきら》かに示《しめ》さう。凡《およ》そ、起火《きくわ》、引火《いんくわ》、火逼《くわひつ》（火《ひ》にて促《うな》がすこと）、行火《ぎやうくわ》、止火《しくわ》の如《ごと》きは、みな呼吸氣《こきふき》の火《ひ》である。また凝火《ぎようくわ》、入火《にふくわ》、降火《かうくわ》、以火《いくわ》、移火《いくわ》、離火《りくわ》、心火《しんくわ》の如《ごと》きは、みな神《しん》の火《ひ》である。運火《うんくわ》、取火《しゆくわ》、提火《ていくわ》、坎火《かんくわ》、坤火《こんくわ》、水中火《すゐちうくわ》、爐中火《ろちうくわ》といふのは、みな先天《せんてん》の炁《き》の火《ひ》である。凡《およ》そ呼吸《こきふ》の火《ひ》は、よく飲食《いんしよく》の穀精《こくせい》を化《くわ》して元精《げんせい》を助《たす》くるものである。神火《しんくわ》は、よく元精《げんせい》を化《くわ》して元炁《げんき》を助《たす》くるものである。凡《およ》そ元炁《げんき》の火《ひ》は、能《よ》く呼吸《こきふ》を化《くわ》して元神《げんしん》を助《たす》くるものである。元神《げんしん》の火《ひ》は、よく形《けい》（體《たい》）を化《くわ》して虚《きよ》に還《かへ》し、道《みち》を助《たす》くるものである。始《はじ》めを成《な》し終《をは》りを成《な》すは、みな水火《すゐくわ》の力《ちから》である。火《ひ》はかくの如《ごと》く、その用處《ようしよ》に於《おい》て指《さ》すところが異《ことな》つてゐるから、一に執《しふ》してはならぬ。

混然子曰。鼓二吾之槖籥一。採レ藥之時。加二武火之功一。以レ性幹二運於內一。以レ命施二化於外一。

〔讀方〕混然子《こんぜんし》曰《いは》く、吾《われ》の槖籥《たくやく》を皷《こ》し、藥《くすり》を採《と》るの時《とき》、武火《ぶくわ》の功《こう》を加《くは》へ、性《せい》をもつて內《うち》に幹運《かんうん》し、命《めい》をもつて化《くわ》を外《そと》に施《し》く。

〔解說〕讀者《どくしや》は、鍛冶《かぢ》の使用《しよう》する槖籥《たくやく》（ふいご）を知《し》つてゐるか。その構造《こうざう》は、一つの大《おほ》きい風箱《ふうさう》がある。風箱《ふうさう》の片側《かたがは》の下方《かはう》に小《ちひ》さい子箱《しさう》がある。風箱《ふうさう》の中《なか》には前後《ぜんご》に動《うご》く消息子《せうそくし》があつて、手《て》をもつてこれを抽動《ちうどう》し、以《もつ》て進退《しんたい》させるときは、進《すゝ》むにも、退《しりぞ》くにも、箱外《さうぐわい》の風《かぜ》を吸《す》ひ込《こ》むと共《とも》に、既《すで》に風箱中《ふうさうちう》にある風《かぜ》を子箱《しさう》の中《なか》に送《おく》り出《だ》す作用《さよう》をする。子箱《しさう》は風箱《ふうさう》の風《かぜ》を受《う》けて、絕《た》えず外部《ぐわいぶ》に風《かぜ》を送《おく》り出《だ》すやうになつてゐる。この構造《こうざう》を心《こゝろ》の中《なか》に描《えが》いて置《お》いて、次《つぎ》の說述《せつじゆつ》を聞《き》くがよい。

周天《しうてん》の呼吸《こきふ》を特《とく》に槖籥《たくやく》といふのは、次《つぎ》の理由《りいう》がある。後天《こうてん》の氣《き》は、かの槖籥《たくやく》に於《おい》ては匠《しやう》手抽動《しゆちうどう》の風《かぜ》に喩《たと》へられてある。先天《せんてん》の炁《き》は子箱《しさう》の風《かぜ》である。先天《せんてん》及《およ》び後天《こうてん》の二炁《き》の機《き》は、消息子《せうそくし》に喩《たと》へられて在《あ》る。かの子箱《しさう》の風《かぜ》は、若《も》し抽動《ちうどう》の風《かぜ》がなければ、また自《みづか》ら吹嘘《すゐきよ》することは出來《でき》ない。先天《せんてん》の炁《き》も後天《こうてん》の炁《き》も鼓嘘《こきよ》がなければ、よくめぐるものではない。これらの意義《いぎ》を綜合《そうがふ》して特《とく》に槖籥《たくやく》と稱《しよう》したものである。

採藥《さいっく》の時《とき》が到《いた》れば、藥物《やくぶつ》すでに旺盛《わうせい》になつて、行動《かうどう》をはじめるから、宜《よろ》しく武火《ぶくわ》即《すなは》ち槖《たく》籥《やく》の息火《そくくわ》を用《もち》ひて、以《もつ》て刻漏《こくろう》の度數《どすう》に應《おう》ずることを要《えう》する。若《も》しこの時《とき》、溫柔《をんじう》の文火《ぶんくわ》を用《もち》ひたのでは、藥物《やくぶつ》めぐらず、眞炁《しんき》も竟《つひ》に耗散《かうさん》してしまふ。煉藥行符《れんやくかうふ》には、性《せい》即《すなは》ち神《しん》を内《うち》（中《ちう》宮《きう》のこと）に立《た》て、幹運《かんうん》（周天《しうてん》）の主宰《しゆさい》たらしむるを要《えう》する。然《しか》らば水火《すゐくわ》もまたよく外《そと》の道路《だうろ》（任督《にんとく》）に隨《したが》つて升降《しようかう》する。外《そと》はまた命《めい》即《すなは》ち元炁《げんき》を借《か》りて化《くわ》を施《し》くときは、脈絡《みやくらく》がよく開舒暢快《かいじよちやうくわい》すると共《とも》に、内外《ないぐわい》またよく融通《ゆうづう》する。かくて自然《しぜん》に命《めい》は性《せい》に隨《したが》ひ、性《せい》は命《めい》を持《ぢ》し、性命合《せいめいがふ》一して、よく道果《だうくわ》を證《しよう》することを得《う》る。

邱祖師曰。採二一炁一升降之際。若不三以レ意守二中宮一。藥物、如何運得轉。

〔讀方〕邱祖師《きうそし》曰《いは》く、二炁《き》を採《と》つて升降《しようかう》するの際《さい》、若《も》し意《い》をもつて中宮《ちうきう》を守《まも》らずんば、藥《やく》物《ぶつ》、如何《いか》んか運《めぐら》し得《え》て轉《てん》ぜん。

〔解說〕二炁《き》とは先天後天《せんてんこうてん》の二炁《き》である。先天《せんてん》の炁《き》は、後天《こうてん》の氣《き》を得《え》ざれば、よく轉運《てんうん》するものではない。後天《こうてん》の氣《き》も、先天《せんてん》の炁《き》を得《え》ざれば功《こう》を施《ほどこ》すべきところがない。ゆゑに、炁《き》を升降《しようかう》させるには、必《かな》らず先後《せんこう》の二つを伴《ともな》ふべきはいふまでもない。さりながら、眞意《しんい》が中宮《ちうきう》（炁穴《きけつ》）に在《あ》つて主宰《しゆさい》せざるときは、藥物《やくぶつ》がよく轉《てん》ずるものでない。藥物《やくぶつ》（眞炁《しんき》）の轉《てん》ずるのは、全《まつた》く中宮《ちうきう》に在《あ》る眞意《しんい》が、これを動運《どううん》せしむるのである。禪語《ぜんご》に「北斗《ほくと》、南《みなみ》を望《のぞ》んで看《み》よ。」といふのも、この事《こと》で、運《めぐ》るのは周天《しうてん》の呼吸《こきよ》ではなく、中宮《ちうきう》に眞意《しんい》があつて、これをして然《しか》らしむるのである。

混然子曰。内伏二天罡一幹運。外用二斗柄一推遷。

〔讀方〕混然子《こんぜんし》曰《いは》く、内《うち》、天罡《てんかう》を伏《ふく》して幹運《かんうん》し、外《ほか》、斗柄《とへい》を用《もち》ひて推遷《すゐせん》す。

〔解説〕冲虚《ちうきよ》云《いは》く「斗柄《とへい》外《ほか》に移《うつ》つて、天心《てんしん》、常處《じやうしよ》を離《はな》れず。」と。これらの數言《すうげん》は、すべて眞意《しんい》のよく中宮《ちうきう》を守《まも》つてゐて、藥物《やくぶつ》の升降《しようかう》が行《おこな》はれるのを喩《たと》へたものである。天罡《てんかう》とは北《ほく》極星《きよくせい》のことで、それがその常座《じやうざ》に居《ゐ》て、北斗《ほくと》がその周圍《しうゐ》をめぐることは、人《ひと》の知《し》るところであらう。若《も》し内《うち》に天罡《てんかう》を推《お》して、外《ほか》に斗柄《とへい》を推《お》さゞれば、眞炁《しんき》は升降《しようかう》することをしない。若《も》し外《ほか》に斗柄《とへい》を推《お》して、内《うち》に天罡《てんかう》を伏《ふく》せざれば、眞種子《しんしゆし》が結《むす》ぶものではない。

許旌陽老祖曰。衡開二斗牛一要二循環一。

〔讀方〕許旌陽老祖《きよせいやうろうそ》曰《いは》く、衡《しやう》、斗牛《とぎう》を開《ひら》いて循環《じゆんくわん》を要《えう》す。

〔解説〕斗牛《とぎう》とは虛危穴《きよきけつ》の事《こと》である。虛危穴《きよきけつ》既《すで》に開《ひら》けて升降《しようかう》の法《はふ》を用《もち》ひ、以《もつ》てこれを運《めぐ》らすの謂《いひ》である。蓋《けだ》し虛危《きよき》は、任督《にんとく》二脈《みやく》の起止《きし》のところで、河車路《かしやろ》とも稱《しよう》されてゐる。今《いま》やその路《みち》が開《ひら》けて周天《しうてん》を始《はじ》めた。丹《たん》の成《な》るは期《き》して待《ま》つべきである。愈玉吾《ゆぎよくご》云《いは》く、「この時《とき》これを鼓《こ》するに槖籥《たくやく》を以《もつ》てし、これを煅《きた》ゆるに猛火《まうくわ》を以《もつ》てするときは眞鉛《しんえん》、坎《かん》を出《い》でゝ、河車《かしや》敢《あへ》て停留《ていりう》せず、運《めぐ》つて崑崙峰頂《こんろんほうちやう》に入《い》る。」と。これは周天《しうてん》の呼吸《こきよ》を用《もち》ひて、藥《くすり》を煅煉《たんれん》するときは、眞鉛《しんえん》（眞炁《しんき》）が丹田《たんでん》より出《い》でゝ、敢《あへ》て止《とゞ》まることなく、運《めぐ》つて頂《ちやう》に朝《てう》することをいつたものである。

金丹賦曰。子時河車聳レ駕。火銷レ金而神炁不レ敗。

〔讀方〕金丹賦《きんたんふ》に曰《いは》く、子時《しじ》に河車駕《かしやが》をそばだて、火《ひ》、金《きん》を銷《せう》して神炁《しんき》敗《やぶ》れず。

〔解說〕子時《しじ》とは運周天《うんしうてん》の子時《しじ》である。今《いま》や周天《しうてん》を運《めぐ》らさんとして、河車《かしや》を驅《か》り、藥《くすり》を採《と》つて上昇《じやうしよう》する。呼吸《こきふ》の火《ひ》は眞炁《しんき》を銷《せう》して丹《たん》とする。これ神炁《しんき》を全《まつた》ふする所以《ゆゑん》である。

純陽祖師曰。憑レ君子後午前看。一脉天津在二脊端一。

〔讀方〕純陽祖師《じゆんやうそし》曰《いは》く、君《きみ》に憑《よ》る子後午前《しごごぜん》に看《み》よ、一脈《みやく》の天津脊端《てんしんせきたん》に在《あ》り。

〔解說〕子後午前《しごぜん》とは、子《し》より起《おこ》つて午《ご》に至《いた》る周天上升《しうてんじやうしよう》の路《みち》にして、督脈《とくみやく》のことである。その一脈《みやく》の通《つう》じてゐる端《はし》は、天津《てんしん》である。天津《てんしん》とは腦頂《なうちやう》を指《さ》していつたのであらう。この脊髓《せきずゐ》は、現代《げんだい》の生理《せいり》としては、神經《しんけい》の大幹《だいかん》が通《つう》じてゐるとされてゐるが、仙道《せんだう》よりいへば、眞炁《しんき》の靈臺《れいだい》に朝《てう》する道《みち》である。彼《かれ》は上《うへ》より降《くだ》るといひ、是《これ》は下《した》より升《くだ》るといふ。そこに大《だい》なる相違《さうゐ》がある。然《しか》し修養《しうやう》の實驗《じつけん》によれば、眞炁《しんき》の上《うへ》に朝《てう》するの道《みち》たること斷《だん》じて疑《うたが》ふべきところがない。これは別《べつ》に詳說《しやうせつ》する機會《きくわい》があらうと思《おも》ふ。

又曰。寒泉瀝瀝氣緜緜。上透二崑崙一還二紫府一。浮沈升降入二中宮一。

〔讀方〕また曰《いは》く、寒泉瀝々《かんせんれきく》たり氣緜々《きめんく》たり。上《かみ》は崑崙《こんろん》に透《とほ》り紫府《しふ》に還《かへ》る。浮沈升降《ふちんしようかう》して中宮《ちうきう》に入《い》る。

〔解說〕寒泉《かんせん》とは腎中《じんちう》の水《みづ》のことである。それが修煉《しうれん》の功成《こうな》つて、瀝々《れきく》として波濤《はたう》の聲《こゑ》を生《しやう》ずるほどに漲溢《ちやういつ》して來《き》て、緜々《めんめん》として盡《つ》くることがない。かくて上《かみ》は崑崙《こんろん》の頭首《とうしゆ》に升《のぼ》り、下《しも》は紫府《しふ》の丹田《たんでん》に降《くだ》る。浮沈升降《ふちんしようかう》して、中宮《ちうきう》の丹田《たんでん》に入《い》る。要《えう》するに、これは火《ひ》をめぐらす法《はふ》を教《をし》へたものである。

廣成子曰。人之反覆呼吸徹二於蔕一。一吸則天氣下降。一呼則地氣上升。我之眞炁相接也。

〔讀方〕廣成子曰《くわうせいしいは》く、人《ひと》の反覆呼吸《はんぷくこきふ》、蔕《たい》に徹《こつ》す。一吸《きふ》するときは則《すなは》ち天氣下降《てんきかかう》し、一呼《こ》するときは則《すなは》ち地氣上升《ちきじやうしよう》す。我《われ》の眞炁《しんき》相接《ちひせつ》すればなり。

〔解說〕人《ひと》の反覆《はんぷく》したる呼吸《こきふ》が、蔕即《たいすなは》ち炁穴《きけつ》に徹《てつ》したものであれば、後天《こうてん》の氣《き》一吸《きふ》するときは、先天《せんてん》の炁《き》升《のぼ》つて採取《さいしゆ》を爲《な》す。これを地氣上升《ちきじやうしよう》といふ。後天《こうてん》の氣《き》一呼《こ》するときは、先《せん》天《てん》の炁《き》降《くだ》つて烹煉《はうれん》を爲《な》す。これを天氣下降《てんきかかう》といふ。これはまことに炁穴《きけつ》に徹《こつ》したる呼吸《こきふ》たることを條件《でうけん》とする。口鼻《こうび》を以《もつ》てする一呼《こ》一吸《きふ》であつては、煉藥周天《れんやくしうてん》の能《のう》は空《かな》し。

覓元子曰。乾坤闔闢。陰陽運行之機。一吸則自下而上。子升。一呼則自上而下。午降。此一息之升降也。

〔讀方〕覓元子《べきげんし》曰《いは》く、乾坤闔闢《けんこんかふへき》、陰陽運行《いんやううんかう》の機《き》、一吸《きふ》するときは則《すなは》ち下《しも》よりして上《かみ》、子升《しのぼ》る。一呼《こ》するときは則《すなは》ち上《かみ》よりして下《しも》、午降《ごくだ》る。これ一息《そく》の升降《しようかう》なり。

〔解説〕乾《けん》は首《くび》、位《くらゐ》、上《うへ》に居《きよ》す。坤《こん》は腹《はら》、位《くらゐ》、下《した》に居《きよ》す。闔闢《かふへき》は、開閉《かいへい》の義《ぎ》、内外呼吸《ないぐわいこきふ》の元機《げんき》である。然《しか》して一吸《きふ》によつて外面《ぐわいめん》の氣《き》降《くだ》るときは、裏面《りめん》の炁《き》、我《わ》がからだを過過《つうくわ》して升《のぼ》る、一呼《こ》によつて外面《ぐわいめん》の氣《き》升《のぼ》るときは、裏面《りめん》の炁《き》、我《わ》がからだを通過《つうくわ》して降《くだ》る。これが一息《そく》の升降《しようかう》である。かくの如《ごと》きは乃《すなは》ち先天《せんてん》の秘機《ひき》に屬《ぞく》し、一般人《ぱんじん》のよく知《し》るところではない。かくの如《ごと》く周天内外《しうてんないぐわい》の機《き》の異《こと》なるところは、丹《たん》が成《な》るのである。學者《がくしや》驚《おどろ》き怪《あや》しまなければ幸《さいはひ》である。こゝに一人《ひとり》の道人《だうじん》があつた。幾《いく》十歳《さい》の間《あひだ》升降《しようかう》を行《ぎやう》じたが、遂《つひ》に丹《たん》を結《むす》び、大藥《たいやく》を成《な》すに至《いた》らなかつた。これは後天《こうてん》の意氣《いき》を用《もち》ひて、先天《せんてん》の神炁《しんき》を知《し》らなかつた爲《た》めである。

冲虚子曰。當二吸機之闔一。我則轉而至レ乾。以レ升爲レ進。當二呼機之闢一。我則轉而至レ坤。以レ降爲レ退。

〔讀方〕冲虚子《ちうきよし》曰《いは》く、吸機《きふき》の闔《と》づるに當《あた》つて、我則《われすなは》ち轉《てん》じて乾《けん》に至《いた》り、升《しよう》を以《もつ》て進《しん》と爲《な》す。呼機《こき》の闢《ひら》くに當《あた》つて、我則《われすなは》ち轉《てん》じて坤《こん》に至《いた》り、降《かう》を以《もつ》て退《たい》と爲《な》す。

〔解説〕吸機《きふき》のとづるは、吸《きふ》そのものは降《くだ》るのである。然《しか》るに内《うち》の機《き》は下《した》より升《のぼ》つて頭部《とうぶ》に至《いた》るを陽火《やうくわ》を進《すゝ》むと爲《な》し、採取《さいしゆ》を爲《な》す。呼機《こき》のひらくは、呼《こ》そのものは升《のぼ》るのである。然《しか》るに内《うち》の機《き》は上《うへ》より降《くだ》つて腹部《ふくぶ》に至《いた》るを陰符《いんぷ》を退《しりぞ》くと爲《な》し、烹煉《はうれん》を爲《な》す。これ即《すなは》ち内外《ないぐわい》闔闢《かふへき》の機《き》である。

第八節　周天之息數

蕭紫虚曰。乾坤橐籥鼓有數。

〔讀方〕蕭紫虚《せうしきよ》曰《いは》く、乾坤橐籥《けんこんたくやく》、鼓《こ》するに數《すう》あり。

〔解說〕上文《じやうぶん》升降《しようかう》の法《はふ》を說《と》いた。が、未《いま》だその數《すう》のことがいつてなかつた。升降《しようかう》を用《もち》ひてその數《すう》を顧《かへり》みざれば、丹道《たんだう》また成《な》ることがない。これを橐籥《たくやく》、鼓《こ》するに數《すう》ありといふのである。數《すう》とは陰陽升降《いんやうしようかう》の度數《どすう》である。

薛道光禪師曰。火候抽添思絕塵。一爻看過一爻生。

〔讀方〕薛道光禪師《せつだうくわうぜんじ》曰《いは》く、火候抽添《くわこうちうてん》、思《おも》ひ、塵《ちん》を絕《ぜつ》す。一爻看過《かうかんくわ》して一爻生《かうしやう》ず。

〔解說〕呼吸《こきふ》の火候《くわこう》を行《ぎやう》ずるために、眞炁《しんき》が上升下降《じやうしようかかう》する、それを抽添《ちうてん》といふ。かくて諸多《しよた》の幻化《げんくわ》が頓《とみ》に息《や》み、眞我《しんが》が炁《き》を離《はな》れることがない。即《すなは》ち思《おも》ひ塵《ちん》を絕《ぜつ》するの義《ぎ》である。その綿々《めんく》として絕《た》えざるは、爻過《かうす》ぎて爻生《かうしやう》ずるが如《ごと》くである。

天上分明なり十二辰

陳泥丸曰。天上分明十二辰。人間分作ニ煉丹程。若言三刻漏無ニ憑信。不レ會ニ元機ニ藥不レ成。

〔讀方〕陳泥丸《ちんでいぐわん》曰《いは》く、天上分明《てんじやうぶんめい》なり十二辰《しん》。人間《にんげん》分《わか》つて煉丹《れんたん》の程《てい》と作《な》す。若《も》し刻漏憑信《こくろうひようしん》なしといはゞ、元機《げんき》を會《ゑ》せず藥成《くすりじやう》ぜず。

〔解說〕天上《てんじやう》十二支《し》の辰位《しんゐ》がある、煉丹《れんたん》にまた十二時《じ》の火候《くわこう》がある、每時《まいじ》一定《てい》の度數《どすう》がある、これを程《てい》といふ。若《も》し息數《そくすう》の漏刻《ろうこく》を用《もち》ひずして、妄《みだ》りに升降《しようかう》を行《ぎやう》ずるものは、傍門外《ばうもんげ》道《だう》である、金丹《きんたん》の徒《と》ではない。かくて徒《いたづ》らに火《ひ》を用《もち》ひても、大藥《たいやく》を結《むす》ぶことは出來《でき》ない。

生成の數

鍾離祖師曰。生成有レ數。

〔讀方〕鍾離祖師《しようりそし》曰《いは》く、生成數《せいくすう》あり。

〔解說〕數《すう》ありとは、乾《けん》の用《よう》九、坤《こん》の用《よう》六である。これを以《もつ》て周天《しうてん》の數《すう》を定《さだ》める。即《すなは》ち左《さ》の如《ごと》くである。

用九の九×四策の四×六爻の六＝二百十六
用六の六×四策の四×六爻の六＝百四十四
合計三百六十數

この三百六十數《すう》こそ周天《しうてん》の度數《どすう》である。

周天の息

金谷野人曰。周天息數微微數。

〔讀方〕周天《しうてん》の息數《そくすう》微《び》々《び》として數《かぞ》ふ。

〔解說〕周天《しうてん》は往來返復《わうらいへんぷく》の義《ぎ》たる言《い》ふまでもない。これを相《さう》に着《ちやく》せず、順隨《じゆんずゐ》して火候《くわこう》を行《ぎやう》ずる、所謂《いはゆる》微《び》々《び》として數《かぞ》ふである。

三十六また二十四

陳泥丸曰。乙陽復卦子時生。午後一陰生於姤。三十六又二十四。

〔讀方〕陳泥丸《ちんでいぐわん》曰《いは》く、乙陽復卦《おつやうふくくわ》子《し》時《じ》に生《しやう》ず。午後《ごご》の一陰《いん》姤《こう》に生《しやう》ず。三十六また二十四。

〔解説〕冲虚子《ちうきよし》曰《いは》く「子《し》より巳《し》に至《いた》る六時《じ》を陽《やう》と爲《か》す。陽乾《やうけん》に合《がつ》す、故《ゆゑ》に乾爻乾策《けんかうけんさく》を用《もち》ふ。乾爻用《けんかうよう》九、而《しか》してこれを四揲《てふ》して、三十六と爲《な》る。故《ゆゑ》に陽火《やうくわ》また用《よう》九、四揲《てふ》に同《おな》じ。」また註《ちう》に云《いは》く「子《し》丑寅次《ちういんじ》を以《もつ》て、みな四を以《もつ》てこれを揲《てふ》す、三十六。」また云《いは》く「午《ご》より亥《がい》に至《いた》る六時《じ》を陰《いん》と爲《な》す。陰坤《いんこん》に合《がつ》す、故《ゆゑ》に坤爻坤策《こんかうこんさく》を用《もち》ふ。坤爻用《こんかうよう》六、而《しか》してこれを四揲《てふ》して、二十四と爲《な》る。故《ゆゑ》に陰火《いんくわ》また用《よう》六、四揲《てふ》に同《おな》じ。」また註《ちう》に云《いは》く「午未申次《ごびしんじ》を以《もつ》て、みな四を用《もち》ひてこれを揲《たふ》す、二十四。」これは易《えき》を知《し》らない人《ひと》には恐《おそ》らく理解《りかい》も難《かた》いと思《おも》ふ。たゞわかつたつもりで讀過《どくくわ》してもらひたい。陽時乾策《やうじけんさく》二百一十六（前《ぜん》三節《せつ》周天《しうてん》の數算出法參照《すうさんしゆつはふさんせう》）卯陽《ばうやう》の沐浴《もくよく》を除《のぞ》いて用《もち》ひず。（不用《ふよう》の數《すう》一爻《かう》×用《よう》九の九×四揲《てふ》の四＝三十六）故《ゆゑ》に乾用實《けんようじつ》に一百八十である。陰時《いんじ》の坤策《こんさく》一百四十四、酉陰《いういん》の沐浴《もくよく》を除《のぞ》いて用《もち》ひず。（不用《ふよう》の數《すう》一爻《かう》×用《よう》六の六×四揲《てふ》の四＝二十四）故《ゆゑ》に坤用實《こんようじつ》に一百二十である。これを合《がつ》して三百息《そく》を得《う》る。これが周天《しうてん》の數《すう》である。閏餘《じゆんよ》の數《すう》は外《ほか》に在《あ》る。蓋《けだ》し三百數《すう》は、實《じつ》は三百息《そく》ではなくみな譬《ひ》喩《ゆ》の辭《じ》である。

陰陽の數

守陽眞人曰。子行三十六。積得陽爻一百八十數。午行二十四。合得陰爻一百二十數。

〔讀方〕守陽眞人《しゆやうしんじん》曰《いは》く、子行《しかう》三十六、積《つ》んで陽爻《やうかう》一百八十數《すう》を得《う》。午行《ごかう》二十四、合《がつ》して陰《いん》爻《かう》一百二十數《すう》を得《う》。

〔解説〕一百八十數《すう》と一百二十數《すう》の解《かい》は、前節《ぜんせつ》に於《おい》て知了《ちれう》したと思《おも》ふ。かくて周天《しうてん》の數《すう》を行《ぎやう》ずるときは、調息《てうそく》して六時《じ》の中《なか》に至《いた》る毎《ごと》に沐浴《もくよく》して、その呼吸《こきふ》を停息《ていそく》するがよい。これ三百六十數《すう》より沐浴《もくよく》の數《すう》を除《のぞ》いて、他《た》の三百數《すう》を用《もち》ふる所以《ゆゑん》である。

息火停符の沐浴

悟眞註疏曰。子進陽火。息火謂之沐浴。午退陰符。停符謂之沐浴。

〔讀方〕悟眞註疏《ごしんちうそ》に曰《いは》く、子《し》に陽火《やうくわ》を進《すゝ》む。火《ひ》を息《や》むる、これを沐浴《もくよく》といふ。午《ご》に陰符《いんぷ》を退《しりぞ》く。符《ふ》を停《とゞ》む、これを沐浴《もくよく》といふ。

〔解説〕火《ひ》を息《や》む及《およ》び符《ふ》を停《とゞ》むるとは、意識的《いしきてき》に行《おこな》ふところの呼吸《こきふ》を停住《ていちう》して、自然《しぜん》の妙《めう》運《うん》のめぐるのに任《まか》せることである。随《したが》つて先天《せんてん》の炁《き》のめぐるのを停住《ていちう》することではなく、たゞ後天《こうてん》の武火《ぶくわ》を停住《ていちう》するのみである。故《ゆゑ》に履道《りだう》云《いは》く「十二時中《じちう》、間斷《かんだん》せしむるなかれ。」とは、自然《しぜん》の妙運《めううん》は斷《た》えず行《ぎやう》ぜしむべきをいつたものである。陸子野《りくしや》が悟眞篇《ごしんぺん》を註《ちう》して曰《いは》く「卯酉火《ばういうひ》を進《すゝ》めず、たゞ眞炁《しんき》を以《もつ》て薫蒸《くんじよう》するなり。而《しか》して沐浴《もくよく》を爲《な》す。」とは確言《かくげん》といふべきである。

曹還陽眞人曰。十二時中。時時皆有陽火陰符。凡進則曰進陽火。凡退則曰退陰符。亦以陽用者曰火。以陰用者曰符。

〔讀方〕曹還陽眞人《さうくわんやうしんじん》曰《いは》く、十二時中《じちう》、時々《じゞ》みな陽火陰符《やうくわいんぷ》あり、凡《およ》そ進《すゝ》むときは則《すなは》ち陽火《やうくわ》を進《すゝ》むといひ、凡《およ》そ退《しりぞ》くときは陰符《いんぷ》を退《しりぞ》くといふ。また陽《やう》を以《もつ》て用《もち》ふるものを火《ひ》といひ、陰《いん》を以《もつ》て用《もち》ふる者《もの》を符《ふ》といふ。

〔解説〕十二時《じ》とは、我《わ》が身中運周天《しんちううんしうてん》の時《とき》である。子《し》より巳《し》に至《いた》る六陽時《やうじ》に陽火《やうくわ》を進《すゝ》め、午《ご》より亥《がい》に至《いた》る六陰時《いんじ》に陰符《いんぷ》を退《しりぞ》くといふのが原則《げんそく》である。然《しか》るに時々《じゞ》みな陽火陰符《やうくわいんぷ》があり、沐浴時《もくよくじ》にあらずして沐浴《もくよく》がある。故《ゆゑ》に、陽《やう》を用《もち》ふるものを火《ひ》といひ、陰《いん》を用《もち》ふるものを符《ふ》といふのである。それは凡《およ》そ運火《うんくわ》の時《とき》、後天《こうてん》の氣《き》進《すゝ》むとき、これを陽火《やうくわ》といひ、後天《こうてん》の氣退《きしりぞ》くとき、これを陰符《いんぷ》といふ。凡《およ》そ陽火《やうくわ》、陰符《いんぷ》、沐浴《もくよく》、歸根《きこん》は、みな後天呼吸《こうてんこきふ》の氣《き》を借《か》りて、以《もつ》て周天度數《しうてんどすう》の法《はふ》と爲《な》すのである。若《も》しもその呼吸《こきふ》がないときは、陰符《いんぷ》、陽火《やうくわ》、沐浴《もくよく》、歸根《きこん》を成《な》さぬことになる。

昔日達磨《せきじつだるま》が「二候《こう》、牟尼《むに》を採《と》る。」といつてゐる。その二候《こう》とは、藥《くすり》が生《しやう》じて外《そと》に往《ゆ》くのを、息《そく》を用《もち》ひて爐《ろ》に歸《き》せしむるのが一候《こう》である。藥《くすり》が既《すで》に爐《ろ》に歸《き》したのを封固《ふうこ》するのがまた一候《こう》である。前後《ぜんご》合《あは》せて二候《こう》である。また四候《こう》といふことがある。升降沐浴《しようかうもくよく》（卯酉《ばういう》二時《じ》の沐浴《もくよく》）即《すなは》ち四候《こう》である。閏餘《じゆんよ》とは、歸根《きこん》して下丹田《かたんでん》に還《かへ》る、こゝに溫養沐浴《をんやうもくよく》の位《くらゐ》ある

煉つてまた煉り周つてまた周る

のを指《さ》していふのである。

沖虛子曰。凡一動則一煉而周。使機之動而復動者。則煉而復煉。周而復周。

〔讀方〕沖虛子《ちうきよし》曰《いは》く、凡《およ》そ一動《どう》するときは、一煉《れん》して周《めぐ》る。機《き》の動《うご》いてまた動《うご》かしむるものは、則《すなは》ち煉《ね》つてまた煉《ね》り、周《めぐ》つてまた周《めぐ》る。

〔解説〕これは炁《き》の動《うご》く限《かぎ》りは、幾《いく》たびにても煉《ね》つてまた煉《ね》り、周《めぐ》らしてまた周《めぐ》らすべきことを敎《をし》へたものである。かくすれば、小周天《せうしうてん》の火《ひ》も、竟《つひ》には容易《ようい》に止《や》むやうになる。若《も》し煉《ね》らざるときは、火《ひ》も速《すみや》かに止《や》むこと能《あた》はず、大藥《たいやく》もまた發生《はつせい》することがない。古皖山《こくわんざん》合封問《がつほうと》ふて曰《いは》く「餘《よ》道《だう》を學《まな》びてより今《いま》すでに八十に及《およ》んだ。然《しか》るに陽運《やううん》おのづから動《うご》く（陽《やう》の擧《あが》ること）のは、何《なん》の故《ゆゑ》ぞ。」答《こた》へて曰《いは》く「陽《やう》の擧《あが》るのは、未《いま》だ火《び》を以《もつ》て煉《ね》らざるからである。」封《ほう》曰《いは》く「余《よ》は七悟師《ごし》の傳《でん》を得《え》て、周身《しうしん》四肢《し》に運《めぐ》らしてゐる。六回《くわい》の陽《やう》、六回《くわい》の陰《いん》を

百日にして精漏れず

運《めぐ》らし、左《ひだり》に運《めぐ》らすこと三百六十、右《みぎ》に運《めぐ》らすこと二百四十。かくの如《ごと》きは火工《くわこう》にして、寧《むし》ろ勉《つと》めたものではあるまいか。」華陽曰《くわやういは》く「既《す》でに火工《くわこう》を勉《つと》めたとすれば、八十歳《さい》に及《およ》んでどうして陽《やう》が周《めぐ》つて擧《あ》がるのか。かくの如《ごと》きは金丹《きんたん》ではなく、單《たん》なる小法《せうはふ》である。恐《おそ》らくは七悟師《ごし》が、當初汝《たうしよなんぢ》の念《ねん》を止《とゞ》むるために、それを教《をし》へたものであらう。かくの如《ごと》き空運《くううん》、果《はた》して何《なん》の益《えき》があらう。」合封曰《がつほういは》く「金丹《きんたん》の道《みち》はどうすればよいのか。」華陽曰《くわやういは》く「金丹《きんたん》の道《みち》は、陽生《やうせい》の時《とき》より、神《しん》を凝《こ》らして炁穴《きけつ》に入《い》らしめ、橐籥《たくやく》の巽風《そんぷう》を鼓起《こき》し、息々爐中《そくくろちう》に向《むか》つて吹嘘《すゐきよ》する。風生《かぜしやう》ずるときは火《ひ》もえ、火《ひ》もゆるときは精化《せいくわ》し、精化《せいくわ》するときは炁《き》おのづから生《しやう》ず。この生炁《せいき》を採《と》つて升降往還《しようかうわうくわん》せしむる。これを周天《しうてん》といふ。金丹《きんたん》の道《みち》は即《すなは》ちかくの如《ごと》きものである。

第九節　成丹之日期

又曰。積レ之不レ過二百日一。則精不レ漏。

〔讀方〕また曰《いは》く、これを積《つ》むこと百日《にち》に過《す》ぎず、則《すなは》ち精漏《せいも》れず。

〔解説〕百日《にち》は煉精《れんせい》の日期《にっき》の大略《たいりやく》を定《さだ》めたものである。但《たゞ》し二候《こう》の機《き》の來《きた》つた者《もの》に在《あ》りては、ほゞ百日《にち》を要《えう》する。年少《としわか》くして勤《つと》むる者《もの》に在《あ》りては、成《な》ることとこれよりも速《すみや》かである。若《も》し中年《ちうねん》または年老《としお》ひて勤《つと》めざる者《もの》は、その日期《にっき》を定《さだ》むることは出來《でき》ない。凡《およ》そ精《せい》の漏《も》るるものは、未《いま》だ漏盡通《ろじんつう》の道《みち》を成《じやう》じたものでない。精《せい》の漏《も》れざる者《もの》の如《ごと》きは、則《すなは》ち精盡《せいつ》きて還《かへ》つて炁《き》となつたのである。不死長生《ふしちやうせい》の果《くわ》もまた得《え》られよう。太邑《たいいふ》の海會寺《かいゑじ》の方丈《はうぢやう》の僧龍《そうりう》江《かう》問《と》ふて曰《いは》く、「今日《こんにち》の境地《きやうち》を保守《ほしゆ》してゐたなら、楞嚴經《りようごんきやう》に所謂《いはゆる》、漏盡通《ろじんつう》の成《な》るを得《う》るであらうか、否《いな》や。」華陽曰《くわやういは》く「保守《ほしゆ》はたゞ淫身《いんしん》と淫身《いんしん》を斷《だん》じたばかりである。火《ひ》によりて化《くわ》することを知《し》り、始《はじ》めて淫根《いんこん》が方《ま》さに斷《だん》じ得《と》て、漏盡通《ろじんつう》おのづから成《じやう》ずるに至《いた》つて、始《はじ》めて漏《も》れざることを得《う》る。淫根《いんこん》とは即《すなは》ち外腎《ぐわいじん》である。それが若《も》し擧動《きよどう》するやうならば、即《すなは》ち生《しやう》死《し》がある。

百日危險を防ぐ

正陽祖師曰。果然百日防ニ危險一。

〔讀方〕正陽祖師《せいやうこし》曰《いは》く、果然《くわぜん》、百日《にち》危險《きけん》を防《ふせ》ぐ。

〔解說〕危險《きけん》を防《ふせ》ぐとは、それを防《ふせ》ぐべき時《とき》が至《いた》つて、對應《たいおう》の措置《そち》を爲《な》すことである。藥《くすり》生《しやう》じて神《しん》の及《およ》ばざることがある。それを知覺《ちかく》するときは、功《こう》を空《むな》しくする。或《あるひ》は起火《きくわ》の法《はふ》を明《あきら》かにせず、昏睡《こんすゐ》して神《しん》、靈《れい》ならざることがある。かくの如《ごと》きは炁《き》を失《うしな》ふ。或《あるひ》は火《ひ》を進《すゝ》むべくして、火《ひ》を進《すゝ》めず。符《ふ》を退《しりぞ》くべくして、符《ふ》を退《しりぞ》けず。沐浴《もくよく》すべくして、沐浴《もくよく》せず。或《あるひ》は火《ひ》を止《とゞ》むべくして、火《ひ》を止《とゞ》めず。歸根《きこん》すべくして、歸根《きこん》せず。かくの如《ごと》きは造化《ざうくわ》の機《き》を失《うしな》ふものである。故《ゆゑ》に注意《ちうい》してこれを防《ふせ》がなければならぬ。

夢寐の昏迷を忌む

蕭紫虛曰。防ニ火候之差失一。忌ニ夢寐之昏迷一。

〔讀方〕蕭紫《せうし》虛《きよ》曰《いは》く、火候《くわこう》の差失《さしつ》を防《ふせ》ぎ、夢寐《むび》の昏迷《こんめい》を忌《い》む。

〔解說〕火候《くわこう》を差失《さしつ》するのは、學人《がくじん》の心《こゝろ》、誠《まこと》ならず、意《い》、專《もつぱ》らならざるがためである。若《も》し靈臺《れいだい》（心頭《じんとう》）潔淨《けつじやう》にして、火候明白《くわこうめいはく》ならば、かくの如《ごと》き失《しつ》のあるべき筈《はづ》はない。古《こ》人《じん》往《わう》往丹《わうたん》を走失《そうしつ》することのあるのは、みなその心《こゝろ》の專《もつぱ》らならざるに由《よ》る。夢寐《むび》の昏迷《こんめい》は、學人《がくじん》の責任《せきにん》ではないやうであるが、畢竟《ひつきやう》、神《しん》が純《じゆん》ならざるため、睡《ねむ》つたとき塵妄《ちんまう》の心《こゝろ》を生《しやう》じ、夢寐《むび》に走失《そうしつ》するのである。故《ゆゑ》に修丹《しうたん》には先《ま》づ神《しん》を養《やしな》つて、純《じゆん》一靈覺《れいかく》ならしむるを要《えう》す。

第十節　止火及成丹

定裏丹成る

杏林曰。定裏見㆓丹成㆒。

〔讀方〕杏林曰《きやうりんいは》く、定裏《ぢやうり》、丹《たん》の成《な》るを見《み》る。

〔解說〕炁《き》すでに圓滿《ゑんまん》し、外腎擧《くわいじんあが》らざるに至《いた》れば、丹光上《たんくわうへ》に湧《わ》くのを見《み》る。こゝに至《いた》れば火《ひ》を止《とゞ》むる要《えう》がある。

丹熟せば火候を行せず

正陽祖師曰。丹熟不㆑須㆑行㆓火候㆒。更行㆓火候㆒。必傷㆑丹。

止息を知れ

〔讀方〕正陽祖師《せいやうそし》曰《いは》く、丹熟《たんじゆく》す、火候《くわこう》を行《ぎやう》ずべからず。更《さ》らに火候《くわこう》を行《ぎやう》ぜば、必《かなら》ず丹《たん》を傷《そこな》ふ。

〔解説〕丹《たん》が熟《じゆく》したのは、止《し》火《くわ》の候《こう》が至《いた》つたのである。既でに熟《じゆく》したことを知《し》つたならば、當然《たうぜん》、大藥《たいやく》を採《と》るの法《はふ》を用《もち》ふべきである。かくて小周天《せうしうてん》の工法《こうはふ》は、今《いま》や用《もち》ふる必要《ひつえう》がなくなつた。若《も》し再《ふた》ゝび小周天《せうしうてん》を用《もち》ふるときは、却《かへ》つて丹《たん》を傷《そこな》ふことになる。

蕭紫虚曰。切忌不レ須レ行二火候一。不レ知二止足一必傾危。

〔讀方〕蕭紫虚《せうしきよ》曰《いは》く、切《せつ》に忌《い》む火候《くわこう》を行《ぎやう》ずべからず。止足《しそく》を知《し》らざれば必《かなら》ず傾危《けいき》す。

〔解説〕凡《およ》そ煉丹《れんたん》に於《おい》て、若《も》し止足《しそく》を知《し》らざれば、必《かなら》ず傾危《けいき》の患《うれひ》がある。昔日白玉蟾《せきじつはくぎよくせん》は、六十四歳《さい》にして修行《しゆぎやう》に取《とり》かゝつた。すでに止《し》火《くわ》の候《こう》に至《いた》つても、未《いま》だ採藥《さいやく》しなかつたので、炁《き》が散《さん》じてしまつた。また曹還陽眞人《さうくわんやうしんじん》、まのあたり止《し》火《くわ》の景《けい》を見《み》たにも拘《かゝは》らず、採取《さいしゆ》を躊《ちう》躇《ちよ》してゐたので、また元陽《げんやう》を走失《そうしつ》した。故崔公《こさいこう》云《いは》く「炁《き》を受《う》くるは吉《きつ》、防成《ばうせい》は凶《きよう》。火候足《くわこうた》る、丹《たん》を傷《そこな》ふ勿《なか》れ。」と。防成《ぼうせい》の時《とき》は、極《きは》めて危険《きけん》の時《とき》なることを示《しめ》したものである。紫陽《しやう》云《いは》く「未《いま》だ還丹《げんたん》を煉《ね》らずんば須《すべか》らく速《すみや》かに煉《ね》るべし。煉《ね》り了《をは》ればまた須《すべか》らく止足《しそく》を知《し》るべし。若《も》し盈《えい》を持《ち》して未《いま》だ心《こゝろ》に已《や》めずんば、免《まぬか》れず一朝殆辱《てうたいじよく》に逢《あ》ふことを。」と。これは止足《しそく》を知《し》らざるの過《あやまち》を説破《せつぱ》したものである。

此皆言二小周天造化一。火到丹熟。止火之候也。

〔讀方〕これみな小周天《せうしうてん》の造化《ざうくわ》をいふ。火《ひ》到《いた》り丹熟《たんじゆく》す、止火《しくわ》の候《こう》なり。

〔解説〕止火《しくわ》とは升降《しようかう》を行《ぎやう》ぜざることである。が、升降《しようかう》を行《ぎやう》ぜずとも、須臾《しゆゆ》も火《ひ》を離《はな》すことは出來《でき》ない。常《つね》に溫火《をんくわ》をもつて薫蒸《くんじよう》するを要《えう》す。若《も》し火《ひ》が離《はな》れるときはおのづから走《はし》るものである。

沖虛眞人曰。有二止火之景一。

〔讀方〕冲虚眞人曰《ちうきよしんじんいは》く、止火《しぐわ》の景《けい》あり。

〔解説〕止火《しくわ》の時《とき》、即《すなは》ち大藥《たいやく》を採《と》るの候《こう》である。眞師《しんし》の口授《くじゆ》を求《もと》むるがよい。若《も》し採取《さいしゆ》の法《はふ》を知《し》らず、採取《さいしゆ》の時《とき》を知《し》らざれば、景《けい》を得《う》ることが出來《でき》ない。眞傳《しんでん》を得《え》、採法《さいはふ》を知《し》り、また景到《けいいた》つてこれを知《し》るを要《えう》す。傍門《ばうもん》に於《おい》て、眼光《がんくわう》を認取《にんしゆ》すれば、靜坐《せいざ》して慧光《ゑくわう》千百種《しゆ》の光《ひかり》ありといふが、それは誤《あやま》りである。これに先《さき》だつて、坎離交媾《かんりかうく》の法《はふ》を知《し》らず、丹田《たんでん》に藥《くすり》なくして、馬陰藏《めをんざう》の形《かたち》の如《ごと》くになる能《あた》はざれば、たとへ外光《くわいくわう》が發現《はつげん》しても、丹田《たんでん》の苗《なへ》ではない。かくの如《ごと》きは妄《まう》を想《おも》ふて發《はつ》したものである。若《も》し眞《しん》によく馬陰藏《めをんざう》の形《かたち》を爲《な》せば、おのづから異常《いじやう》の景《けい》（發相《はつさう》）がある。翠虚篇《すゐきよへん》にいはく「西南路上月華明《せいなんろじやうげつくわあきら》かなり。大藥還《たいやくかへ》つてこの處《ところ》より生《しやう》ず。」兪玉吾《ゆぎよくご》これを解説《かいせつ》して云《いは》く「西南《せいなん》は坤《こん》である。坤《こん》は腹《はら》である。藥《くすり》が丹田《たんでん》に生《しやう》じた時《とき》、陽炁《やうき》上《うへ》に達《たつ》して目《め》に麗《うら》らかにして光《ひかり》がある。かくて目《め》より臍《へそ》に至《いた》る一路《ろ》、みな虚白晃耀《きよはくくわうえう》にして、月華《げつくわ》の明《あきら》かなるが如《ごと》くである。

景の多きを待つ

景三たびにして止む

守陽眞人曰。且待其景到之多而止。大藥必得矣。

〔讀方〕守陽眞人《しゆやうしんじん》曰《いは》く、且《か》つその景到《けいいた》ることの多《おほ》きを待《ま》つて止《や》めよ。大藥必《たいやくかなら》ず得《え》ん。

〔解說〕止火《しくわ》の景《けい》の多《おほ》く到《いた》つたのを待《ま》つて止《や》めるがよい。大藥《たいやく》はかならずその時《とき》に得《え》られるであらう。

又曰。初煉精時。得景而不知。猛吃一驚而已。乃再靜而景再至。猛醒曰。師言當止火也。可惜當面錯過。又靜又至。則知止火。用採而卽得矣。是採在於三至也。今而後當如之。及後再煉。不誤景。初而止。失之速。若待景到四而止。失之遲。不速不遲之中而止。火得藥。衝關而點化陽神。凡有眞修仙。眞千辛萬苦萬萬般。可憐煉成金丹。豈可輕忽致令傾危哉。

〔讀方〕又曰《またいは》く、初《はじ》め精《せい》を煉《ね》る時《とき》、景《けい》を得《え》て知《し》らず。はなはだ一驚《きやう》を吃《きつ》するのみ。乃《すなは》ち再《ふたゝ》び靜《しづ》かにして景再《けいふたゝ》び至《いた》る。猛醒《まうせい》して曰《いは》く、師《し》まさに火《ひ》を止《とゞ》むべしと言《い》へり。惜《をし》むべし當面《たうめん》に錯過《さくくわ》せり。また靜《しづ》かにしてまた至《いた》る。則《すなは》ち火《ひ》を止《とゞ》むるを知《し》り、採《さい》を用《もち》ひて卽《すなは》ち得《う》。是《こ》の採三至《さいさんし》に在《あ》り。今《いま》よりして後《のち》、まさに之《これ》の如《ごと》くなるべし。後再《のちふたゝ》び煉《ね》るに及《およ》んで、景《けい》を誤《あやま》らず、初《しよ》にして止《とゞ》む、これを速《そく》に失《しつ》す。若《も》し景《けい》の到《いた》るを待《ま》ち、四にして止《とゞ》む、これを遲《ち》に失《しつ》す。速《そく》ならず遲《ち》ならざるの中《ちう》にして止《とゞ》めば、火《ひ》、藥《くすり》を得《う》、關《くわん》を衝《つ》いて陽神《やうしん》を點化《てんくわ》す。凡《およ》そ眞《しん》に仙《せん》を修《しう》するあれば、千辛萬苦《しんばんく》萬々般《ばんくばん》ならん。惜《をし》むべし、金丹《きんたん》を煉成《れんせい》す。豈輕忽《あにけいこつ》にして傾危《けいき》せしむるを致《いた》すべけんや。

〔解說〕この文《ぶん》は解《かい》さないでもよくわからうと思《おも》ふから、敢《あへ》てこれを略《りやく》することにする。たゞこゝに數言《すうげん》を費《つひや》したいことがある。

古《いにしへ》より聖眞《せいしん》は、止火《しくわ》の眞候《しんこう》と、採大藥《さいたいやく》の眞景《しんけい》とは、これを祕《ひ》して泄《も》らさなかつた。その眞候《しんこう》その眞景《しんけい》は、獨《ひと》り沖虛《ちうきよ》、守虛《しゆきよ》の二眞人《しんじん》によりて公開《こうかい》せられた。これ實《じつ》に萬古不泄《ばんこふせつ》の天機《てんき》である。これによりて、後學《こうがく》はたしかにこの二眞人《しんじん》の恩《おん》に沾《うるほ》ふであらう。後學《こうがく》の人《ひと》、幸《さいはひ》に因縁《いんねん》があつたならば、速《すみや》かに修行《しゆぎやう》に着手《ちやくしゆ》して大藥《たいやく》を採《と》るに至《いた》らんことを希望《きばう》する。そして、こゝに記《しる》した如《ごと》き眞候眞景《しんこうしんけい》が至《いた》つたと思《おも》はゞ、必《かなら》ず大藥《たいやく》も得《え》られ、仙《せん》も成就《じやうじゆ》することは疑《うたがひ》がない。若《も》しそれでも通過《つうくわ》することが出來《でき》なかつたなら、何處《どこ》ぞに缺陷《けつかん》があるのだから、再《ふたゝ》び二眞人《しんじん》の祕文《ひもん》に就《つ》いて求《もと》めるがよい。

如上《じよじやう》の金言《きんげん》は、盡《ことごと》く藥《くすり》を調《てう》じ、精《せい》を煉《ね》り、炁《き》を化《くわ》し、金丹《きんたん》を成《じやう》ずるの機密《きみつ》である。但《たゞ》し經中《きやうちう》いはゆる後天呼吸《こうてんこきふ》の氣《き》は、これを用《もち》ふるに、愼密《しんみつ》の注意《ちうい》を要《えう》する。後天呼吸《こうてんこきふ》の氣《き》といつても、直《たゞ》ちに口鼻《こうび》をもつて行《おこな》ふ呼吸《こきふ》と解《かい》してはならない。また氣《き》を丹田《たんでん》に閉塞《へいそく》することでもない。かの口鼻呼吸《こうびこきふ》、丹田呼吸《たんでんこきふ》などに執著《しふぢやく》するのは傍門外道《ばうもんげだう》である。眞實《しんじつ》の金丹《きんたん》の徒《と》とすることは出來《でき》ない。凡《およ》そ後天《こうてん》の息《そく》を借《か》りて、以《もつ》て吹噓《すゐきよ》し、逼運《ひつうん》するのは、炁穴《きけつ》のうちに生機《せいき》の動《うご》くものに對《たい》して行《おこな》ふのである。生機《せいき》あるものに對《たい》して息《そく》の名《な》が與《あた》へ得《う》れば、これもまた息《そく》するものである。後天《こうてん》の息《そく》を以《もつ》て、炁穴《きけつ》のうちの息《そく》を調《とゝの》ふるときは、後天《こうてん》の息《そく》も自然《じぜん》に炁穴《きけつ》に至《いた》り、炁穴本來《きけつほんらい》の息《そく》と相連《あひつらな》りて、共《とも》に動《うご》くに至《いた》る。これ槖籥《たくやく》の喩《たとへ》に引《ひ》く、風箱《ふうさう》の風《かぜ》と子箱《しさう》の風《かぜ》の關係《くわんけい》になつてゐる。

然《しか》るに古人《こじん》のうちにも、先天後天同用《せんてんこうてんどうよう》の訣《けつ》を知《し》らないで、或《あるひ》は單《たん》に後天《こうてん》の息《そく》か、或《あるひ》は單《たん》に先天《せんてん》の息《そく》のみを用《もち》ふる者《もの》がある。その誤《あやまり》たるは論《ろん》ずるまでもない。

此以上皆言二煉レ精化レ炁成二金丹之元功。風火同用之妙旨。盡在レ斯與。余不下敢謂二此集一爲中自論之妙道上。然皆會二萃先聖之眞傳一。卽後來萬劫。高眞用レ風用レ火之根本。使三見レ之者。卽自了二悟契一合仙佛之眞旨。成レ已成レ人仙佛之果證一矣。

〔讀方〕この以上《いじやう》、みな精《せい》を煉《ね》り炁《き》を化《くわ》し、金丹《きんたん》の元功《げんこう》を成《な》すをいふ。風火同用《ふうくわどうよう》の妙旨《めうし》、ことごとくこゝに在《あ》り。余《よ》敢《あへ》てこの集《しふ》をいつて自論《じろん》の妙道《めうたう》と爲《な》さず。然《しか》して皆先聖《みなせんせい》の眞傳《しんでん》を會萃《くわいすゐ》す。卽《すなは》ち後來萬劫《こうらいまんごふ》・高眞風《かうしんかぜ》を用《もち》ひ火《ひ》を用《もち》ふるの根本《こんほん》なり。これを見《み》る者《もの》をして、卽《すなは》ち自《おのづか》ら仙佛《せんぶつ》の眞旨《しんし》、己《おの》れを成《な》し人《ひと》を成《な》す仙佛《せんぶつ》の果證《くわしよう》を了悟《れうご》契合《けいがふ》せしむ。

〔解說〕その必要《ひつえう》はないと思《おも》ふから、省略《しやうりやく》した。

第七章　藥産之效驗

華陽曰。以前六章。藥物爐鼎火候。無ㇾ不二表明一矣。但藥産之景。尚有ㇾ未ㇾ全。此篇重以發明。願有志之士。早成二大道一。是余夙所ㇾ懷之志也。

〔讀方〕華陽曰《くわやういは》く、以前《いぜん》の六章《しやう》、藥物爐鼎火候表明《やくぶつろていくわこうへうめい》せざるはなし。たゞ藥産《やくさん》の景《けい》、尚未《なほいま》だ全《まつた》からざるあり。この篇重《へんかさ》ねて以《もつ》て發明《はつめい》す。願《ねがは》くは有志《いうし》の士《し》、早《はや》く大道《たいだう》を成《じやう》せんことを。是《こ》れ余《よ》が懷《いだ》くところの志《こゝろざし》なり。

〔解說〕以前《いぜん》の六章《しやう》に於《おい》て、藥物《やくぶつ》、爐鼎《ろてい》、火候等《くわこうとう》すべて說明《せつめい》しおはつてある。が、そのうちに藥産《やくさん》の景《けい》（發相《はつさう》）だけが、說明稍不《せつめいやゝよ》十分《ぶん》だと思《おも》ふので、こゝに於《おい》て重《かさ》ねて解釋《かいしやく》する。

願《ねが》くは有志《いうし》の士《し》が早《はや》く煉丹《れんたん》の大道《たいだう》を成《じやう》ずるに至《いた》らんことを。是《こ》れ余《よ》が年來《ねんらい》懷《いだ》いてゐた志《こゝろざし》である。

且藥產之效驗。非暫時可得。至眞之道。在乎逐日凝神。返照炁穴之工純熟。而後有來之機緘。夫或一月元關顯露。或數月丹田無音。遲早各殊。而貴乎微顯勤生。不失調藥之工夫。則藥產自有驗矣。

〔讀方〕且《か》つ藥產《やくさん》の効驗《かうけん》は暫時《ざんじ》にして得《う》べきにあらず。至眞《ししん》の道《みち》は逐日《ちくじつ》神《しん》を凝《こ》らして、炁《き》穴《けつ》を返照《へんせう》するの工純熟《こうじゆんじゆく》するに在《あ》り。而《しか》して後《のち》これが機緘《きかん》を來《きた》すあり。或《あるひ》は一月《げつ》にして元《げん》關顯露《くわんけんろ》し、或《あるひ》は數月《すうげつ》にして丹田音《たんでんおと》なし。遲早各々《ちさうおの〱》異《こと》なれども、微顯勤生《びけんきんせい》を貴《たつと》ぶ。調藥《てうやく》の工《く》夫《ふう》を失《うしな》はざるときは、則《すなは》ち藥產《やくさん》おのづから驗《けん》あり。

〔解說〕藥產《やくさん》の効驗《かうけん》なるものは、暫時《ざんじ》にして得《え》られるものではない。この道《みち》はまことに至《し》眞《しん》である。たゞ逐日神《ちくじつしん》を凝《こ》らして烝穴《きけつ》を返照《へんせう》するの工《こう》が純熟《じゆんじゆく》するのを待《ま》つてゐるのである。

かくて若干《じやくかん》の日月《じつげつ》を經《へ》れば、たちまち機《き》が發《はつ》するのを見《み》るであらう。或《あるひ》は一月《げつ》にして元關《げんくわん》(丹田《たんでん》)に異常《いじやう》の發相《はつさう》を見《み》ることがある。或《あるひ》は數月《すうげつ》を經《へ》れども、丹田《たんでん》に何等《なんら》の感應《かんのう》を見《み》ないこともある。遲早《ちさう》はその人《ひと》の年齡《ねんれい》、體質《たいしつ》、境遇《きやうぐう》等《とう》の條件《でうけん》によつて異《こと》なるであらうが、貴《たつと》ぶところは勤《つと》めて怠《おこた》らず、よく機《き》をして發生《はつせい》せしむるに在《あ》る。よく調藥《てうやく》の工夫《くふう》を失《うしな》はなければ、藥產《やくさん》のしるしは必《かなら》ずあるべきものである。

且烝滿藥靈。一靜則天機發動。自然而然。週身融和。蘇綿快樂。從十指漸漸至於身體。吾身自然聳直。如巖石之峙高山。吾心自然虛靜。如秋月之澄碧水。癢生毫竅。身心快樂。陽勃然而擧。丹田暖融融。忽然一吼。神烝如磁石之相翕。意息如蟄蟲之相含。其中景象。難以形容。歌曰。奇哉怪哉。元關頓變了。似㆓婦人受㆒㆑胎。呼吸偶然斷。身心樂容㆑聰。神炁眞渾合。萬竅千脉開。

〔讀方〕且《か》つ炁《き》滿《み》ち藥靈《くすりれい》にして、一たび靜《しづ》かなるときは、則《すなは》ち天機發動《てんきはつどう》すること、自然《しぜん》にして然《しか》り。週身融和《しうしんゆうわ》、蘇綿快樂《そめんくわいらく》なること、十指《し》よりして漸々《ぜん〳〵》身體《しんたい》に至《いた》る。吾《わ》が身自然《みしぜん》に聳《しよう》直《ちよく》なること、巖石《がんせき》の高山《かうざん》に峙《そばだ》つが如《ごと》し。吾《わ》が心自然《こゝろしぜん》に虛靜《きよせい》なること、秋月《しうげつ》の碧水《へきすゐ》に澄《す》むが如《ごと》し。癢《やう》、毫竅《がうけう》に生《しやう》じ、身心《しんく》快樂《くわいらく》にして、陽勃然《やうぼつぜん》として擧《あが》る。丹田暖融《たんでんだんゆう》々《く》として、忽然《こつぜん》一吼《こう》す。神炁《しんき》は磁石《じしやく》の相翕《あひお》ふが如《ごと》く、意息《いそく》は、蟄蟲《ちつちう》の相含《あひふく》むが如《ごと》し。その中《なか》の形象《けいしやう》、以《もつ》て形《けい》容《よう》し難《がた》し。歌《うた》に曰《いは》く、奇《き》なるかな怪《くわい》なるかな。元關頓《げんくわんとみ》に變了《へんれう》す。婦《ふ》人《じん》の胎《たい》を受《う》くるに似《に》たり。呼吸偶然《こきふぐうぜん》に斷《だん》ず。心身《しんく》の樂聰《らくさい》を容《い》る。神炁《しんき》眞《しん》に渾合《こんがふ》す。萬竅《ばんけう》千脈開《みやくひら》く。

〔解說〕且《か》つ炁《き》が滿《み》ちて藥《くすり》が靈《れい》にして純《じゆん》なものである限《かぎ》り、極《きは》めて靜《しづ》かな狀態《じやうたい》を保《たも》つてゐれば、天機《てんき》の發動《はつどう》すること、何《なん》の作意《さい》をもまたない自然《しぜん》のものである。若《も》しこの時《とき》、心《こゝろ》が外界《ぐわいかい》に馳散《ちさん》するやうなれば、炁《き》も藥《くすり》もまた耗散《かうさん》してしまふであらう。一たび天機《てんき》が發動《はつどう》すれば、全身《ぜんしん》が融和《ゆうわ》して知覺《ちかく》がないやうでもあり、やゝ快《こゝろ》いゝしびれを感《かん》じて、それが十指《し》より漸々《ぜんぜん》に全身《ぜんしん》に及《およ》ぶ。我《わ》がからだが自然《しぜん》に聳直《しようちよく》になること、物《もの》あつて扶《たす》け起《おこ》すが如《ごと》く、そのさま巖石《がんせき》の高山《かうざん》に聳《そび》ゆるにも喩《たと》へられようか。吾《わ》が心《こゝろ》は自然《しぜん》に虛靜《きよせい》になつて、つきぬけたやうな淸《きよ》さになる。たとへば秋月《しうげつ》の碧水《へきすゐ》に澄《す》むが如《ごと》くである。この時《とき》癢《かゆ》みが毛孔《けあな》の一つ〳〵から生《しやう》じて來《く》る。その感《かん》はわるいものではない。身心《しんく》まことに快樂《くわいらく》にして、陽《やう》が勃《ぼつ》然《ぜん》として擧《ちぶ》つて來《く》る。丹田《たんでん》は暖氣《だんき》を生《しやう》じて春《はる》の光《ひかり》に逢《あ》ふやうで、何《なに》ものかあつて忽然《こつぜん》として吼《ほ》ゆるが如《ごと》き急激《きふげき》の變化《へんくわ》がある。かくて、神炁《しんき》の二つが融會《ゆうくわい》すること、磁石《じしやく》の互《たがひ》に吸《す》ふが如《ごと》くである。意《い》と息《そく》とが一致《ち》すること、蟄蟲《ちつちう》の互《たがひ》に身《み》をすり合《あ》はせて眠《ねむ》るが如《ごと》くである。その中《なか》の景象《けいしやう》は、形容《けいよう》の到底《たうてい》及《およ》ぶところではない。で、その一端《たん》を語《かた》るべく左《さ》の如《ごと》く歌《うた》つた。「ア、奇《き》、ア、怪《くわい》。丹田《たんでん》はちがつたものが入《い》れかはつた。婦人《ふじん》が受胎《じゆたい》すればかうか。呼《こ》吸《きふ》は斷《た》えたのか自分《じぶん》でわからない。身心《しんく》の樂《たのし》きことは腮《あご》をも容《い》れる。神《しん》か炁《き》か融合《ゆうがふ》してしまつた。萬竅千脈《ばんけうせんみやく》は開放《かいはう》された感《かん》がする。」

蓋此時不覺入于竅冥。渾渾淪淪。天地人我。莫知所之。而又非無爲。竅冥之中。神自不肯捨。其炁炁自不肯離。其神自然而然。紐結一團。其中造化。似施似翕。而實未見其施翕。似走似泄。而實未至於走泄。融融洽洽。其妙不可勝比。所謂一陽初動。有無窮之消息。少焉恍恍惚惚。心已復靈。呼吸復起。元竅之炁。自下往後。而行督管之根。毛際之間。癢生快樂實不能禁止。所謂。炁滿任督自開。

〔讀方〕蓋《けだ》しこの時《とき》、覺《おぼ》えず竅冥《えうめい》に入《い》る。渾々淪々《こんくりんく》として、天地人我《てんちじんが》、之《ゆ》くところを知《し》ることなし。而《しか》してまた無爲《むゐ》にあらず。竅冥《えうめい》の中《うち》、神自《しんおのづか》ら肯《あへ》て捨《す》てず。その炁《き》々自《おのづか》ら肯《あへ》て離《はな》れず。その神《しん》自然《しぜん》にして然《しか》り。一團《だん》を紐結《ちうけつ》し、その中《なか》の造化《ざうくわ》、施《し》に似《に》、翕《きふ》に似《に》たり。而《しか》して實《じつ》は未《いま》だその施翕《しきふ》を見《み》ず。走《そう》に似《に》、泄《せつ》に似《に》たり。而《しか》して實《じつ》は未《いま》だその走泄《そうせつ》に至《いた》らず。融々恰々《ゆう〱かふ〱》として、その妙《めう》勝《あ》げて比《ひ》すべからず。所謂《いはゆる》一陽初《やうはじ》めて動《うご》き、無窮《むきう》の消息《せうそく》あり。しばらくは恍々惚々《くわう〱こつ〱》、心《こゝろ》すでにまた靈《れい》にして、呼吸《こきふ》また起《おこ》る。元竅《げんけう》の炁《き》、下《しも》よりして後《のち》に往《ゆ》く。而《しか》して腎管《じんくわん》の根《こん》、毛際《もうさい》の間《かん》をめぐる。癢《やう》、生《しやう》じて快樂《くわいらく》實《じつ》に禁止《きんし》すること能《あた》はず。所謂《いはゆる》、炁《き》滿《み》ちて任督《にんとく》おのづから開《ひら》く。

〔解説〕この時《とき》、覺《おぼ》えず深《ふか》き冥々《めい〱》たる境《きやう》に入《い》る。萬物《ばんぶつ》みなその形《かたち》を解《と》いて一團《ぜん》となつたやうに、天地《てんち》人我《じんが》、ともにその之《ゆ》くところがわからなくなつてしまつた。然《しか》しそれが全《まつた》くの無爲《むゐ》ではない。冥々《めい〱》たる境《きやう》だといつても、神《しん》は肯《あへ》てその能《のう》を棄《す》てたのではない。先天《せんてん》の炁《き》も後天《こうてん》の炁《き》も、離《はな》れてしまふことがない。この神《しん》、自然《しぜん》にしてこの狀態《じやうたい》を保《たも》つて、たゞ一團《だん》に結《むす》びつけられた如《ごと》くになつてゐる。そのうちの造化《ざうくわ》の炁《き》は、施《ほどこ》すが如《ごと》く翕《お》ふが如《ごと》く、意味《いみ》あり氣《け》な機《き》を包藏《はうざう》してゐるが、事實《じじつ》、施《ほどこ》すことも、翕《お》ふこともない。一發《はつ》すれば走《はし》る

速かに烹煉せよ

が如《ごと》く泄《も》らすが如《ごと》くであるが、事實《じじつ》さうしたことはない。春《はる》の水《みづ》が溶《と》けて泉《いづみ》が滿《み》つるやうに、その感《かん》の妙《たへ》なることは、他《た》に比《ひ》すべきものを見《み》ず。所謂《いはゆる》、一陽初《やうはじ》めて動《うご》いて、その中《なか》の快《くわい》感怡樂《かんいらく》、その他《た》諸種《しよしゆ》の複雜《ふくざつ》な感覺《かんかく》がある。しばらくはかうして恍惚夢幻《くわうこつむげん》の境《きやう》にひたつてゐる。やがて心《こゝろ》はその聰明《そうめい》を回復《くわいふく》して、呼吸《こきふ》も常《つね》の如《ごと》くに起《おこ》つて來《く》る。さうすると、元竅《げんけう》の炁《き》の下《した》に在《あ》つたものが、うしろに往《ゆ》き、腎管《じんくわん》の根毛際《こんもうさい》の間《かん》にめぐつて、癢感《やうかん》が生《しやう》じて來《く》る。癢《やう》といつても快《こゝろよ》い癢感《やうかん》である。それは禁止《きんし》することも出來《でき》ない快感《くわいかん》である。これは所謂《いはゆる》、炁《き》滿《み》ちて任督《にんとく》（周天《しうてん》の路《みち》）おのづから開《ひら》くものである。

又云。運行自有㆓經路㆒。此之謂也。迅時速採烹煉。烹煉復㆑靜。動而復煉。循環不㆑已。少年不㆑消㆓月餘㆒。中年不㆑遇㆓百日㆒。結㆓成金丹㆒。豈不㆑樂哉。

〔讀方〕また云《いは》く、運行《うんかう》おのづから經路《けいろ》ありとは、これの謂《いひ》なり。迅時速《じんじすみや》かに採《と》つて烹煉《はうれん》せよ。烹煉《はうれん》せば靜《せい》に復《ふく》す。動《うご》いてまた煉《ね》る、循環《じゆんくわん》やまず。少年《せうねん》は月餘《げつよ》を消《せう》せず、中年《ちうねん》は百日《にち》を過《す》ぎずして金丹《きんたん》を結成《けつせい》す。豈樂《あにたの》しからずや。

〔解説〕運行《うんかう》にはおのづから經路《けいろ》があつて、任督《にんとく》おのづから開《ひら》くものである。この時《とき》、急《きふ》速《そく》に採《と》つて烹煉《はうれん》する。若《も》しそれが急速《きふそく》に行《おこな》はれないと、發生《はつせい》の炁《き》が下流《かりう》するか、耗散《かうさん》する。よく時《とき》を失《うしな》はず烹煉《はうれん》すれば、その動炁《どうき》は大抵《たいてい》靜《せい》に復《ふく》するものである。また動《うご》かば、それを追撃的《つゐげきてき》に煉《ね》るがよい。かくの如《ごと》く循環《じゆんくわん》して已《や》まざるの意氣《いき》があれば、必《かなら》ず道《みち》を成《じやう》ずることを得《え》よう。少年《せうねん》は一ケ月餘《げつあま》りより延《の》びることなく、中年《ちうねん》の人《ひと》でも百日《にち》を過《す》ぎず、金丹《きんたん》を結《けつ》成《せい》する。この樂《たのしみ》は人《ひと》に語《かた》つても、恐《おそ》らくは理解《りかい》する人《ひと》はないだらう。

附記　この一篇《ぺん》は、本來《ほんらい》こゝに置《お》くべきものではない。効験《かうけん》はもと調藥後《てうやくご》のことであるから、當然《たうぜん》その下《もと》に置《な》くべきである。が、長《なが》かつたので、別《べつ》にしたのである。讀者《どくしや》が、これを調藥《てうやく》のもとに置《お》いてあるつもりで、默會參究《もくくわいさんきう》するがよい。幸《さいはひ》にいふが如《ごと》き効験《かうけん》があつても、妄《みだ》りに喜《よろこ》んだり、怪《あやし》み惧《おそ》れてはならない。これ藥產《やくさん》の眞景《しんけい》である。宜《よろ》しく自《みづか》ら眞種《しんしゅ》を保護《ほご》するを要《えう》す。

第八章 總說

夫金丹之道。從靜而入、至動而取、若不靜則神不靈。而烝亦不眞。於此妄煉。卽屬後天。與先天虛無。金丹之道。不相契也、蓋靜者大道之體。造化之根。唯靜則可以煉。不靜則識性夾雜。終與道相違矣。故幻丹走泄。而道不成就矣。皆由未靜而夾於識之過也。夫靜者靜其性也。性能虛靜。塵念不生。則眞機自動、動矣非心動。是烝之動也。烝機既然發動。則當以靜應之。一動一靜。不失機緘。是謂調藥。是謂交合行乎造化。性命雙鎔是謂二眞旨妙用一矣。苟或專以靜而不レ識レ動。或專以動而不レ復レ靜。皆非二正理一也。

〔讀方〕それ金丹《きんたん》の道《みち》は靜《せい》に從《したが》つて入《い》り、動《どう》に至《いた》つて取《と》る。若《も》し靜《しづ》かならざるときは、則《すなは》ち神《しん》、靈《れい》ならずして、炁《き》もまた眞《しん》ならず。こゝに於《おい》て烹煉《はうれん》せば即《すなは》ち後天《こうてん》に屬《ぞく》す。先天虛無《せんてんきよむ》金丹《きんたん》の道《みち》と相契《あひあ》はざるなり。蓋《けだし》靜《せい》は大道《たいだう》の體《たい》、造化《ざうくわ》の根《こん》、たゞ靜《せい》なるときは以《もつ》て煉《ね》るべし。靜《せい》ならざるときは識性夾雜《しきせいけふざつ》して、終《つひ》に道《みち》と相違《さうゐ》す。故《ゆゑ》に幻丹走泄《げんたんそうせつ》して道成就《みちじやうじゆ》せず、みな未《いま》だ靜《せい》ならずして識《しき》をさしはさむの過《あやま》に由《よ》るなり。夫《そ》れ靜《せい》は、その性《せい》を靜《しづ》かにするなり。性《せい》よく虛靜《きよせい》にして、塵念生《ぢんねんしやう》ぜざるときは、眞機《しんき》おのづから動《うご》く。動《どう》は心《こゝろ》の動《どう》にあらず、是《こ》れ炁《き》の動《どう》なり。炁機既《ききす》でに然《しか》く發動《はつどう》す。則《すなは》ち當《まさ》に靜《せい》をもつてこれに應《おう》ずべし。一動《どう》一靜《せい》、機《き》緘《かん》を失《うしな》はざる、これを調藥《てうやく》といひ、これを交合《かうがふ》して造化《ざうくわ》を行《おこな》ひ、性命雙鎔《せいめいさうよう》すといひ、これを眞旨妙用《しんしめうよう》といふ。苟《いやし》くも或《あるひ》は專以《せんもつ》て靜《せい》にして動《どう》を識《し》らず、或《あるひ》は專以《せんもつ》て動《どう》にして靜《せい》に復《ふく》せず、みな正理《せいり》にあらざるなり。

〔解説〕金丹《きんたん》の道《みち》は、身心《しんく》を靜《しづ》かにして修行《しゆぎやう》に入《い》り、炁機《きき》が動《うご》いたとき藥《くすり》を採《と》るのである。若《も》し當初靜《たうしよせい》ならざるときは、神《しん》も靈《れい》ならず、炁《き》も眞《しん》のものが現《あらは》れない。その不靈不眞《ふれいふしん》の神《しん》炁《き》を種《しゆ》として烹煉《はうれん》するときは、後天《こうてん》の妄行《まうぎやう》である。先天《せんてん》の虚無《きよむ》、金丹《きんたん》の道《みち》といふことは出《で》來《き》ぬ。靜《せい》は實《じつ》に大道《たいだう》の體《たい》、造化《ざうくわ》の根《ね》である。靜《せい》なるときは煉《ね》ることが出來《でき》る。靜《しづ》かならざるときは、思想《しさう》が本性《ほんしやう》を混亂《こんらん》させるので、終《つひ》に道《みち》を成《じやう》ずるに至《いた》らない。故《ゆゑ》に眞丹《しんたん》は成《な》らないで、幻丹《げんたん》と爲《な》つて走泄《そうせつ》してしまふ。若《も》しもその性《せい》を虚靜《きよせい》にたもつて、塵念《ちんねん》が生《しやう》じなければ、眞機《しんき》おのづから動《うご》くに至《いた》る。動《うご》くとは炁《き》の動《うご》くので、心《こゝろ》の動《うご》くのではない。炁機《きき》すでに發動《はつどう》したときは、驚怪《きやうくわい》して周章《しうしやう》することなく、靜《しづ》かにこれに對應《たいおう》すべきである。かくて一動《どう》一靜《せい》、機緘《きかん》を失《うしな》はないのを調藥《てうやく》といひ、神炁《しんき》が合體《がつたい》して造化《ざうくわ》を行《ぎやう》じ、性命共《せいめいとも》に鎔融《ようゆう》すともいひ、またこれを眞旨妙用《しんしめうよう》ともいふのである。苟《いやし》くも靜《せい》を專一《せんいつ》として動《どう》を識《し》らず、或《あるひ》は動《どう》を主《しゆ》として靜《せい》に復《かへ》らないものは、みな正理《せいり》ではない。

次當明其藥產老嫩。老則炁散不升。嫩則炁微不升。務在靜候動旺。始採是謂當令。故曰。時至神知。以順行之時候。卽逆行之時候矣。故又曰。藥炁馳外。則外別有景。前所謂調藥。用之日久矣。是爲虛耗之軀。言之耳。若壯旺之體。只於運周天之當時。調之不用日久。若調之日久。不運周天。則陽極而精滿。滿則又溢矣。不知法則治。而訣則一。故童眞只用大周天。不必用小周天。壯旺之體。雖不可不用小周天。亦不必調之。日久只候藥產景到時。調其老嫩。凡元無一動。伺陽之長旺。卽當採封。運行周天。運而復靜。動而復運。循環不已。是謂之進退行火。是謂之採取周天也。勤行不惰。道有何難哉。故曰。

丹田直至泥丸頂。自在河車已百遭。

〔讀方〕次《つぎ》にまさにその藥産《やくさん》の老嫩《らうどん》を明《あきら》かにすべし。老《らう》なるときは則《すなは》ち炁散《きさん》じて升《のぼ》らず。嫩《どん》なるときは則《すなは》ち炁微《きび》にして升《のぼ》らず、務《つと》めて靜《しづ》かに動旺《どうわう》を候《うかゞ》ふに在《あ》り。始《はじ》めて採《と》る、これを當令《たうれい》といふ。故《ゆゑ》に曰《いは》く、時至《ときいた》り神知《しんし》ると。以《もつ》て順行《じゆんかう》の時候《じこう》、即《すなは》ち逆行《ぎやくかう》の時候《じこう》なり。故《ゆゑ》にまた曰《いは》く、藥炁《やくき》外《ほか》に馳《は》するときは、外《ほか》、別《べつ》に景《けい》あり。前《さき》に所謂《いはゆる》調藥《てうやく》、これを用《もち》ふること日《ひ》久《ひさ》しきもの、これを虚耗《きよかう》の軀《く》と爲《な》すとは、これを言《い》ふのみ。若《も》し壯旺《さうわう》の體《たい》なれば、只運周《たゞうんしう》天《てん》の當時《たうじ》に於《おい》て、これを調《てう》すること日《ひ》久《ひさ》しきを用《もち》ひず。若《も》しこれを調《てう》すること日《ひ》久《ひさ》しく、運周天《うんしうてん》せざるときは、則《すなは》ち陽極《やうきよく》まつて精滿《せいみ》つ。滿《み》つるときはまた溢《あふ》る。法《はふ》を知《し》らざるときは則《すなは》ち活《い》く。而《しか》して訣《けつ》は則《すなは》ち一なり。故《ゆゑ》に童眞《どうしん》はたゞ大周天《たいしうてん》を用《もち》ふ。必《かなら》ずしも小周天《せうしうてん》を用《もち》ひず。壯旺《さうわう》の體《たい》、小周天《せうしうてん》を用《もち》ひざるべからずと雖《いへど》も、また必《かなら》ずしもこれを調《とゝの》へず。日《ひ》久《ひさ》しく只藥産《たゞやくさん》の景到《けいいた》る時《とき》を候《うかゞ》ふて、その老嫩《らうどん》を調《てう》す。凡《およ》そ元炁《げんき》一動《どう》するとき、陽《やう》の長旺《ちやうわう》を伺《うかゞ》ひ、即《すなは》ち當《まさ》に採封《さいほう》すべし。周天《しうてん》を運行《うんかう》し、運《めぐ》つてまた靜《しづ》かに、動《うご》いてまた運《めぐ》る。循環已《じゆんくわんや》まず。是《こ》れこれを進退行火《しんたいぎやうくわ》といひ、是《こ》れこれを採取周天《さいしゆしうてん》といふなり。勤行惰《ごんぎやうおこた》らずんば、道何《みちなん》の難《かた》きことあらんや。故《ゆゑ》に曰《いは》く、丹田《たんでん》より直《たゞ》ちに泥丸《でいぐわん》の頂《ちやう》に至《いた》る。自在《じざい》の河車《かしや》すでに百遭《さう》。

〔解説〕次《つぎ》に藥產《やくさん》の老嫩《らうどん》を明《あき》らかに區別《くべつ》するを要《えう》する。老《お》ひたるときは、炁《き》が散《さん》じて、たとへ呼吸《こきふ》の火《ひ》を加《くは》へても升《のぼ》らない。わかいときは、炁《き》が微《び》にして升《のぼ》らない。務《つと》めて靜《しづ》かに炁《き》の動《うご》きの旺盛《わうせい》になるのを候《うかゞ》つてゐなければならぬ。始《はじ》めて採《と》ることを、當令《たうれい》といふ。この始《はじ》めて採《と》る機會《きくわい》は、意識的《いしきてき》に捉《とら》へようとしても得《え》られない。却《かへ》つて炁《き》を散《さん》ぜしむるのみである。たゞ止水《しすい》がよく物《もの》の影《かげ》を映《うつ》すやうに、靜寂《せいじやく》なる心《こゝろ》のみよくこれを知《し》るのである。で、時至《ときいた》り神知《しんし》るといふのである。この時《とき》、炁《き》が外《そと》に馳《は》せて順行《じゆんかう》するのが常《つね》である、それを逆《ぎやく》行《かう》させるのが、採藥《さいやく》である。ゆゑに、藥炁《やくき》外《そと》に馳《は》するときは、外《ほか》に別《べつ》に景《けい》（發相《はつさう》）があると。藥炁《やくき》の外《そと》に馳《は》せた發相《はつさう》とは、陽擧《やうきよ》である。すでに調藥《てうやく》し、日久《ひひさ》しきを經《へ》て採取《さいしゆ》しない、これを虛耗《きよかう》の軀《く》といつてゐる。若《も》し壯旺《さうわう》の體《たい》なれば、運周天《うんしうてん》の當時《たうじ》に於《おい》て、調藥《てうやく》してからさう久《ひさ》しきを待《ま》たない方《はう》がよい。久《ひさ》しきを經《へ》ても周天《しうてん》を運《めぐ》らざゞれば、陽極《やうきは》まり精《せい》が滿《み》ちて溢るゝに至《いた》る。童眞《どうしん》、即《すなは》ち年少《としせう》にして未《いま》だ精《せい》を失《うしな》はざる者《もの》に在《あ》りては、必《かなら》ずしも小周天《せうしうてん》を用《もち》ひず、直《たゞ》ちに大周天《だいしうてん》を用《もち》ふるがよい。壯年《さうねん》にして健康《けんかう》なる男子《だんし》に在《あ》りては、精《せい》は既《す》でに敗《やぶ》れてゐるから、必《かなら》ず小周天《せうしうてん》を用《もち》ふるがよい。そして必《かなら》ずしも調藥《てうやく》して、その老嫩《らうどん》をうかゞつてゐるを待《ま》たず、藥《くすり》が發《はつ》し、それが可《か》なり旺盛《わうせい》であると見《み》たなら、直《たゞ》ちに採藥《さいやく》して、周天《しうてん》せしめてもよい。運《めぐ》らしてゐるうちに、炁《き》が靜《しづ》まる。靜《しづ》まれば周天《しうてん》を休止《きうし》して、虛《きよ》を守《まも》る。再《ふたゝ》び動《うご》く、また周天《しうてん》を行《おこな》ふ。かくの如《ごと》きを進退行火《しんたいぎやうくわ》といふ。即《すなは》ち進退《しんたい》しつゝ火《ひ》をめぐらすからである。また採取周天《さいしゆしうてん》といふ。周天《しうてん》には、採藥《さいやく》と煉藥《れいやく》との二つの能《のう》がある、これは煉藥《れんやく》よりは、寧《むし》ろ採藥《さいやく》しつゝ周天《しうてん》と行《おこな》ふので、採取周天《さいしゆしうてん》といふのである。かくの如《ごと》くにして勤行《ごんぎやう》おこたることがなければ、道《みち》の成《な》ることも敢《あへ》て難《かた》くはない。故《ゆゑ》に曰《い》ふ「丹田《たんでん》より直《たゞ》ちに泥丸《でいぐわん》の頂《ちやう》に至《いた》る。自在《じざい》の河車《かしや》すでに百遭《さう》。」と。丹田《たんでん》より泥丸《でいぐわん》の頂《ちやう》に至《いた》るとは、採《さい》藥周天《やくしうてん》のこと、幾《いく》たびか採藥《さいやく》し、幾《いく》たびか周天《しうてん》する、そしてめぐるところの炁《き》、これを河《か》車《しや》といふ。その河車《かしや》に百たびも遭《あ》ふといふから、かの運《めぐ》つてまた靜《しづ》かに、動《うご》いてまた運《めぐ》るのを、百たびもめぐらすべきである。

又云。以虚危穴起。以虚危穴止。蓋虚危穴。卽任督二脉之交處。立斗柄。運河車。皆由此而起止。故沖虚曰。起於是。止亦於是。且運必假呼吸而吹之。若不以呼吸吹噓則神炁不能如法。似有似無。合乎自然相依之運行。蓋行以神爲之主宰。不見有炁之形迹。元炁乃無形之行。隨元神之運行。臨呼吸之催逼。故曰。夾脊尾閭空。寄信而呼吸。乃採運元炁之法。則逆吹微緩。謂之文火。緊重謂之武火。

〔讀方〕また云《いは》く、虚危穴《きよきけつ》を以《もつ》て起《おこ》り、虚危穴《きよきけつ》を以《もつ》て止《とゞま》る。蓋《けだ》し虚危穴《きよきけつ》は、卽《すなは》ち任督《にんとく》二脈《みやく》の交處《かうしよ》。斗柄《とへい》を立《た》て、河車《かしや》を運《めぐ》らす。みなこれによつて起止《きし》す。故《ゆゑ》に沖虚《ちうきよ》曰《いは》く、起《おこ》るこゝに於《おい》てし、止《とゞま》るもまたこゝに於《おい》てす。且《か》つ運《めぐ》らす必《かなら》ず呼吸《こきふ》によつてこれを吹《ふ》く。若《も》し呼吸《こきふ》を以《もつ》て吹嘘《すゐきよ》せざれば、則《すなは》ち神炁《しんき》法《はふ》の如《ごと》くなること能《あた》はず。有《う》に似《に》たり無《む》に似《に》たり、自然相《しぜんさう》依《い》の運行《うんかう》に合《がつ》す。蓋《けだ》し行《めぐ》らすは神《しん》を以《もつ》てこれが主宰《しゆさい》となす。炁《き》の形迹《けいせき》あるを見《み》ず。元炁乃《げんきすなは》ち無形《むけい》の行《かう》。元神《げんしん》の運行《うんかう》に隨《したが》ひ、呼吸《こきふ》の俳逼《さいひつ》に聽《き》く。故《ゆゑ》に曰《いは》く「夾脊尾閭《けふせきびりよ》空《むな》し。信《しん》を寄《よ》せて而《しか》して呼吸《こきふ》す。」と。乃《すなは》ち元炁《げんき》を採運《さいうん》するの法《はふ》は、則《すなは》ち逆吹微緩《ぎやくすゐびくわん》なるこれを文火《ぶんくわ》といひ、緊重《きんちう》なるこれを武火《ぶくわ》といふ。

〔解説〕虚危穴《きよきけつ》即《すなは》ち丹田《たんでん》は、周天《しうてん》の起《おこ》るところであると共《とも》に、止《とゞま》るところである。任督《にんとく》二脈《みやく》の交《まじは》る處《ところ》にして、斗柄《とへい》を立《た》てゝ、河車即《かしやすなは》ち炁《き》を運《めぐ》らすのも、すべてこゝに於《おい》て起止《きし》することはいふまでもない。故《ゆゑ》に沖虚《ちうきよ》は「起《おこ》るもこゝに於《おい》てし、止《とゞま》るもまたこゝに於《おい》てす。」といつてゐる。運《めぐ》らすには、必《かなら》ず呼吸《こきふ》を假《か》りて吹《ふ》く。若《も》し呼吸《こきふ》をもつて吹《ふ》かなければ、神炁《しんき》は法《はふ》の如《ごと》く運《めぐ》ることがない。その運《めぐ》るや、有《う》の如《ごと》く無《む》の如《ごと》く、自然相依《しぜんさうい》の運行《うんかう》に合《がつ》してゐる。行《めぐ》るは神《しん》が主宰《しゆさい》となつてゐるので、一見《けん》それは神《しん》がめぐるが如《ごと》くで、炁《き》のめぐる形迹《けいせき》を見《み》ることは出來《でき》ない。然《しか》し元炁《げんき》は無形《むけい》のものである、それと共《とも》に元神《げんしん》の如《ごと》く有心《いうしん》ではない。無形《むけい》にして無心《むしん》であるから、殆《ほとん》どその存在《そんざい》を認《みと》めないやうであるが、それは斷《だん》としてめぐつてゐるのである。元神《げんしん》の運行《うんかう》に隨《したが》ひ、呼吸《こきふ》の誘導《いうだう》によつて動《うご》くのであるから、元《げん》神《しん》の運行《うんかう》するところ、呼吸《こきふ》の誘導《いうだう》するところ、そこには元炁《げんき》の運行《うんかう》がある。故《ゆゑ》に曰《い》ふ「夾《けふ》脊尾《せきび》閭《りよ》空し、信《しん》を寄《よ》せて而《しか》して呼吸《こきふ》す。」と。夾脊尾《けふせきび》閭《りよ》は、元炁《げんき》の動《うご》くところである。今《いま》やそこが空しきが如《ごと》くである、實《じつ》は呼吸《こきふ》と呼應《こおう》して運行《うんかう》してゐることをいつたものであらう。元炁《げんき》を採運《さいうん》するには、文火《ぶんくわ》と武火《ぶくわ》を、時《とき》に隨《したが》つて用《もち》ふることを知《し》るを要《えう》する。逆吹《ぎやくすゐ》して微《び》緩《くわん》なるを文火《ぶんくわ》といひ、緊重《きんちう》なるを武火《ぶくわ》といふ

數息運二元炁一者。爲レ爻。爲レ時。爲レ度。爲レ位。而周天之造化。以レ此爲二規模一。非三眞有二三百六十有餘一也。故曰。每時四揲。所三以然二者。使一

其水火不㆑致㆓太過不及㆒也。是範㆓圍元炁㆒。而成㆓其度數㆒。爲㆓造化之總序㆒耳。故曰。以㆓息數㆒定㆓時數㆒也。

〔讀方〕息《そく》を數《かぞ》へ元炁《げんき》を運《めぐ》らすものを爻《かう》と爲《な》し、時《じ》と爲《な》し、度《ど》と爲《な》し、位《ゐ》と爲《な》す。而《しか》して周天《しうてん》の造化《ざうくわ》、これをもつて規模《きぼ》と爲《な》す。眞《しん》に三百六十有餘《いうよ》あるにあらず。故《ゆゑ》に曰《いは》く、每時《まいじ》四揲《てふ》す。然《しか》る所以《ゆゑん》のものは、その水火《すゐくわ》をして太過不及《たいくわふきふ》を致《いた》さゞらしめんとなり。これ元炁《げんき》を範圍《はんゐ》して、その度數《どすう》を成《な》し、造化《ざうくわ》の總序《そうじよ》と爲《な》すのみ。故《ゆゑ》に曰《いは》く、息數《そくすう》をもつて時數《じすう》を定《さだ》むるなり。

〔解說〕元炁《げんき》を運《めぐ》らすに息《そく》を數《かぞ》へる程度《ていど》を爻《かう》と爲《な》し、時《じ》と爲《な》し、度《ど》となし、位《ゐ》と爲《な》し、これより算出《さんしゆつ》した數《すう》をもつて、周天《しうてん》の造化《ざうくわ》を行《おこな》ふ數《すう》としてある。抑々《そもく》子《し》より起《おこ》つて巳《し》に至《いた》る六を升路《しようろ》の督脈《とくみやく》の六位《ゐ》に配當《はいたう》してある。午《ご》より亥《がい》に至《いた》る六を降路《かうろ》の任脈《にんみやく》の六位《ゐ》に配當《はいたう》してある。その升《しよう》の六位《ゐ》に、乾《けん》の六爻《かう》を配《はい》し、降《かう》の六位《ゐ》に坤《こん》の六爻《かう》を配《はい》してある。故《ゆゑ》に爻《かう》と爲《な》すといつたのである。時《じ》は炁《き》が升降《しようかう》の路《みち》に配《はい》したる十二支《し》をめぐるので、これを時《じ》となすのである。度《ど》とは、乾《けん》の六爻《かう》の策數《さくすう》が二百一十有《いう》六、坤《こん》の六爻《かう》の策數《さくすう》か百四十有《いう》四、合《あは》せて三百有《いう》六十、これを以《もつ》て周天《しうてん》の度數《どすう》としたのである。位《ゐ》とは十二支《し》の位《ゐ》である。これを以《もつ》て周天《しうてん》の度數《どすう》を定《さだ》め、三百六十としたのである。必《かなら》ずしもこれに拘泥《こうでい》する要《えう》はないが、水火《すゐくわ》の過不《くわふ》及《きふ》なからしむるため、大體《だいたい》の數《すう》を定《さだ》めたものである。

或又問爐鼎道路藥物火候。曰。能此虛危任督運用。卽爐鼎道路明。此陽動升降即藥物火候。而動即在是也。除此皆非正理。盡屬筌蹄。惑人矣。借筌蹄。獲魚兎。謂筌蹄爲魚兎。則誤也。去筌蹄專魚兎。朝採暮煉。自然精化。炁足。丹成。景至。再行向上工夫。煉炁化神。超凡入聖。出定千百億化身。皆可由此

書而上達矣

〔讀方〕或《あ》る人《ひと》、爐鼎道路藥物火候《ろていだうろやくぶつくわこう》を問《と》ふ。曰《いは》く、この虚危任督《きよきにんとく》の運用《うんよう》をよくすれば、卽《すなは》ち爐鼎道路《ろていだうろ》明《あきら》かなり。この陽動《やうどう》いて升降《しようかう》すれば、卽《すなは》ち藥物火候《やくぶつくわこう》にして、道《みち》卽《すなは》ちこゝに在《あ》るなり。これを除《のぞ》いてみな正理《せいり》にあらず、盡《ことごと》く筌蹄《せんてい》に屬《ぞく》し、人《ひと》を惑《まどは》す。筌蹄《せんてい》を借《か》りて魚兎《ぎよと》を獲《う》。筌蹄《せんてい》をいつて魚兎《ぎよと》と爲《な》せば、卽《すなは》ち誤《あやまり》なり。筌蹄《せんてい》を去《さ》つて魚兎《ぎよと》を專《もつぱ》らにし、朝《てう》に採《と》り暮《ぼ》に煉《ね》れば、自然《しぜん》に精化《せいくわ》し、炁足《きた》り、丹成《たんな》り、景至《けいいた》る。再《ふたゝ》び向上《かうじやう》の工夫《くふう》を行《おこな》ひ、炁《き》を煉《ね》り、神《しん》を化《くわ》し、凡《ぼん》を超《こ》え、聖《せい》に入《い》り、定《ぢやう》を出《い》でゝ、千百億《おく》に身《み》を化《くわ》すること、皆《みな》この書《しよ》に由《よ》りて上達《じやうたつ》すべし。

〔解說〕道《みち》は簡易《かんい》である。陽《やう》が動《うご》いて升降《しようかう》するところに、藥物火候《やくぶつくわこう》はある。これ以外《いぐわい》のものはみな魚兎《ぎよと》を得《う》るためのやなやかけわなの如《ごと》きものである。その方便《はうべん》の諸道《しよだう》をすてゝ、專《せん》一に採藥煉藥《さいやくれんやく》を行《おこな》へば、自然《しぜん》に精化《せいくわ》し、炁足《きた》りて丹《たん》も成《な》るべく、煉丹《れんたん》の完成《くわんせい》した發相《はつさう》もある。こゝに至《いた》つて再《ふたゝ》び向上《かうじやう》の工夫《くふう》、即《すなは》ち大周天《だいしうてん》を行《おこな》へば、凡《ぼん》を超《こ》えて聖域《せいゐき》に入《い》り、千百億《おく》に身《み》を化《くわ》して、濟世利民《さいせいりみん》の大用《たいよう》を現《げん》ずるに至《いた》るであらう。これらすべては、よくこの書《しよ》を讀《よ》んで如實《によじつ》にこれを行《ぎやう》ずれば、實現可能《じつげんかのう》である。

第九章　周天圖說

調藥煉精成ニ金丹一圖

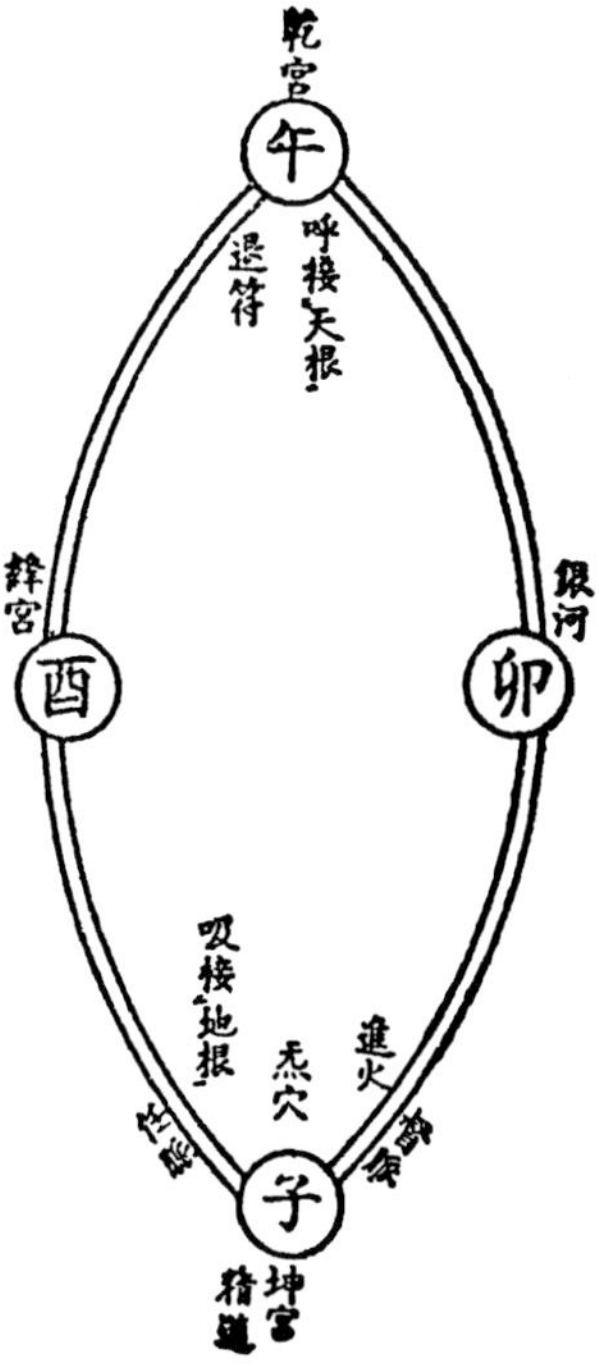

金丹造化の元功こゝに在り

金丹之道。前八篇已盡レ之矣。尚恐二學者不レ知二竅妙一。故備二此圖一。以補二全書之要訣一。願有志者一覽無レ疑。不レ爲二舊圖所一レ惑。庶知陽生在レ此。調藥在レ此。鼓二巽風一在レ此。藥產在レ此。採取在レ此。歸路在レ此。駕二河車一在レ此。還レ本復レ位在レ此。金丹造化之元功。莫レ不レ在レ此矣。

〔讀方〕金丹《きんたん》の道《みち》は、前《ぜん》八篇《へん》すでにこれを盡《つく》す。尚《なほ》學者《がくしや》の竅《けう》の妙《めう》なるを知《し》らざるを恐《おそ》る。故《ゆゑ》にこの圖《づ》を備《そな》へ、以《もつ》て書《しよ》の要訣《えうけつ》を補全《ほぜん》す。願《ねが》はくは有志者《いうししや》、一覽《らん》して疑《うたがひ》なく、舊圖《きうづ》の惑《まど》はす所《ところ》と爲《な》らざらんことを。庶《こひねがは》くは知《し》らん、陽生《やうせい》こゝに在《あ》り、調藥《てうやく》こゝに在《あ》り、巽風《そんよう》を鼓《こ》することに在《あ》り、藥產《やくさん》こゝに在《あ》り、採取《さいしゆ》こゝに在《あ》り、歸爐《きろ》こゝに在《あ》り、河車《かしや》を駕《が》することに在《あ》り、本《もと》に還《かへ》り位《くらゐ》に復《ふく》することに在《あ》り、金丹造化《きんたんざうくわ》の元功《げんこう》こゝに在《あ》らざることなし。

〔解說〕調藥《てうやく》、呼吸《こきふ》（巽風《そんよう》を鼓《こ》す）、藥產《やくさん》、採取《さいしゆ》、歸爐《きろ》、周天《しうてん》（河車《かしや》を駕《が》す）、還本復位《くわんほんふくゐ》、金《きん》丹《たん》を成《じやう》ずる機制《きせい》、すべてこの圖《づ》に收《をさ》めてある。これに由《よ》つて道《みち》を修《しう》すれば、その方法《はうはふ》を過《あやま》つことがない。世《よ》にこの圖《づ》に似《に》て非《ひ》なるものがある。學者《がくしや》それらのために誤《あやま》られざるやう注意《ちうい》を要《えう》する。

然竅本無レ形。自レ無而生レ有。則謂二之元關。中宮。天心一。其稱レ名固不レ一也。夫虛無之窟。內含二天然眞宰一。則謂二之君火。眞火。眞性。元神一。亦是無レ形。靜則集。氤氳而棲レ眞養レ息。宰二生生化化之原一。動則引二精華一而向レ外發散。每二活子時二候之許一。其竅旋發旋無。故曰元關難レ言。

〔讀方〕然《しか》れども竅《けう》もと形《かたち》なし。無《む》よりして有《う》を生《しやう》ず。則《すなは》ちこれを元關《げんくわん》、中宮《ちうきう》、天心《てんしん》といふ。その名《な》を稱《しよう》するもとより一ならず。夫《そ》れ虛無《きよむ》の窟《くつ》、內《うち》に天然《てんねん》の眞宰《しんさい》を含《ふく》む。則《すなは》ちこれを君火《くんくわ》、眞火《しんくわ》、眞性《しんせい》、元神《げんしん》といふ。また是《こ》れ形《かたち》なし。靜《しづ》かなるときは則ち集《あつま》る。氤氳《いんうん》として眞《しん》を棲《す》ましめ、息《そく》を養《やしな》ひ、生々化々《せいくくわく》の原《げん》を宰《さい》す。動《うご》くときは則《すなは》ち精華《せいくわ》を引《ひ》いて外《ほか》に向《むか》つて發散《はつさん》す。活子時《くわつしじ》二候《こう》の許毎《ころごと》に、その竅《けう》すなはち發《はつ》し、すなはち無《な》し。故《ゆゑ》に曰《いは》く・元關《げんくわん》言《い》ひ難《がた》し。

〔解説〕竅《けう》即《すなは》ち炁竅《きけう》は無形《むけい》である。故《ゆゑ》に解剖學的《かいはうがくてき》にその個所《かしよ》を指《さ》すことは出來《でき》ない。然《しか》し修養《しうやう》によつて、その竅《けう》（急所《きふしよ》）が出來《でき》るのである。いはゞ丹《たん》の成《な》るといふ儼然《げんぜん》たる事實《じじつ》がある。この事實《じじつ》は、無《む》だといつても炁穴《きけつ》がなければ現《あらは》れない。故《ゆゑ》に炁穴《きけつ》といふのは、想像《さうぞう》ではあるが、事實《じじつ》である。ゆえに無《む》よりして有《う》を生《しやう》じたともいへる。その別《べつ》の名《な》を、元關《げんくわん》、中宮《ちうきう》、天心《てんしん》などゝも唱《とな》へてゐる。修煉《しうれん》の時《とき》には、この穴《けつ》、天然《てんねん》の眞宰《しんさい》の居處《きよしよ》となる。眞宰《しんさい》には、君火《くんくわ》、眞火《しんくわ》、眞性《しんせい》、元神等の名《な》がある。これもまた形《かたち》はない。靜《しづ》かなるときは、眞を棲《す》ましめ、息《そく》を養《やしな》ひ、生々化々《せいくくわく》の原《もと》となる。動《うご》くときは、精火《せいくわ》を外《そと》に發動《はつどう》させる。その動《うご》くときは有《あ》るが如《ごと》く、靜《しづ》かなるときは無《な》きが如《ごと》くである。されば「元關《げんくわん》の事《こと》は何《なん》ともい

八脈、一穴に拱す

へない。」と嗟歎《きたん》した人《ひと》がある。

其炁之行。後通乎督脈。前通乎任脈。中通乎衝脈。横通乎帶脈。上通乎心。下道乎陽關。上後通乎督。上前通乎臍。散則透於週身。爲百脉之總根。故謂之先天。其穴無形無影。炁發則成竅。機息則渺茫以待成。全八脈則八脈湊成。共拱一穴。爲造化之樞紐。名曰炁穴。譬如北辰居所。衆星旋繞護衛。卽古人所謂竅中竅也。

〔讀方〕その炁《き》の行《ゆ》くや、後《しりへ》は督脈《とくみやく》に通《つう》じ、前《まへ》は任脈《にんみやく》に通《つう》じ、中《なか》は衝脈《しようみやく》に通《つう》じ、横《よこ》は帶脈《たいみやく》に通《つう》じ、上《かみ》は心《しん》に通《つう》じ、下《しも》は陽關《やうくわん》に通《つう》じ、上後《じやうご》は腎《じん》に通《つう》じ、上前《じやうぜん》は臍《せい》に通《つう》ず。散《さん》ずるときは週身《しうしん》に透《とほ》り、百脈《みやく》の總根《そうこん》と爲《な》る。故《ゆゑ》にこれを先天《せんてん》といふ。その穴形《けつけい》なく影《えい》なし。炁發《きはつ》するときは則《すなは》ち竅《けう》を成《な》し、機《き》息《や》むときは則《すなは》ち渺茫《べうばう》として以《もつ》て成《せい》を待《ま》つ。八脈《みやく》を全《まつた》ふするときは、則《すなは》ち八脈湊成《みやくそうせい》して共《とも》に一穴《けつ》に拱《きよう》し、造化《ざうくわ》の樞紐《すうちう》と爲《な》る、名《な》づけて炁穴《きけつ》といふ。譬《たと》へば北辰《ほくしん》の居所《きよしよ》、衆星《しうせい》の旋繞護衛《せんねうごゑい》するが如《ごと》し。卽《すなは》ち古人《こじん》の所謂竅中《いはゆるけうちう》の竅《けう》なり。

〔解說〕炁《き》は炁穴《きけつ》より發《はつ》して、左《さ》の八脈《みやく》を通《つう》じてめぐる。

後《うしろ》、督脈《とくみやく》　前《まへ》、任脈《にんみやく》　中《なか》、衝脈《しようみやく》　横《よこ》、帯脈《たいみやく》
上《うへ》、心《しん》　下《した》、陽關《やうくわん》　上後《うへのうしろ》、腎《じん》　上前《うへのまへ》、臍《せい》

炁《き》は以上《いじやう》の八脈《みやく》に通《つう》ずると共《とも》に、散《さん》じては全身《ぜんしん》に透入《とうにふ》し、百脈《みやく》の總根《そうこん》と爲《な》る。この穴《けつ》は形《かたち》もなく影《かげ》もないが、炁《き》が一たび發《はつ》すれば、その緊要《きんえう》なる部位《ぶゐ》なることを知《し》り得《う》る。炁《き》が息《や》むときは渺茫《べうばう》として、その在《あ》るところを知《し》らない。この八脈《みやく》が一つ穴《けつ》に聚合《しうがふ》して、造化《ざうくわ》の機樞《きすう》を制《せい》するので、炁穴《きけつ》と名《なづ》けたのである。それゆえに古人《こじん》はこれを竅中《けうちう》の竅《けう》といつてゐる。卽《すなは》ち緊要部《きんえうぶ》位《ゐ》中《ちう》の緊要部《きんえうぶ》位《ゐ》といふことである。

竅即丹田。上乃金鼎。鼎稍上即黃庭。竅下即關元。古謂上黃庭下關元。是也。關元下即陽關。亦名命門。乃男女泄精之處。腎管之根。由此而生。但黃庭。金鼎。炁穴。關元四穴。俱是無形。若執形求之。則謬矣。又謂。夾脊兩腎中藏元炁。則亦謬矣。此書圖之所作。實發古人所不盡泄之旨而又有以闢其誕妄也。

〔讀方〕竅《けう》は即《すなは》ち丹田《たんでん》なり。上《うへ》は乃《すなは》ち金鼎《きんてい》。鼎《てい》の稍上《やゝうへ》即《すなは》ち黃庭《くわうてい》。竅《けう》の下《した》即《すなは》ち關元《くわんげん》。古人《こじん》が上《かみ》は黃庭《くわうてい》、下《しも》は關元《くわんげん》といふ是《これ》なり。關元《くわんげん》の下《した》即《すなは》ち陽關《やうくわん》、また命門《めいもん》と名《な》づく。乃《すなは》ち男女精《だいぢよせい》を泄《も》らすの處《ところ》、腎管《じんくわん》の根《こん》、これによりて生《しやう》ず。但《たゞ》し黃庭《くわうてい》、金鼎《きんてい》、炁《き》穴《けつ》、關元《くわんげん》の四穴《けつ》は、俱《とも》に是《こ》れ形《かたち》なし。若《も》し形《かたち》に執《しよ》してこれを求《もと》むれば則《すなは》ち謬《あやま》る。又《また》いはく、脊《せ》を夾《さしはさ》む兩腎《りやうじん》の中《なか》、元《げん》炁《き》を藏《ざう》すと。則《すなは》ちまた謬《あやま》れり。この書圖《しよづ》の所作《しよさく》、實《じつ》に古人《こじん》の盡《こと〲》く泄《も》らさざるところの旨《むね》を發《はつ》して、また以《もつ》てその誕妄《たんばう》を闢《ひら》くあるなり。

〔解説〕竅《けう》は炁《き》穴《けつ》又《また》の名《な》丹田《たんでん》である。その上《うへ》が金鼎《きんてい》、そのまた稍上《やゝうへ》が黄庭《くわうてい》で、竅《けう》の下《した》が關《くわん》元《げん》である。卽《すなは》ち上《うへ》より黄庭《くわうてい》、金鼎《きんてい》、炁《き》穴《けつ》、關元《くわんげん》と次第《しだい》する。これはもとより形《かたち》の見《み》るべきものはない。關元《くわんげん》の下《した》が陽關《やうくわん》また命門《めいもん》と名《な》づける。これは男女精《だんぢよせい》を泄《も》らすところ、腎管《じんくわん》の根《ね》はこゝに生《しやう》ずといはれてゐる。

仍然物生す

第十章　火候次序

夫道從煉已起手。次下手調藥。既了手行周天。其事非一也。已熟或坐或臥。不覺忽然陽生。即廻光返照。凝神入炁穴。息息歸根。此神炁欲交未交之時。存神用息。緜緜若存。念茲在茲。此即謂之武火矣。

〔讀方〕夫《そ》れ道《みち》は煉己《れんき》より起手《きしゆ》す。次《つぎ》に調藥《てうやく》に下手《げしゆ》す。既《すで》に行周天《ぎやうしうてん》に了手《れうしゆ》す。その事《こと》一にあらざるなり。すでに熟《じゆく》すれば、或《あるひ》は坐《ざ》し、或《あるひ》は臥《ぐわ》し、覺《おぼ》へず忽然《こつぜん》として陽生《やうしやう》ず。即《すなは》ち廻光返照《くわうへんぜう》し、神《しん》を凝《こ》らして炁穴《きけつ》に入《い》り、息々《そく〱》根《こん》に歸《き》す。これ神炁《しんき》交《まじは》らんと欲《ほつ》して未《いま》だ交《まじは》らざるの時《とき》、神《しん》を存《そん》し息《そく》を用《もち》ふ。緜々《めん〱》として存《そん》するがごとし。これを念《ねん》ずるこれに在《あ》り。此《こ》れ即《すなは》ちこれを武火《ぶくわ》といふ。

〔解説〕道《みち》を學《まな》ぶには煉己《れんき》、即《すなは》ち自己《じこ》の性情《せいじやう》を尤《もつと》も平静《へいせい》に保《たも》つて、外誘《ぐわいいう》のために動《うご》かされないのが始《はじ》めである。調薬《てうやく》がその次《つぎ》である。周天《しうてん》をめぐらすのが最後《さいご》のしごとである。當《たう》初《しよ》の修行《しゆぎやう》が稍熟《やゝじゆく》すと、坐《ざ》してゐるときまたは臥《ぐわ》してゐるとき、或《あるひ》はその他《た》の場合《ばあひ》に於《おい》て、覺《おぼ》へず忽然陽《こつぜんやう》の生《しやう》ずることがある。この生《しやう》じた陽《やう》が、修行《しゆぎやう》の第《だい》一の種《たね》となるのである、その機《き》を逸《いつ》せぬやうにすべきである。かくて、廻光《ゑくわう》返照《へんぜう》とは、光《ひかり》をめぐらして返《かへ》つて内《うち》を照《て》らすことであるから、外《そと》に走《はし》らんとする心《こゝろ》を收《をさ》めて、丹田《たんでん》に集中《しふちう》する。心《こゝろ》は一息《そく》々々に丹《たん》田《でん》に流《なが》れ込《こ》むやうに感《かん》ずるまでに、心《こゝろ》と丹田《たんでん》とが親密《しんみつ》にならなければならぬ。本文《ほんぶん》に神《しん》とあるのは心《こゝろ》のことであり、炁穴《きけつ》とは丹田《たんでん》のことである。これは神炁交《しんきまじは》らんと欲《ほつ》して未《いま》だ交《まじは》らざる時《とき》である。神《しん》を存《そん》し息《そく》を川《もち》ふ。即《すなは》ち一息《そく》一息《そく》に神《しん》と炁《き》と和合《わがよ》せしむるやうにする。その息《そく》は緜々《めん〳〵》として存《そん》するが如《ごと》く、神炁《しんき》の上《うへ》に集中《しふちう》される。これが武火《ぶくわ》である。要《えう》するに武火《ぶくわ》は　意識的《いしきてき》に息《そく》を用《もち》ふることである。

神炁即交。陽炁已定。又當忘息忘意用文火養之。不息而噓。不存而照。方得藥產。但忘息即不能以火薰之。但用息即是不忘。息無不泯之謂噓。欲噓不覺之謂忘。但用息即是不忘。但忘則不能以意照之。古云。心無不存之謂照。欲無不泯之謂忘。忘與照一而二。二而一。當忘之時。其心湛然。未常不照。當照之時。纖毫不立。未常不忘。是謂眞忘眞照也。此即謂之文火矣。

〔讀方〕神炁《しんき》即《すなは》ち交《まじは》り、陽炁《やうき》すでに定《さだ》まらば、また當《ま》さに息《そく》を忘《わす》れ意《い》を忘《わす》れ、文火《ぶんくわ》を用《もち》ひてこれを養《やしな》ふべし。息《そく》せずして噓《きよ》し、存《そん》せずして照《て》らし、方《ま》さに藥產《やくさん》を得《う》。但《たゞ》し息《そく》を忘《わす》るれば即《すなは》ち火《ひ》を以《もつ》てこれを薰《くん》ずること能《あた》はず。但《たゞ》し息《そく》を用《もち》ふる即《すなは》ち是《こ》れ忘《わす》れざるなり。息《そく》、無《む》にして泯《びん》せず、これを嘘《きょ》といふ。嘘《きょ》せんと欲《ほっ》して覺《おぼ》へず、これを忘《ぼう》といふ。但《たゞ》し意《い》を用《もち》ふるは即《すなは》ち是《こ》れ不忘《ふぼう》。但《たゞ》し忘《わす》るゝときは則《すなは》ち意《い》をもつてこれを照《て》らすこと能《あた》はず。古《いにしへ》に云《いは》く、心《こゝろ》、無《む》にして存《そん》せざるこれを照《せう》といひ、欲《よく》、無《む》にして泯《びん》せざるこれを忘《ぼう》といふ。忘《ぼう》と照《せう》と一にして二、二にして一。忘《ぼう》の時《とき》に當《あた》り、その心《こゝろ》湛然《たんぜん》として、未《いま》だ常《つね》に照《て》らさずんばあらず。照《せう》の時《とき》に當《あた》り、纖毫《せんがう》も立《りつ》せざるも、未《いま》だ常《つね》に忘《わす》れずんばあらず。これを眞忘眞照《しんぼうしんせう》といふなり。これ即《すなは》ちこれを文火《ぶんくわ》といふ。

〔解説〕神炁《しんき》が交《まじは》り、陽炁《やうき》が定《さだ》まつて、耗散《かうさん》の患《うれひ》なきに至《いた》つたならば、息《そく》を忘《わす》れ意《い》を忘《わす》れて、文火《ぶんくわ》を用《もち》ひて養《やしな》ふがよい。息《そく》が絶《た》ゆるが如《ごと》くにして續《つゞ》いてゐ、意識《いしき》がはたらかずして冷然《れいぜん》として對境《たいきやう》を守《まも》つてゐる、これが文火《ぶんくわ》である。この狀態《じやうたい》が繼續《けいぞく》してゐると、藥息《やくそく》を得《う》る。但《たゞ》し息《そく》を忘《わす》れてしまつては、火《ひ》を以《もつ》て薫《くん》ずることにならないから、始《はじ》めより終《をは》りに至《いた》るまで、息《そく》を離《はな》れてはならない。息《そく》が無《な》きが如《ごと》くになつても、滅《めつ》してしまはないのが嘘《きょ》である。嘘《きょ》せんと欲《ほっ》して覺《さと》らないのが忘《ぼう》である。用《よう》を用《もち》ふるのが不忘《ふぼう》である。忘《ぼう》では意《い》によりて照《て》らすことが出來《でき》ない。古《いにしへ》に云《い》ふ、「心無《こゝろむ》にして存《そん》せざるが照《せう》で、無《む》ならんと欲《ほつ》して滅《めつ》せざるが忘《ばう》である。忘《ばう》と照《せう》と一にして二、二にして一。卽《すなは》ち忘《ばう》の時《とき》にも、その心《こゝろ》は湛然《たんぜん》たるのみで、照《て》らさないのではない。照《せう》の時《とき》にも、纖毫《せんがう》も立《りつ》せざる空虛《くうきよ》の狀態《じやうたい》であるが、不《ふ》忘《ばう》ではない。これが眞忘眞照《しんばうしんせう》である。卽《すなは》ち文火《ぶんくわ》とは、その息《そく》に伴《ともな》ふ心《こゝろ》が、動《どう》ともいへず、靜《せい》ともいへない、極《きは》めて平靜《へいせい》なる狀態《じやうたい》を持《ぢ》してゐることである。卽《すなは》ち大體《だいたい》に於《おい》ては、動心《どうしん》に伴《ともな》ふ息《そく》が武火《ぶくわ》であり、靜心《せいしん》に伴《ともな》ふ息《そく》が文火《ぶんくわ》であると解《かい》して置《お》いてよい。

文火既足。夜半忽然藥產神知。光透簾帷。陽物勃然而擧。卽當採封運行。採運之時。存神用息。逆吹烝穴。謂之武火也。封沐歸根。卽用上文文火之法。照顧溫養之。謂之文火矣。但不在交媾與周天之時。俱是用文火之法以時刻溫養之。而煉

已之工。亦是用ニ此法。不レ然不レ能レ還レ虚。

〔讀方〕文火既《ぶんくわすで》に足《た》りて、夜半忽然《やはんこつぜん》として藥産《くすりさん》し神知《しんし》る、光《ひかり》、簾帷《れんゐ》に透《とほ》り、陽物勃然《やうぶつぼつぜん》として擧《ちぶ》る。即《すなは》ちまさに採封運行《さいほううんかう》すべし。採運《さいうん》の時《とき》、神《しん》を存《そん》し息《そく》を用《もち》ひ、逆《ぎやく》に炁穴《きけつ》を吹《ふ》く、これを武火《ぶくわ》といふなり。封沐歸根《ほうもくきこん》には、即《すなは》ち上文《じやうぶん》、文火《ぶんくわ》の法《はふ》を用《もち》ひて、これを照顧溫養《せうこをんやう》す、これを文火《ぶんくわ》といふ。但《たゞ》し交媾《かうく》と周天《しうてん》との時《とき》に在《あ》らず。倶《とも》に是《こ》れ文火《ぶんくわ》を用《もち》ふるの法《はふ》、時刻《じこく》をもつてこれを溫養《をんやう》す。而《しか》して煉己《れんき》の工《こう》、またこの法《はふ》を用《もち》ふ。然《しか》らずんば、虚《きよ》に還《かへ》ること能《あた》はず。

〔解説〕文火既《ぶんくわす》でに足《た》るときは、丹田《たんでん》のうちに藥《くすり》が産《さん》する。夜半《やはん》とは丹田《たんでん》のことで、必《かなら》ずしも時刻《じこく》に係《かゝは》つたことではない。その外景《ぐわいけい》としては陽物《やうぶつ》が勃然《ぼつぜん》として擧《ちぶ》るを見《み》る。この時《とき》採封運行《さうほううんかう》するがよい。採封《さいほう》とは採取封固《さいしゆふうこ》のことである。運行《うんかう》とは周天《しうてん》を行《ぎやう》ずることである。これには神《しん》を存《そん》し息《そく》を用《もち》ふるのであるから、無論武火《むろんぶくわ》である。そして逆《ぎやく》に炁穴《きけつ》を吹《ふ》くとは、外呼吸《ぐわいこきふ》と反對《はんたい》に内呼吸《ないこきふ》を用《もち》ふるからである。封沐歸根《ほつもくきこん》には、上文《じやうぶん》の文火《ぶんくわ》の法《はう》を用《もち》ひ、よく誘導《いうだう》し溫養《をんやう》するのである。たゞ交媾《かうこう》と周天《しうてん》を行《ぎやう》ずる時《とき》はこの限《かぎ》りではない。文火《ぶんくわ》を用《もち》ふるの法《はふ》は、時刻《じこく》をもつて溫養《をんやう》する必要《ひつえう》のある時《とき》に用《もち》ふるのである。煉己《れんき》にもまたこの法《はふ》を用《もち》ふるのである。若《も》しこの場合《ばあひ》、武火《ぶくわ》を用《もち》ひて思惟《しゐ》を強《つよ》くはたらかせるときは、虚《きよ》に還《かへ》ることが出來《でき》ない。

然陽生謂㆓之活子時㆒。而藥產亦謂㆓之活子時㆒。兩段工夫。當㆑明㆓次序㆒。而運周天謂㆓之周天之子時㆒。用㆑火調藥煉藥。不㆓之火之活子時㆒也。然候者亦非㆑一。說不㆑論㆓陽生及藥產㆒。但有㆓烝動㆒者。即爲㆓一候㆒。以㆑神用㆑烝。又爲㆓一候㆒。此乃神烝會合之二候也。又曰・陽生爲㆓一候㆒。而藥產又爲㆓一候㆒。此乃藥烝所生之時節之二候也。故二候採牟尼者。即此者也。藥炁既產。往外採歸爐。爲一候。而爐中封固。又爲一候。亦謂之二候採牟尼。升降沐浴謂之四候。總謂之六候。此乃周天一時工法所用之六候也。候雖多。亦不必執著。不過是陽生調藥。調到炁滿藥產時。採歸運行子卯午酉歸根。即是也。然其中候法。亦要明白。當用呼吸變。文武火之時候不明白。則文武不能如法。

〔讀方〕然《しか》して陽生《やうせい》これを活子時《くわつしじ》といふ。而《しか》して藥產《やくさん》もまたこれを活子時《くわつしじ》といふ。兩段《りやうだん》の工夫《くふう》まさに次序《じじよ》を明《あきら》かにすべし。而《しか》して運周天《うんしうてん》、これを周天《しうてん》の子時《しじ》といふ。火《ひ》を用《もち》ひて調《てう》藥煉藥《やくれんやく》する、これを火《ひ》の活子時《くわつしじ》といふなり。然《しか》して候《こう》はまた一に非《あら》ず。說《と》くらく、陽生及《やうせいおよ》び藥產《やくさん》を論《ろん》ぜず、たゞ炁動《きどう》あれば、即《すなは》ち一候《こう》と爲《な》す。神《しん》を以《もつ》て炁《き》を用《もち》ふ、また一候《こう》と爲《な》す。これ乃《すなは》ち神炁會合《しんきくわいがふ》の二候《こう》なり。又曰《またいは》く、陽生《やうせい》を一候《こう》と爲《な》し、而《しか》して藥產《やくさん》をまた一候《こう》と爲《な》す。

これ乃《すなは》ち藥炁《やくき》所生《しよせい》の時節《じせつ》の二候《こう》なり。故《ゆゑ》に二候牟尼《こうむに》を採《と》るとは、卽《すなは》ち此《こ》の者《もの》なり。藥炁《やくき》既《す》でに産《さん》し、外《ほか》に往《ゆ》いて採《と》つて歸爐《きろ》するを一候《こう》と爲《な》し、而《しか》して爐中《ろちう》に封固《ほうこ》するをまた一候《こう》と爲《な》す。またこれを二候牟尼《こうむに》を採《と》るといふ。升降沐浴《しようかうもくよく》これを四候《こう》といひ、總《す》べてこれを六候《こう》といふ。これ乃《すなは》ち周天《しうてん》一時《じ》の工法《こうはふ》の用《もち》ふるところの六候《こう》なり。候《こう》、多《おほ》しと雖《いへど》もまた必《かなら》ずしも執着《しふちやく》せざれ。是《こ》れ陽生《やうせい》、調藥《てうやく》、調到《てうたう》り、炁滿《きみ》ち、藥産《くすりさん》するの時《とき》、採歸運行《さいきうんかう》し、子卯午酉《しぼうごいう》根《こん》に歸《き》するに過《す》ぎず。卽《すなは》ち是《こ》れなり。然《しか》して其中《そのなか》の候法《こうはふ》、また明白《めいはく》なるを要《えう》す。まさに呼《こ》吸《きふ》を用《もち》ひて變《へん》ずべし。文武《ぶんぶ》火《くわ》の時候《じこう》、明白《めいはく》ならざるときは、則《すなは》ち文武法《ぶんぶはふ》の如《ごと》くなること能《あた》はず。

〔解説〕活子時《くわつしじ》は陽生《やうせい》、藥産《やくさん》、運周天《うんしうてん》、火《ひ》、すべてにある。その時《とき》に臨《のぞ》んで、工法《こうはふ》の端《たん》を改《あらた》めるので、活子時《くわつしじ》といふのである。然《しか》してまた候《こう》に就《つ》いてよく知《し》るところがなければならない。二候《こう》、牟尼《むに》を取《と》るといふことがあるが、すべての子時《しじ》にも、二つの曲折《きよくせつ》があるから、よくこれを知《し》つてその用《よう》を誤《あやま》らないやうにしなければならない。卽《すなは》ち、イ、神炁會合《しんきくわいがふ》

火候明白を要す

の二候《こう》といふのは、陽生《やうせい》の時《とき》にしても、藥産《やくさん》の時《とき》にしても、炁《き》の動《うご》いたのが一候《こう》で、神《しん》を以《もつ》て炁《き》を用《もち》ふるのが、また一候《こう》である。ロ、藥炁《やくき》所生《しよせい》の時刻《じこく》の二候《こう》とは、陽生《やうせい》が一候《こう》である、藥産《やくさん》がまた一候《こう》である。ハ、火《ひ》の二候《こう》といふのは、藥炁《やくき》が産《さん》して外《ほか》に往《ゆ》くのを採《と》つて爐《ろ》に歸《き》せしむるが一候《こう》で、爐《ろ》中《ちう》に封固《ほうこ》するのがまた一候《こう》である。周天《しうてん》には六候《こう》がある。二候《こう》に、升降沐浴《しようかうもくよく》の四候《こう》を加《くは》へて六候《こう》といふのである。候法《こうはふ》は多《おほ》いが、それに執著《しふちやく》して迷《まよ》ふには及《およ》ばない。陽生《やうせい》、調藥《てうやく》、調到《てういた》り、炁《き》滿《み》ち、藥産《くすりさん》する時《とき》、採取《さいしゆ》し、歸爐《きろ》し、運行《うんかう》し、子《し》卯午酉《ほうごいう》に根《こん》に歸《き》するに過《す》ぎないのである。その候《こう》を知《し》り、變《へん》に應《おう》じて巧《たく》みに文武火《ぶんぶくわ》を用《もち》ひなければならぬ。その候《こう》を明《あきら》かにせずして、文火《ぶんくわ》を用《もち》ふべきときに武火《ぶくわ》を用《もち》ひたり、武火《ぶくわ》を用《もち》ふべきときに文火《ぶんくわ》を用《もち》ひたりしては、遂《つひ》に道《みち》を成《じやう》ずるの期《き》は失《うしな》はるゝことになる。

所レ謂火候不レ傳者。非レ不レ傳也。即此難レ言也。夫火是火。候是候。豈混而一言レ之。其中文武火候。逐節工法。師所傳之口訣。盡

備此書。後人有縁遇之。不要三日。即明乎斯道。則不爲誣徒所惑矣。

〔讀方〕所謂《いはゆる》火候《くわこう》傳《つた》はらずとは、傳《つた》はらざるにあらず、即《すなは》ちこれ言《い》ひ難《がた》きなり。それ火《ひ》は是《こ》れ火《ひ》、候《こう》は是《こ》れ候《こう》。豈《あに》混《こん》じて一にこれを言《い》はんや。そのうち文武《ぶんぶ》火候《くわこう》、逐節《ちくせつ》の工法《こうはふ》、師《し》の傳《つた》ふるところの口訣《くけつ》、盡《ことごと》くこの書《しよ》に備《そな》はる。後人《こうじん》、縁《えん》あつてこれに遇《あ》はゞ、三日《じつ》を要《えう》せず、即《すなは》ちこの道《みち》を明《あきら》かにせん。則《すなは》ち誣徒《ぶと》のために惑《まど》はされず。

〔解說〕火候《くわこう》は言《い》ひ難《がた》い。そこで言《い》ひ能《あた》ふ限《かぎ》りこゝに述《の》べた。その大要《たいえう》はこの書《しよ》に盡《つく》してあるつもりである。後人《こうじん》、縁《えん》あつてこれに遇《あ》ひ、幸《さいはひ》に修道《しうだう》の機會《きくわい》を得《え》たなら、三日《か》を出《い》でずして、その効驗《かうけん》を認《みと》むることを得《え》られよう。

第十一章　任督二脈圖説

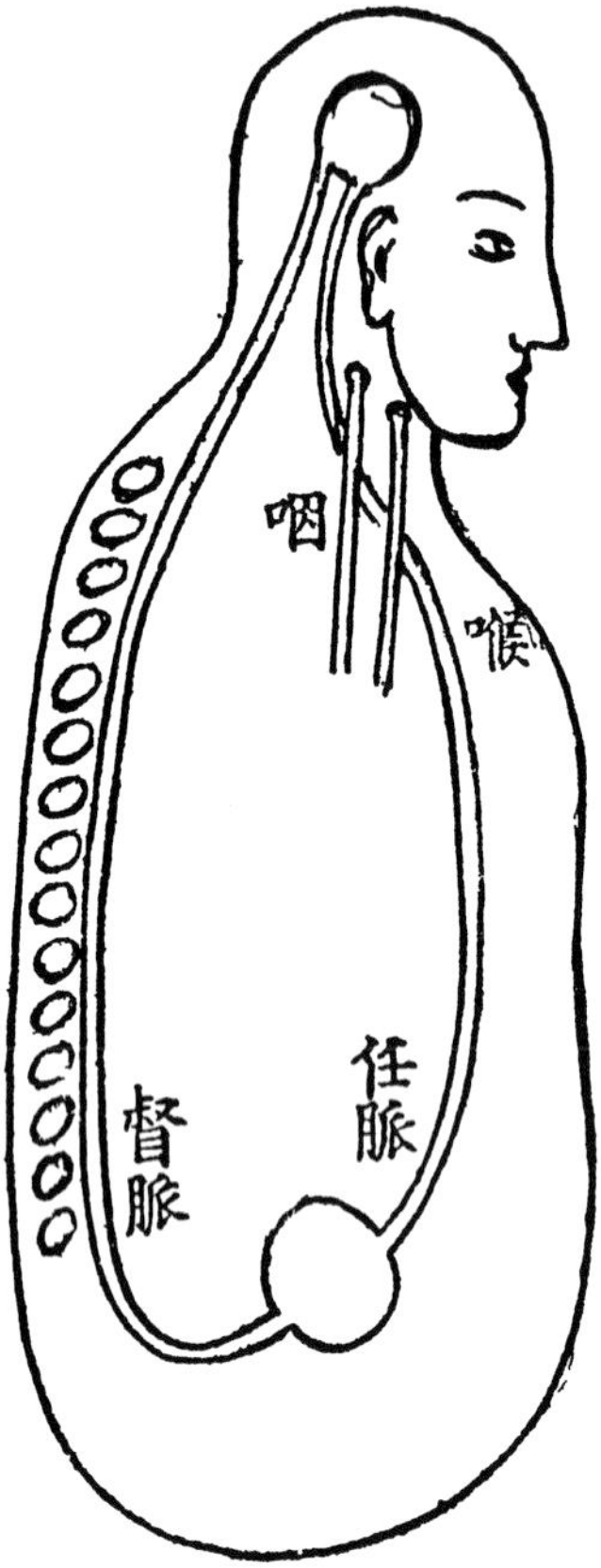

華陽曰。此圖直洩元機寶。願得藥之士。不失運行之路。丹道

最秘・非余之敢妄泄也・古聖雖無圖。郤有言存留。奈何不全之過耳。又因舊說。謂・督脈在脊骨外。而任脈止于上下唇。此二說皆俗醫之妄指。豈知仙家說任督。實親自在脈中所行過。以爲證驗。非但行一回也。金丹神炁之元妙必要在脈中所行過數百回方得成就。謬妄不但俗醫亂指。今之修元者・亦此謬妄亂指。愈加紛紛。苟不親自領會境遇。妄億猜指。淺學信受。誤喪勵志。豈不痛哉。故余將師所授之訣。以親自領會之熟境。畫圖以證其非。然而此圖一出。遊方之士與那假道學。則無容身之地。

〔讀方〕華陽《くわやう》曰《いは》く、この圖は直《たゞ》ちに元機《げんき》を洩《も》らすの寶《たから》、願《ねが》はくは藥《くすり》を得《う》るの士《し》、運行《うんかう》の路《みち》を失《うしな》はざらんことを。丹道《たんだう》の最秘《さいひ》、余《よ》の敢《あへ》て妄《みだ》りに泄《も》らすにあらず。古聖《こせい》圖なしと雖《いへど》も、卻《かへ》つて言《げん》の存留《そうりう》するあり。いかんせん全《まつた》からざるのあやまちのみ。また舊説《きうせつ》によるに、謂《いは》く、督脈《とくみやく》は脊骨《せきこつ》の外《ほか》に在《あ》り。而《しか》して任脈《にんみやく》は上下唇《じやうかしん》に止《とゞま》る。この二説《せつ》みな俗醫《ぞくい》の妄指《まうし》、豈《あに》仙《せん》家《け》に任督《にんとく》と説《と》く、實《じつ》にみづから脈中《みやくちう》に在《あ》つて行過《かうくわ》するところ、以《もつ》て證驗《しようけん》と爲《な》すを知《し》らんや。たゞ行《ぎやう》ずること一回《くわい》のみにあらず。金丹神炁《きんたんしんき》の元妙《げんめう》、必《かなら》ず脈中《みやくちう》に在《あ》つて行過《かうくわ》するところ數《すう》百回《くわい》なるを要《えう》し、まさに成就《じやうじゆ》することを得《う》。謬妄《びうまう》たゞ俗醫《ぞくい》の亂《みだ》りに指《さ》すのみならず、今《いま》の元《げん》を修《しう》する者《もの》、またこの謬妄亂指《びうまうらんし》、愈々《いよ〳〵》紛々《ふんぷん》を加《くは》ふ。苟《いやし》くもみづから境遇《きやうぐう》を領會《りやうくわい》せず、妄億猜指《まうおくさいし》す。淺學信受《せんがくしんじゆ》して、誤《あやま》つて勵志《れいし》を喪《うしな》ふ、豈《あに》痛《いた》ましからずや。故《ゆゑ》に余《よ》、師《し》が授《さづ》くるところの訣《けつ》を將《も》つて、みづから領會《りやうくわい》の熟境《じゆくきやう》におよび、畫圖《くわと》して以《もつ》てその非《ひ》を證《しよう》す。然《しか》してこの圖《づ》一たび出《い》づれば、遊方《いうはう》の士《し》とかの假道學《かだうがく》とは、則《すなは》ち身《み》を容《い》るゝの地《ち》なからん。

〔解説〕この任脈《にんみやく》 督脈《とくみやく》の圖《づ》は、丹道最祕《たんだうさいひ》の訣《けつ》といふべきものである。腹《はつ》より脊骨内《せきこつない》の督《とく》脈《みやく》を通《つう》じて頭《かしら》に升《のぼ》り、頭《かしら》より任脈《にんみやく》を通《つう》じて腹《はら》に降《くだ》り、巡環《じゆんくわん》 升降《しようかう》することになつてゐる。世《よ》に流布《るよ》する仙書等《せんしよとう》を見《み》るに、この圖《づ》に於《おい》ては督脈《とくみやく》が脊骨《せぼね》の内《うち》に通《つう》じてゐるのに反《はん》して、脊骨《せぼね》の外《そと》に通《つう》ずることになつてゐる。また舊説《きうせつ》に依《よ》れば、任脈《にんみやく》は、吸氣《きふき》を腹《はら》に納《をさ》める經路《けいろ》とされてゐて、任脈《にんみやく》は上下唇《じやうげしん》に止《とま》つてゐる。隨《したが》つて循環《じゆんくわん》周天《しうてん》は成立《なりた》たないことになる。これらはすべて、みづから實際《じつさい》の修行《しゆぎやう》をしないで、臆斷《おくだん》に任《まか》せて揑造《ねつざう》した説《せつ》なるが故《ゆゑ》である。後《のち》の學者《がくしや》は、紛々《ふんぷん》たる邪説《じやせつ》に迷《まよ》ふことなく、切《せつ》にこの圖《づ》に依遵《いじゆん》して、勵志《れいし》しよく道《みち》を修《しう》せんことを希望《きばう》する。

打七一門の吐血の理由

第十二章 決疑

第一節 僧豁然七問

問之一曰。弟子愚暗。蒙老師傳授火化斷淫之法。行四箇月得景。海中火發。對斗明星。又蒙傳授法輪常轉之密語。行持五十日。淫根自斷。永無生機。反照北海。猶如化銀之光。其光浩蕩射目。自知成舍利子矣。弟子昔在打七一門。不見成道。反人人吐血。是何故也。答曰。自如來開化。西天二十八祖。東土六代。並無此門。乃僧高峰門人。誣捏抗害後人。況高峰所習是閉息之傍門。何見得也。高峰自曰。忍氣急則殺人。云吐血因跑香忍氣。傷其臟腑。坐打香板。傷其脊絡。就是盧醫扁鵲。莫能救之。

〔讀方〕問《とひ》の一に曰《いは》く、弟子《ていし》愚暗《ぐあん》、老師《らうし》の火化斷淫《くわくだんいん》の法《はふ》を傳授《でんじゆ》するを蒙《かうむ》る。行《おこな》ふこと四箇《か》月《げつ》にして景《けい》を得《う》。海中《かいちう》に火發《ひはつ》し、斗明星《とみやうじやう》に對《たい》す。また法輪常轉《はふりんじやうてん》の密語《みつご》を傳授《でんじゆ》するを蒙《かうむ》る。行持《ぎやうぢ》五十日《にち》にして淫根《いんこん》おのづから斷《だん》じ、永《なが》く生機《せいき》なし。北海《ほくかい》を反照《はんせう》すれば、猶《なほ》、銀《ぎん》の光《ひかり》に化《くわ》するが如《ごと》く、その光《ひかり》、浩蕩《かうたう》として目《め》を射《い》る。自《みづか》ら舍利子《しやりし》を成《じやう》ずるを知《し》る。弟子《ていし》、昔《むかし》、打《だ》七一の門《もん》に在《あ》つて、道《みち》を成《じやう》ずるを見《み》ず。反《かへ》つて人々《ひとびと》、血《ち》を吐《は》く。是《こ》れ何《なん》の故《ゆゑ》ぞや。答《こた》へて曰《いは》く、如來《によらい》、化《け》を開《ひら》いてより、西天《さいてん》二十八祖《そ》、東土《とうど》七代《だい》、並《なら》びにこの門《もん》なし。乃《すなは》ち僧高峰《そうかうほう》の門人《もんじん》、後人《こうじん》を誣揑抗害《ぶねつかうがい》す。況《いは》んや高峰《かうほう》の習《なら》ふところ、是《こ》れ閉息《へいそく》の傍門《ばうもん》、何《なに》をか見得《みえ》ん。高峰《かうほう》みづから曰《いは》く、氣《き》を忍《しの》ぶこと急《きふ》なれば卽《すなは》ち人《ひと》を殺《ころ》す。と。云《いは》く、吐血《とけつ》は跑香忍氣《はうかうにんき》によりて、その臟腑《ざうふ》を傷《やぶ》る。坐《ざ》して香板《かうばん》を打《だ》し、その脊絡《せきらく》を傷《やぶ》る。と。すなはち是《こ》れ盧醫扁鵲《ろいへんじやく》も能《よ》くこれを救《すく》ふことなし。

〔解說〕第《だい》一問《もん》。「私《わたくし》は曾《かつ》て老師《らうし》より火《ひ》を用《もち》ひて淫《いん》を斷《だん》ずる方法《はうはふ》を敎《をし》へられて、これを行《ぎやう》ずること四箇月《かげつ》にて、豫期《よき》の如《ごと》く體驗《たいけん》の現象《げんしやう》が得《え》られた。海中《かいちう》に火《ひ》が發《はつ》し、斗《と》と明星《みやうじやう》に對《たい》するが如《ごと》きはそれである。海中《かいちう》に火《ひ》が發《はつ》したとは、丹田《たんでん》に炁《き》が生《しやう》じ、煖《だん》を發《はつ》したことである。斗《と》と明星《みやうじつう》に對《たい》するとは、斗《と》の丹田《たんでん》に、明星《みやうじやう》の炁《き》が發現《はつげん》したのを觀《み》たことである。また法輪常轉《はふりんじやうてん》とは經《きやう》によくある語《ご》ではあるが、それは周天《しうてん》を行《ぎやう》ずることとなるを傳《つた》へられて、行《ぎやう》持《ち》五十日《にち》にして、淫根《いんこん》おのづから斷《た》えて、また淫志《いんし》をもたない。かくて北海《ほくかい》即《すなは》ち丹田《たんでん》を觀《くわん》ずるに、銀《ぎん》の光《ひかり》に化《くわ》したかと思《おも》はれるやうに、その光《ひかり》は浩蕩《かうたつ》として目《め》を射《い》るばかりである。かくの如《ごと》きは、丹《たん》の成《な》るときの發相《はつさう》なることを聞《き》いてゐたので、自《みづか》ら丹《たん》を成《じやう》じたのを知《し》つた。丹《たん》これを佛敎《ぶつけう》の方《はう》では舍利《しやり》子《し》といつてゐる。私《わたくし》は昔《むかし》、打《だ》七一の門《もん》に在《あ》りて、道《みち》を成《じやう》ずることが出來《でき》なかつた。修業《しゆぎやう》の人々《ひとびと》は道《みち》の成《な》らないばかりでなく、反《かへ》つて血《ち》を吐《は》く者《もの》が多《おほ》

參禪に道を成ずるを見ず

くあつた。それはどうした故《ゆゑ》であらう。答《こた》へて曰《いは》く「如來化《にょらいけ》を開《ひら》いてより、菩提達磨《ぼだいだるま》に至《いた》るまで、西天《さいてん》二十八祖《そ》。支那《しな》に傳《つた》はつてより慧能禪師《ゑのうぜんじ》に至《いた》るまで六代《だい》、これが禪風《ぜんぷう》の尤《もつと》も正《たゞ》しく傳《つたは》つてゐた時代《じだい》である。これらの人々《ひとびと》の敎說《けうせつ》には、打《だ》七一の門《もん》などゝは聞《き》いたこともない。要《えう》するに、僧《そう》の高峰《かうほう》の門人等《もんじんら》が、捏造《ねつざう》して後人《こうじん》を惑《まど》はすのである。高峰《かうほう》の傳《つた》へたところでなくも、閉息《へいそく》の傍門《ばうもん》である。所謂緊努《いはゆるきんど》して深呼《しんこ》吸《きふ》を行《おこな》ふものである。どうして道《みち》を見《み》ることが得《え》られやう。高峰《かうほう》すらいつてゐるではないか。「努責《どせき》して吸氣《きふき》を保《たも》つてゐると、遂《つひ》には人《ひと》をして死《し》に至《いた》らしむることがある。」と。また云《い》ふ。「吐血《とけつ》は、氣《き》を忍《しの》ぶので、內臟《ないざう》をそこなひ、坐《ざ》して香板《かうばん》を打《う》つので、その脊絡《せきらく》を傷《そこな》ふ。如何《いか》なる名醫《めいい》でも、かうして發《はつ》した病《やまひ》を救《すく》ふことは出來《でき》ない。」

問之二曰。參禪問二話頭一。不レ見レ成レ道。何也。答曰。如來有下所二問試一者上。是看二學人性道明與二未明一。明則敎外別傳二慧命一。不レ得二慧命一。

無所成也。

〔讀方〕問《とひ》の二に曰《いは》く、參禪《さんぜん》して話頭《わとう》を問《と》へども、道《みち》を成《じやう》ずるを見《み》ず、何《なん》ぞや。答《こた》へて曰《いは》く、如來《によらい》、問試《もんし》するところあるは、是《こ》れ學人《がくじん》の性道《せいだう》の明《めい》と未明《みめい》とを看《み》る。明《めい》なるときは、敎《をしへ》の外《ほか》に別《べつ》に慧命《ゑめう》を傳《つた》ふ。慧命《ゑめう》を得《と》ざれば、成《な》るところなきなり。

〔解說〕第《だい》二問《もん》。「參禪《さんぜん》して話頭《わとう》を問《と》ふことはあつても、成道《じやうだう》する者《もの》のないのは、どうした理由《りいう》によるのだらう。」答《こた》へて曰《い》ふ「これは學人《がくじん》の性道《せいだう》の明《めい》か明《めい》でないかを看《み》るためである。そして明《あきら》かなるときは、敎《をしへ》の外《ほか》に別《べつ》に慧命《ゑめう》を傳《つた》へるのである。慧命《ゑめう》がなき限《かぎ》りは、道《みち》の成《じやう》ずることがない。慧命《ゑめう》とは、丹《たん》の成《な》れるものである。

問之三曰。專念經念佛。不見成道。何也。答曰。經路徑也。佛名字也。譬喩考試官。欲取第一名。求聖人。唱四書。可進否。六祖云。東方人造孽。念佛求生西方。西方人造孽。念佛往生何方。

〔讀方〕問《とひ》の三に曰《いは》く、專《もつぱ》ら經《きやう》を念《ねん》じ佛《ぶつ》を念《ねん》ずれども、道《みち》を成《じやう》ずるを見《み》ず。何《なん》ぞや。答《こた》へて曰《いは》く、經《きやう》は路徑《ろけい》のごとくなり。佛《ぶつ》は名字《みやうじ》のみなり。官《くわん》に考試《かうし》せらるゝに譬喩《ひゆ》すれば、第《だい》一名《めい》を取《と》らんと欲《ほつ》して、聖人《せいじん》を求《もと》め、四書《しよ》を唱《とな》へて、進《すゝ》むべきや否《いな》や。六祖《そ》云《いは》く、東方《とうはう》の人孽《ひとげつ》を造《つく》り、佛《ぶつ》を念《ねん》じて西方《せいはう》に生《しやう》ぜんことを求《もと》む。西方《せいはう》の人孽《ひとげつ》を造《つく》り、佛《ぶつ》を念《ねん》じて何《いづ》れの方《はう》にか往生《わうじやう》せん。

〔解說〕第《だい》三問《もん》。「專《もつぱ》ら經《きやう》や佛《ぶつ》を念《ねん》じても、道《みち》を成《じやう》ずる者《もの》がない。どうしたわけか。」答《こた》へて曰《いは》く「經《きやう》は路徑《ろけい》のごときものである。佛《ぶつ》は名字《みやうじ》である。かの官吏登用試驗《くわんりとうようしけん》に、首席《しゆせき》で通過《つうくわ》せんと欲《ほつ》して、俄《には》かに聖人《せいじん》を求《もと》め、四書《しよ》を唱《とな》へても、豫期《よき》の成績《せいせき》が得《え》られようか。それは殆《ほと》んど望《のぞ》み難《がた》いことであらう。道《みち》を成《じやう》ぜんとするには、たゞ眞實《しんじつ》の體驗《たいけん》から出發《しゆつぱつ》するの外《ほか》、その途《みち》はない。六祖《そ》云《いは》く「東方《とうはう》に住《す》んでゐる我等《われら》なればこそ、罪《つみ》を造《つく》つて、佛《ぶつ》を念《ねん》ずれば西方《せいはう》に往生《わうじやう》することが出來《でき》ると、若《も》し西方《さいはう》の人《ひと》が、罪《つみ》を造《つく》つたとき、念佛《ねんぶつ》すれば、更《さ》らに何《いづ》れの方《はう》に往生《わうめい》するのだらう。」と。これは、側面《そくめん》から、念佛念經《ねんぶつねんきやう》の功《こう》は積《つ》んでも、體驗《たいけん》の實德《じつとく》のない者《もの》には、解脱《げだつ》のないことを諷《よう》したものである。」

問之四曰。我釋敎參禪人。灰心長坐。不起欲念。凡有走漏。不能成堅固之體。是何故也。答曰。爲人至十六歲關竅開。既開無有不走泄之理。況且念經傷其中氣。枯坐心腎又不能交會。走漏格外多矣。所以近代出家人。反得癆症水枯吐血枯目。皆謂此也。堅固實有火化之法。譬喩鐺水在上。灶火在下。水得火。自然變化爲炁矣。如來云。火化以後。收取舍利。實有眞傳也。

〔讀方〕問《とひ》の四に曰《いは》く、我《わ》が釋敎參禪《しやくけうさんぜん》の人《ひと》、灰心長坐《くわいしんちやうざ》して欲念《よくねん》を起《おこ》さざるも、凡《およ》そ走漏《そうろう》あれば、堅固《けんご》の體《たい》を成《な》すこと能《あた》はず。是《こ》れ何《なん》の故《ゆゑ》ぞや。答《こた》へて曰《いは》く、人《ひと》と爲《な》り十六歲《さい》に至《いた》りて關竅開《くわんけうひら》く。既《す》でに開《ひら》けて走泄《そうせつ》せざるの理《り》あることなし。況《いは》んや且《か》つ念經《ねんきやう》その中氣《ちうき》を傷《そこな》ひ、枯坐《こざ》には心腎《しんじん》また交會《かうくわい》すること能《あた》はず。走漏格外《そうろうかくぐわい》に多《おほ》し。ゆゑに近代出家《きんだいしゆつけ》の人《ひと》、反《かへ》つて瘧《ぎやく》症《しやう》、水枯《すゐこ》、吐血《とけつ》、枯目《こもく》を得《う》をこと、みなこれをいふなり。堅固實《けんごじつ》に火化《くわくわ》の法《はふ》あり。鐺水《たうすゐ》、上《かみ》に在《あ》り、灶火《さうくわ》、下《しも》に在《あ》るに譬喩《ひゆ》す。水《みづ》、火《ひ》を得《え》て、自然《しぜん》に變化《へんくわ》して炁《き》と爲《な》る。如來曰《によらいいは》く、火化以後《くわくいご》、舍利《しやり》を收取《しうしゆ》すと。實《じつ》に眞傳《しんでん》あるなり。

〔解説〕第《だい》四問《もん》。「凡《およ》そ參禪《さんぜん》の人《ひと》、心《こゝろ》を冷《ひや》かにして長坐《ちやうざ》に堪《た》え、よく欲念《よくねん》を起《おこ》さざる者《もの》がある。されどそれに走漏《そうろう》がないことは誰《たれ》か保《ほ》し得《え》よう。既《す》でに走漏《そうろう》があれば、堅固《けんご》の體《たい》と爲《な》ることは出來《でき》ない。欲念《よくねん》を起《おこ》さざる人《ひと》にして、猶走漏《なほそうろう》があるとは何故《なにゆゑ》だらうか。答《こた》へて曰《いは》く、「人《ひと》が十六歳前後《さいぜんご》に至《いた》つて、關竅《くわんけう》が開《ひら》ける。開《ひら》けた以上《いじやう》は、走泄《そうせつ》せざることはない。況《いは》んや經《きやう》を念《ねん》じてその中氣《ちうき》を傷《そこな》ひ、枯坐《こざ》してゐるので、心《しん》（神《しん》）腎《じん》（精《せい》）が融合《ゆうがふ》するの機《き》を失《うしな》つてゐる。即《すなは》ち神《しん》が精《せい》を守《まも》ることがないので、走漏《そうろう》は殊《こと》に多《おほ》い筈《はず》である。ゆゑに近代《きんだい》の出家《しゆつけ》の人《ひと》は、反《かへ》つて瘧症《ぎやくしやう》、水枯《すゐこ》、吐血《とけつ》、枯目等《こもくとう》の病《やまひ》を得《う》る者《もの》が多《おほ》い。世俗《せぞく》の人《ひと》に在《あ》りては、

參禪に走泄を言はざる弊

欲念《よくねん》が起《おこ》るが爲《た》めに精《せい》を失《うしな》ふが、出家無欲《しゆつけむよく》の人《ひと》にして精《せい》を失《うしな》ふのは、神《しん》が精《せい》を守《まも》らざるが爲《た》めである。精《せい》を堅固《けんご》に保《たも》つには、火化《くわく》の法《はふ》がある。火化《くわく》とは所謂《いはゆる》文火《ぶんくわ》と武火《ぶくわ》とを巧《たく》みに用《もち》ひて、精《せい》を化《くわ》することである。これを喩《たと》ふれば、水《みづ》を容《い》れたる釜《かま》が上《うへ》に在《あ》りて、その下《した》に竈《かまど》がある。竈《かまど》には火《ひ》が焚《た》かれてある。然《しか》らば釜《ふ》中《ちう》の水《みづ》は、竈火《さうくわ》によりて變化《へんくわ》して氣《き》と爲《な》るが如《ごと》く、水《みづ》なる精《せい》に、風火《ふうくわ》なる呼吸《こきふ》と神《しん》とを以《もつ》てこれに加《くは》ふれば、精《せい》は炁《き》に化《くわ》し、藥《くすり》と爲《な》り、丹《たん》と成《な》らないことはない。如來《によらい》曰《いは》く、「火化以後《くわくいご》、舍利《しやり》を收取《しうしゆ》す。」とは、眞傳《しんでん》ありての所説《しよせつ》である。舍利《しやり》とは金丹《きんたん》のことである。

問之五曰。今之參禪人。而不レ問二走泄之事一。自言レ修レ道。可レ得レ成レ道。否。答曰。天上未レ有二走泄一。身子之佛祖。走泄一回。與二凡夫交姤一回。其理一也。故無レ所レ成矣。

〔讀方〕問《とひ》の五に曰《いは》く、今《いま》の參禪《さんぜん》の人《ひと》、而《し》かも走泄《そうせつ》の事《こと》を問《と》はず、自《みづか》ら道《みち》を修《しう》すといふ。

道《みち》を成《じやう》ずることを得《う》べしや、否《いな》や。答《こた》へて曰《いは》く、天上《てんじやう》未《いま》だ走泄《そうせつ》あらず。身子《しんし》の佛祖《ぶつそ》、走泄《そうせつ》一回《くわい》するは、凡夫《ぼんぷ》の交姤《かうこう》一回《くわい》するとその理《り》一なり。故《ゆゑ》に成《な》るところなし。

〔解説〕第五問《だいもん》。「今《いま》の參禪《さんぜん》の人《ひと》は、たゞ修道《しうだう》のみをいつて、走泄《そうせつ》に就《つ》ては敢《あへ》て向《と》ふところがない。それでも道《みち》を成《じやう》ずることを得《え》られようか。否《いな》や。」答《こた》へて曰《いは》く「天上《てんじやう》には走泄《そうせつ》の事《こと》はない。道《みち》を修《しう》せんとして道種《だうしゆ》を培《つちか》ふ者《もの》が、一回《くわい》の走泄《そうせつ》することは、世俗《せぞく》の人《ひと》の一回房事《くわいばうじ》を行《おこな》ふと、その理相同《りあいおな》じきものである。故《ゆゑ》に成《な》ることがない。」

問之六曰。佛是何法起乎。答曰。佛以對斗明星起手。對即中華返観是也。斗即北斗丹田是也。明星即丹田之炁發見是也。不對斗明星。萬萬不能成道。釋教下手一著最秘。吾今全露。爾當默思默思。

〔讀方〕問《とひ》の六に曰《いは》く、佛《ぶつ》は是《こ》れ何《なん》の法《はふ》より起手《きしゆ》せる。答《こた》へて曰《いは》く、佛《ぶつ》は對斗明星《たいとみやうじやう》を以《もつ》て起手《きしゅ》す。對《たい》は卽《すなは》ち中華《ちうくわ》の返觀《へんくわん》是《こ》れなり。斗《と》は卽《すなは》ち北斗《ほくと》丹田《たんでん》是《こ》れなり。明星《みやうじやう》は卽《すなは》ち丹田《たんでん》の炁《き》發見《はつけん》する是《こ》れなり。對斗明星《たいとみやうじやう》ならざれば、萬々道《ばんばんみち》を成《じやう》ずること能《あた》はず。釋敎下手《しやくけうげしゅ》一著最祕《ちやくさいひ》、吾今全露《われいまぜんろ》す。爾當《なんぢまさ》に默思《もくし》し默思《もくし》すべし。

〔解說〕第六問《だいもん》「佛陀《ぶつだ》は何《なん》の法《はふ》より起手《きしゅ》したのか。」答《こた》へて曰《いは》く「佛陀《ぶつだ》は對斗明星《たいとみやうじやう》より起手《きしゅ》した。對《たい》とは内省《ないせい》の義《ぎ》である。斗《と》とは北斗《ほくと》のことで、丹田《たんでん》を指《さ》していふ。明星《みやうじやう》とは丹田《たんでん》の炁《き》が發見《はつけん》したことである。若《も》し丹田《たんでん》の炁《き》を煉《ね》ることを閑却《かんきやく》したなら、修道《しうだう》は到底成《たうていな》ることはない。ゆゑに對斗明星《たいとみやうじやう》ならずして、萬々道《まんまんみち》を成《じやう》すべき筈《はず》がない。佛道《ぶつだう》では、この起手《きしゅ》の一點《てん》を最祕《さいひ》としてゐる。吾今《われいま》その全《まつた》き奥祕《あうひ》を開示《かいじ》した。よくこれを默思《もくし》すべきである。」

問之七曰。今之釋敎傳レ法得者。以爲二出頭一。自稱爲二大和尚一。可二是眞法一。否。答曰。得者如二夢得一レ金。稱者如二戲臺上漢高祖楚覇王一。何曾有レ實也。自二達磨六祖一。以二口傳心授一。故五祖云。密附二本音。今之所レ傳。紙上傳二某僧一某僧之名。爲二傳法一。志者觀レ之。嘎嘎一笑而已。

〔讀方〕問《とひ》の十に曰《いは》く、今《いま》の釋教法《しやくけうはふ》を傳《つた》へ得《え》たる者《もの》、以《もつ》て出頭《しゆつとう》と爲《な》し、自《みづか》ら稱《しよう》して大和尙《だいをしやう》と爲《な》す。是《こ》れ眞法《しんぱふ》なるべしや、否《いな》や。答《こた》へて曰《いは》く、得《う》るは、夢《ゆめ》に金《きん》を得《え》たるが如《ごと》く、稱《しよう》するは、戲臺上《げだいじやう》の漢《かん》の高祖《かうそ》、楚《そ》の覇王《はわう》の如《ごと》し。何《なん》ぞ會《かつ》て實《じつ》あらんや。達磨《だるま》より六祖《そ》まで、口《く》傳心授《でんしんじゆ》を以《もつ》てす。故《ゆゑ》に五祖《そ》曰《いは》く、密《みつ》に本音《ほんおん》を附《ふ》す。と。今《いま》の傳《つた》ふるところは、紙上《しじやう》に某僧《ぼうそう》に傳《つた》ふ、某僧《ぼうそう》の名《な》を傳法《でんぱふ》と爲《な》す。志《こゝろざし》ある者《もの》これを觀《み》れば、嘎々《かゝ》として一笑《せう》せんのみ。

〔解說〕第《だい》七問《もん》。「今《いま》の佛道者《ぶつだうしや》が傳法《でんぱふ》を得《え》たときは、自《みづか》ら稱《しよう》して大和尙《だいをしやう》といつてゐる。それらの人《ひと》の得《え》たものは果《はた》して眞法《しんぱふ》だらうか。」答《こた》へて曰《いは》く「得《え》たといふのは、夢《ゆめ》に金《きん》を得《え》た如《ごと》く、稱《しよう》するは劇《げき》に出《で》た漢《かん》の高祖《かうそ》だの、楚《そ》の覇王《はわう》の如《ごと》きもので、少《すこ》しもこの實《じつ》はない。達磨《だるま》六祖《そ》よりの傳法《でんぱふ》は、すべて口《く》傳心授《でんしんじゆ》である。かの紙《かみ》に書《か》いたやうなものではない。かくの

兩月藥產三月成丹別門是ありや

如《ごと》きは實《じつ》に笑《わら》ふべきである。それといふのも、口《く》傳心授《でんしんじゆ》すべき火化《くわく》の眞傳《しんでん》を失《うしな》つたからである。」

第二節　王會然七問

問之一曰。弟子蒙三老師傳二授下手工夫一。修煉兩月。得二藥產之景一。又蒙レ傳二授周天之口訣一。行運三月。外腎不レ擧。外腎常自温暖。自知二丹成一。不レ知別門亦有二可レ成之理一否。答曰。不レ得。神炁交合產二出眞種一。萬物所レ成、或有二行之專者一。無レ非郤病。所レ謂萬般差別法。總與二金丹一事不レ同。

〔讀方〕問《とひ》の一に曰《いは》く、弟子《ていし》、老師《らうし》が下手《げしゆ》の工夫《くふう》を傳授《でんじゆ》するを蒙《かゝむ》り、修煉兩月《しうれんりやうげつ》にして、藥《やく》產《さん》の景《けい》を得《え》たり。また周天《しうてん》の口訣《くけつ》を傳授《でんじゆ》するを蒙《かうむ》り、行運三月《ぎやううんさんげつ》にして、外腎《ぐわいじん》擧らず、外腎《ぐわいじん》

周天の度數を知らざれば走泄あり

常《つね》におのづから溫暖《をんだん》なり。自《みづか》ら丹《たん》の成《な》るを知《し》る。知《し》らず別門《べつもん》また成《な》るべきの理《り》ありや、否《いな》や。答《こた》へて曰《いは》く、得《え》ず。神炁交合《しんきかうがふ》して、眞種《しんしゆ》を產出《さんしゆつ》す。萬物《ばんぶつ》の成《な》るところ、或《あるひ》は行《ぎやう》の專《せん》なる者《もの》あり。非《ひ》なくして却《かへ》つて病《や》む。所謂萬般差《いはゆるばんぱんさ》別《べつ》の法《はふ》、總《そう》に金丹《きんたん》と事同《ことおな》じからず。

〔解說〕第《だい》一門《もん》。「私《わたくし》が老師《らうし》より下手《げしゆ》の工夫《くふう》を傳授《でんじゆ》せられてより修煉《しうれん》すること兩月《りやうげつ》で、藥產《やくさん》の景《けい》を得《え》た。また周天《しうてん》の口訣《くけつ》を授《さづ》けられて、行運《かううん》三月《げつ》で、外腎擧《ぐわいじんあが》らず、まだそれが常《つね》に溫《をん》暖《だん》である。で、丹《たん》の成《な》つたことを知《し》つた。他《た》の道《みち》でかうした奇特《きとく》の効果《かうくわ》があるだらうか。」答《こた》へて曰《いは》く「それはない。神炁《しんき》が融合《ゆうがふ》して、身心共《しんしんとも》に始《はじ》めて理想《りさう》の狀態《じやうたい》のもとに置《お》かれるのである。これを除《のぞ》いて、また外《ほか》にその方法《はうはふ》のあるべき筈《はず》はない。所謂《いはゆる》「萬般差別《ばんぱんさべつ》の方法《はうはふ》はあるが、總《す》べて金丹《きんたん》と同《おな》じきものはない。」と。」

問之二曰。有ニ一先生一。自言得ニ藥產之景一。能以升降。又長坐數十年。凡有ニ走漏一不レ結レ丹。何也。答曰。雖レ得ニ藥產一。不レ知ニ火候一。雖ニ是升降。不レ知二闔闢度數一強運。故不レ結也。

〔讀方〕問《とふ》の二に曰《いは》く、一先生《せんせい》あり、自《みづか》ら言《い》ふ、藥産《やくさん》の景《けい》を得《え》、能《よ》く以《もつ》て升降《しようかう》す。また長《ちやう》坐《ざ》すること數《すう》十年《ねん》と。すべて走漏《そうろう》あつて丹《たん》を結《むす》ばず。何《なん》ぞや。答《こた》へて曰《いは》く、藥産《やくさん》を得《う》ると雖《いへど》も、火候《くわこう》を知《し》らず。是《こ》れ升降《しようかう》すと雖《いへど》も、闔闢《かふへき》の度數《どすう》を知《し》らず強《し》いて運《めぐ》らす。故《ゆゑ》に結《むす》ばざるなり。

〔解說〕第《だい》二問《もん》。「一先生《せんせい》の言《げん》に曰《いは》く「藥産《やくさん》の發相《はつさう》があつて、また周天《しうてん》を行《ぎやう》ずることも自在《じざい》である。かくすること數《すう》十年《ねん》を經《へ》たが、今《いま》もつて走漏《そうろう》があつて、丹《たん》が成《な》るに至《いた》らない。」と。かくの如《ごと》きは何《なん》の理《り》によるのだらう。」と。答《こた》へて曰《いは》く、「藥産《やくさん》を得《え》たといつても、「火候《くわこう》を知《し》らないからだ。故《ゆゑ》に周天《しうてん》に際《さい》しても、闔闢《かふへき》の度《ど》を顧《かへり》みず、強《し》いて運《めぐ》らすので、丹《たん》を結《むす》ぶことが出來《でき》ないのだ。」

藥先行せざれば丹を結ばず

問之三曰。有二一位言一。教三人凝レ神入二炁穴一。陽生之時。後升前降。

不レ結何也。答曰。不レ知ニ起手之法一。無ニ藥先行一ニ升降。水火煮ニ空鐺一。

故此不レ結也。

〔讀方〕問《とひ》の三に曰《いは》く、一位《ゐ》の言《げん》あり。人《ひと》に神《しん》を凝《こ》らして炁穴《きけつ》に入《い》ることを敎《をし》ふ。陽生《やうせい》の時《とき》、後《しりへ》に升《のぼ》り前《まへ》に降《くだ》るも、結《けつ》せざるは何《なん》ぞや。答《こた》へて曰《いは》く、起手《きしゆ》の法《はふ》を知《し》らず、藥先《くすりま》づめぐることなくして升降《しようかう》す。水火《すゐくわ》、空鐺《くうたう》を煮《に》るもの。故《ゆゑ》に此《こ》れは結《けつ》せざるなり。

〔解說〕第《だい》三問《もん》。「或《あ》る人《ひと》が次《つぎ》の說《せつ》を立《た》てゝ人《ひと》に敎《をし》へてゐる。曰《いは》く「神《しん》を凝《こ》らして炁穴《きけつ》に入《い》らしめる。」かくて陽生《やうせい》の時《とき》が至《いた》れば、升降《しようかう》を始《はじ》めよ。」と。この如《ごと》く行《おこな》つて、丹《たん》を結《むす》ばないのは何故《なにゆゑ》か。と。答《こた》へて曰《い》く「起手《きしゆ》の法《はふ》を知《し》らないからである。陽《やう》が生《しやう》じても、それが未《いま》だ動《うご》かないのに、升降《しようかう》をはじめる。かくては藥《くすり》なきに徒《いたづ》らに火《ひ》のみめぐるのである。丹《たん》の結《むす》ばざるは當然《たうぜん》である。これ所謂《いはゆる》「木火《すゐくわ》、空鐺《くうたう》を煮《に》る。」ものである。」

問之四曰。有ニ一位言一。陽生之時。以レ舌抵ニ住齒一。往レ上提レ之。呑レ津

降下。不レ結何也。答曰。此陽乃微陽。非二藥産之陽一。升降無レ用。況又不レ知二道路一。亂提二起邪火一。必得二吐血之症一。吞乃有形之物。落二於腸一。出二二便一。有二何益一也。

〔讀方〕問《とひ》の四に曰《いは》く、一位《ゐ》の言《げん》ある。陽生《やうせい》の時《とき》、舌《した》を以《もつ》て齒《は》を抵住《ていちう》し、上《かみ》に往《ゆ》いてこれを提《てい》し、津《しん》を吞《の》んで降下《かうか》す。結《けつ》せざるは何《なん》ぞや。答《こた》へて曰《いは》く、この陽《やう》は乃《すなは》ち微陽《びやう》、藥産《やくさん》の陽《やう》にあらず。升降用《しようかうよう》なし。況《いは》んやまた道路《だうろ》を知《し》らず。亂提《らんてい》して邪火《じやくわ》を起《おこ》す。必《かなら》ず吐血《とけつ》の症《しやう》を得《う》。吞《の》むは乃《すなは》ち有形《いうけい》の物《もの》のみ。腸《ちやう》に落《お》ちて二便《べん》に出《い》づ。何《なん》の益《えき》あらんや。

〔解説〕第四問《だいしもん》。「或《あ》る人《ひと》の説《せつ》には、陽《やう》が生《しやう》じたとき、舌《した》を以《もつ》て齒《は》をさゝへ、口中《こうちう》に於《おい》てこね返《かへ》して、唾液《だえき》の生《しやう》ずるのを待《ま》つて、これを吞《の》む。と。かくて丹《たん》を結《むす》ばないのは何故《なにゆゑ》か。」

答《こた》ふ「その陽《やう》が生《しやう》じたといふのは、恐《おそ》らく微陽《びやう》であらう。藥産《やくさん》の陽《やう》ではない。隨《したが》つてそれを升降《しようかう》させたとて、何《なん》の用《よう》もあるものではない。況《いは》んやそれは升降《しようかう》の道路《だうろ》を知《し》らないで、妄《みだ》りに邪火《じやくわ》を起《おこ》すに過《す》ぎない。必《かなら》ず吐《と》血《けつ》の症《しやう》を得《う》るであらう。呑《の》むといつても、唾《だ》液《えき》は有《いう》形《けい》の物《もの》である。腸《ちやう》に落《お》ち、二便《べん》によりて排泄《はいせつ》されてしまふものである。何《なん》の益《えき》もないことは言《げん》をまたない。」

問之五曰。有㆓一假道人㆒。教㆓人陽生時。用㆑息採㆑之。一息採。一息封。言㆓之二候㆒。左邊上。右邊下。一息一轉。謂㆓之一周天㆒。不㆑結何也。答曰。此一非㆓傍門㆒。乃未㆑得㆑訣者。自誣㆓造作此言㆒。誑㆓哄愚夫㆒耳。眞人云。凡流不㆑知㆑道。運行由㆓五臟㆒而循環。非㆓周天㆒也。故此不㆑結矣。

〔讀方〕問《とひ》の五に曰《いは》く、一の假道人《かだうじん》あり。人《ひと》に陽生《やうせい》の時《とき》、息《そく》を用《もち》ひてこれを採《と》るを教《をし》ふ。一息《そく》は採《と》り、一息《そく》は封《ほう》ず。これを二候《こう》といふ。左邊《さへん》に上《のぼ》り、右邊《うへん》に下《くだ》る。一息《そく》に一轉《てん》す。

これを一周天《しうてん》といふ。結《むす》ばざるは何《なん》ぞや。答《こた》へて曰《いは》く、この一は傍門《ばうもん》にあらず、乃《すなは》ち未《いま》だ訣《けつ》を得《え》ざるもの、自《みづか》ら誣《しひ》てこの言《げん》を造作《ざうさ》し、愚夫《ぐふ》を誑哄《きやうこう》するのみ。眞人云《しんじんいは》く、凡流《ぼんりう》、道《みち》を知《し》らず。運行《うんかう》は五臓《ざう》によりて循環《じゆんくわん》す。周天《しうてん》にあらざるなり。故《ゆゑ》にこれは結《けつ》せず。

〔解説〕第《だい》五問《もん》「一の似《に》て非《ひ》なる道人《だうじん》がある。人《ひと》に陽生《やうせい》の時《とき》、息《そく》を用《もち》ひてこれを採《と》ることを敎《をし》へてゐる。その法《はふ》たる、一息《そく》は採藥《さいやく》し、一息《そく》は封固《ほうこ》する、これを二候《こう》と稱《しよう》してゐる。また左邊《さへん》から升《のぼ》り、右邊《うへん》から降《くだ》る。かくの如《ごと》く一息《そく》に一轉《てん》させる。これを一周天《しうてん》といふ。これで丹《たん》を結《むす》ばないのは何故《なにゆゑ》か。」答《こた》ふ「これは傍門《ばうもん》ではないが、未《いま》だその訣《けつ》を得《え》ない者《もの》である。自分《じぶん》が眞《しん》の傳《でん》を得《え》ないところから、妄斷《まうだん》によりてかゝる說《せつ》を揑造《ねつざう》して、自己《じこ》を誣《し》ひまた他《た》を誑《ちざ》むくものである。眞人《しんじん》の言《げん》に「一般人《ぱんじん》は道《みち》を知《し》らないで、運行《うんかう》させるといつても、五臓《ざう》によつて循環《じゆんくわん》させるのに過《す》ぎない。」と。かくの如《ごと》きは周天《しうてん》ではない。丹《たん》を結《むす》ばざるは當然《たうぜん》である。」

呼吸に陽生を知らざれば陰神を生ず

升降遅重は病を生ず

問之六曰。專凝レ神在ニ炁穴一。能出ニ陰神一。不レ結レ丹。何也。答曰。不レ知ニ陽生一。用ニ呼吸之法一。故不レ結也。

〔讀方〕問《とひ》の六に曰《いは》く、專《もつぱ》ら神《しん》を凝《こ》らして炁穴《きけつ》に在《ち》らしむ。能《よ》く陰神《いんしん》を出《いだ》して、丹《たん》を結《むす》ばず。何《なん》ぞや。答《こた》へて曰《いは》く、陽生《やうせい》を知《し》らず、呼吸《こきよ》の法《はふ》を用《もち》ふ。故《ゆゑ》に結《むす》ばざるなり。

〔解説〕第《だい》六問《もん》。「神《しん》を凝《こ》らして炁穴《きけつ》に在《あ》らしむ。陰神《いんしん》を出《いだ》すのみで、丹《たん》を結《むす》ばないのは何《なに》故《ゆゑ》か。」答《こた》ふ「陽生《やうせい》を知《し》らないで、徒《いたづ》らに呼吸《こきよ》の法《はふ》を用《もち》ふるために、結《むす》ばないのである。」

問之七曰。不ニ打七一。亦吐血得ニ疾病一何也。答曰。誤信ニ妄師之過一耳。冲虚祖師云。外道邪法。行レ氣必至レ有レ病。何以爲レ病。升提太遲重。則提爲ニ邪火一。其病頭暈。病目。赤腫。翳障病。咳嗽。痰火。吐血病。癰腫等症。若降下而遲重。則逼沉。精氣貫ニ入腎子一爲ニ疼痛偏墜病。腹脹。水蠱。脹病等症。上下兩病。皆致人速死。

〔讀方〕問《とひ》の七に曰《いは》く、打《だ》七せざるも、また吐《と》血《けつ》して疾病《しっぺい》を得《う》るは何《なん》ぞや。答《こた》へて曰《いは》く、誤《あやま》つて妄師《まうし》を信《しん》ずるの過《あやまち》のみ。冲虚祖師《ちうきよそし》曰《いは》く、外道《げだう》の邪法《じやはふ》、氣《き》をめぐらして必《かなら》ず病《やまひ》あるに至《いた》る。何《なに》を以《もっ》て病《やまひ》と爲《な》す。升提《しようてい》はなはだ遲重《ちちう》なるときは、則《すなは》ち提《てい》して邪火《じやくわ》を爲《な》す。その病《やまひ》、頭暈《とううん》、病目《びやうもく》、赤腫《せきしゆ》、翳障《えいしやう》の病《やまひ》、咳嗽《がいさう》、痰火《たんくわ》、吐血《とけつ》の病《やまひ》、癰腫等《ようしゆとう》の症《しやう》なり。若《も》し降下《かうか》して遲《ち》重《ちう》なるときは、則《すなは》ち逼沉《ひっちん》、精氣《せいき》腎子《じんし》に貫入《くわんにふ》して疼痛偏墜《とうつうへんつゐ》を爲《な》す病《やまひ》、腹脹《ふくちやう》、水蠱《すゐこ》、脹病等《ちやうびやうとう》の症《しやう》、上下《じやうか》の兩病《りやうびやう》、みな人《ひと》の速死《そくし》を致《いた》す。

〔解説〕第《だい》七問《もん》、「打《だ》七ならざるも、また吐《と》血《けつ》して疾病《しっぺい》となることがある。何《なん》ぞや。」答《こた》ふ「それは誤《あやま》つて妄説《まうせつ》を信《しん》ずるからである。冲虚祖師《ちうきよそし》云《いは》く「外道《げだう》の邪法《じやはふ》では、氣《き》をめぐらすのにその法《はふ》の宜《よろ》しきを得《え》ないから、必《かなら》ず病《やまひ》を起《おこ》すことになる。」と。即《すなは》ち升提《しようてい》または降下《かうか》が遲重《ちちう》に過《す》ぎたときは、必《かなら》ず病《やまひ》を生《しやう》ずるものである。その險症《けんしやう》であつては、人《ひと》をして速死《そくし》せしむ

用九用六も不是

子行午行も不是

ることがある。注意《ちうい》すべきである。」

第三節　了然五問

問之一曰。弟子傍門外道。不必問矣。願聞正道之火候。有鐘離云。乾用九。坤用六。可是此理也。答曰。而名是法不是。

〔讀方〕問《とひ》の一に曰《いは》く、弟子傍門外道《ていしぼうもんげだう》、必《かなら》ずしも問《と》はず。願《ねが》はくは正道《せいだう》の火候《くわこう》を聞《き》かん。鐘離《しようり》いふあり。乾《けん》は用《よう》九、坤《こん》は用《よう》六、この理《り》を是《ぜ》とすべきや。答《こた》へて曰《いは》く、而《し》かもこの法《はふ》を是《ぜ》ならずと名《な》づく。

〔解說〕第《だい》一問《もん》。「正道《せいだう》の火候《くわこう》に就《つ》いて知《し》りたい。鐘離《しようり》の言《げん》によれば、「乾《けん》は用《よう》九、坤《こん》は用《よう》六。」と。これは是《ぜ》であるか非《ひ》であるか。」答《こた》ふ「これは是《ぜ》ではない。」

問之二曰。冲虛謂。子行三十六。午行二十四。言是此理也。答曰。而名是訣不是。

〔讀方〕問《とひ》の二に曰《いは》く、沖虚《ちうきよ》謂《いは》く、子《し》行《かう》三十六、午《ご》行《かう》二十四。この理《り》を是《ぜ》とすといはんや。

答《こた》へて曰《いは》く、而《し》かもこの訣是《けつぜ》ならずと名《な》づく。

〔解説〕第《だい》二問《もん》。「沖虚《ちうきよ》謂《い》ふ。「子行《しかう》三十六、午行《ごかう》二十四。」と。これは是《ぜ》か非《ひ》か。」答《こた》ふ「これは是《ぜ》ではない。」

問之三曰。眞人謂。陽爻一百八十。陰爻一百二十。可是此理也。答曰。而名是事不是。

〔讀方〕問《とひ》の三に曰《いは》く、眞人《しんじん》謂《い》ふ、陽爻《やうかう》一百八十、陰爻《いんかう》一百二十、この理《り》を是《ぜ》とすべきや。

答《こた》へて曰《いは》く、是《こ》の事是《ことぜ》ならずと名《なづ》く。

〔解説〕第《さい》三問《もん》。「眞人《しんじん》の言《げん》によれば、「陽爻《やうかう》一百八十、陰爻《いんかう》一百二十。」と。これは是《ぜ》か非《ひ》か。」

答《こた》ふ「是《ぜ》ではない。」

陰陽の策數も不是

是不是は眞傳の有無による

問之四曰。許旌陽謂。陽用二百一十六。陰用一百四十四。可是此理也。答曰。而名是火不是。

〔讀方〕問《とひ》の四に曰《いは》く、許旌陽《きよせいやう》謂《いは》く、陽《やう》は二百一十六を用《もち》ひ、陰《いん》は一百四十四を用《もち》ふ。と。この理《り》を是《ぜ》とすべきや。答《こた》へて曰《いは》く、是《こ》の火《ひ》是《ぜ》ならずと名《な》づく。

〔解説〕第《だい》四問《もん》。「許旌陽《きよせいやう》の説《せつ》には「陽《やう》は二百一十六を用《もち》ひ、陰《いん》は一百四十四を用《もち》ふ。」と。これは是《ぜ》か非《ひ》か。」答《こた》ふ「是《ぜ》でない」

問之五曰。其四非也。答曰。道最重在口傳。不得眞傳。四皆非矣。如果得眞師。其四俱眞。不但四眞。千藥能聖。外合此火之元妙。而三教成道者。亦此火之元妙。

〔讀方〕問《とひ》の五に曰《いは》く、その四、非《ひ》なるや。答《こた》へて曰《いは》く、道《みち》の最《もつと》も重《おも》きは口傳《くでん》に在《あ》り。眞《しん》傳《でん》を得《え》ずんば、四みな非《ひ》なり。もし果《はた》して眞師《しんし》を得《え》ば、その四倶《とも》に眞《しん》なり。たゞ四のみ眞《しん》ならず、千藥《やく》能《よ》く聖《せい》、外《ほか》この火《ひ》の元妙《げんめう》に合《がつ》す。而《しか》して三敎道《けうみち》を成《じやう》ずるもの、またこの火《ひ》の元妙《げんめう》なり。

〔解説〕第《だい》五問《もん》。「前《まへ》の四問《もん》ともみな非《ひ》であるか。」答《こた》ふ、「道《みち》に於《おい》て重《おも》んずるものは口傳《くでん》である。苟《いやし》くも眞《しん》の口傳《くでん》がなければ、四が四ながら是《ぜ》であつても、非《ひ》となる。これに反《はん》して、もし眞《しん》の師《し》があつて、眞《しん》の傳《でん》を受《う》ければ、たゞ四が四ながら眞《しん》であるばかりでなく、すべての事《こと》がこの火《ひ》の元妙《げんめう》に合《がつ》する。三敎《けう》に於《おい》て道《みち》を成《じやう》ずる者《もの》があるのも、またこの火《ひ》の元妙《げんめう》である。」

性命の眞傳を得ざる危險

第十三章 危險說

華陽曰。學道者。外道紛紛。及其成功。未有一人。何也。不得性命之眞傳。分門立戶。俱是妄爲。且今之悟性者。不識先天之性。落於後天之識性。今之修命者。不識先天之命。落於後天之渣滓。是故無所成也。

〔讀方〕華陽曰《くわやういは》く、學道者《がくだうしや》、外道紛々《げだうふんく》として、その功《こう》を成《な》すに及《およ》んでは、未《いま》だ一人《にん》もあらず、何《なん》ぞや。性命《せいめい》の眞傳《しんでん》を得《え》ず、門《もん》を分《わか》ち戶《こ》を立《た》つ、俱《とも》に是《こ》れ妄爲《まうゐ》なればなり、且《か》つ今《いま》の性《せい》を悟《さと》る者《もの》、先天《せんてん》の性《せい》を識《し》らず、後天《こうてん》の識性《しきせい》に落《お》つ。今《いま》の命《めい》を修《しう》する者《もの》、先天《せんてん》の命《めい》を知《し》らず、後天《こうてん》の渣滓《さし》に落《お》つ。この故《ゆゑ》に成《な》るところなきなり。

〔解説〕この危險說《きけんせつ》は、下手《げしゆ》、調藥及《てうやくおよ》び小周天《せうしうてん》を行《ぎやう》ずる際《さい》に起《おこ》るところの諸多《しよた》の危險《きけん》を說《と》き、注意《ちうい》を促《うなが》したものである。抑々世《そもそもよ》に道《みち》を學《まな》ぶ者《もの》は多《おほ》いが、孰《いづ》れも外道《げだう》の說《せつ》のみで、修行《しゆぎやう》の正道《せいだう》に至《いた》つては殆《ほと》んどこれを見《み》ることがない。隨《したが》つて或《あ》る種《しゆ》の的確《てきかく》なる體驗《たいけん》を得《え》たものがない。それは實《じつ》に性命《せいめい》の眞傳《しんでん》を得《え》ないで、徒《いたづ》らに門《もん》を分《わか》ち戸《こ》を立《た》つるのみなるに歸《き》する。且《か》つ今《いま》の性《せい》を悟《さと》ると稱《しよう》する者《もの》は、先天《せんてん》の性《せい》を知《し》らないで、後天《こうてん》の識性《しきせい》に落《お》ち、今《いま》の命《めい》を修《しう》すると稱《しよう》する者《もの》は、先天《せんてん》の命《めい》を知《し》らないで、後天《こうてん》の渣滓《さし》に落《お》つ、故《ゆゑ》にどれも成《な》ることがないのである。以下《いか》その道《みち》の成《な》らざる所以《ゆゑん》を、條目《でうもく》を立《た》てゝ說述《せつじゆつ》してある。

蓋不ㇾ知二其中性命之修持

〔讀方〕その中性命《うちせいめい》の修持《しうぢ》、……

〔解説〕性命《せいめい》を道家《だうけ》の流義《りうぎ》で說明《せつめい》すれば、「離中《りちう》の靈《れい》を性《せい》といひ、坎中《かんちう》の炁《き》を命《めい》と曰《い》ふ。」で、その中《なか》に包藏《はうざう》されてゐる多《おほ》くの意義《いぎ》がよくわかるのである。が、我等《われら》には甚《はなは》だ諒解《りやうかい》に苦《くる》むところである。故《ゆゑ》に稍長《やゝなが》くなるが、一寸《ちよつと》それを解説《かいせつ》して置《お》かう。離《り》とは周易《しうえき》の卦《くわ》の名《な》で、火《ひ》と爲《な》し、明《めい》と爲《な》し、智《ち》と爲《な》し、心《しん》と爲《な》し、その他《た》多《おほ》くの義《ぎ》があるが、それは今《いま》取《と》るところのものではない。故《ゆゑ》に「離中《りちう》の靈《れい》を性《せい》」といへば、火《ひ》、明《めい》、知《ち》、心等《しんとう》の靈《れい》と解《かい》すればよい。靈《れい》とは微妙《びめう》なる心《こゝろ》の活動《くわつどう》のことである。坎《かん》とは易《えき》に於《おい》て水《みづ》と爲《な》し、湛《たん》と爲《な》し、誠《まこと》と爲《な》し、精《せい》と爲《な》す。故《ゆゑ》に「坎中《かんちう》の炁《き》」といへば、水《みづ》、湛《たん》、誠《まこと》、精等《せいとう》の炁《き》と解《かい》すればよい。然《しか》して修道《しうだう》を知《し》らざれば、靈《れい》の進出《しんしゆつ》、時《とき》なく、縦《ほし》いまゝに妄動《まうどう》し、炁《き》は生《しやう》ずるも、心《こゝろ》のこれを制《せい》することがないので、外《そと》に向《むか》つて耗散《かうさん》するのみである。靈《れい》と炁《き》が別《べつ》に行《おこな》はれるがゆゑに、性命《せいめい》が一つに合《がつ》することがない。故《ゆゑ》に祖師《そし》が道《みち》を敎《をし》へたのは極《きは》めて單純《たんじゆん》なもので、この離《り》の性《せい》を以《もつ》て、坎《かん》の命《めい》を制《せい》するばかりである。實際問題《じつさいもんだい》としては、微細《びさい》の靈念《れいねん》を收斂《しうれん》して、動炁《どうき》の中《なか》に入《い》れ、巽風《そんぷう》即《すなは》ち呼吸《こきふ》を以《もつ》て、靈《れい》の火《ひ》を吹《ふ》き、この後天《こうてん》の性命《せいめい》を煆煉《たんれん》して、合《がつ》して一とならしむるのである。かくすれば、先天《せんてん》の性命《せいめい》も自然《しぜん》に發現《はつげん》するに至《いた》るものである。故《ゆゑ》に修持《しうぢ》といふのである。

危險之防慮

〔讀方〕危險《きけん》の防慮《ばうりよ》を知《し》らず。

〔解說〕防慮《ばうりよ》とは、豫《あらかじ》め諸多《しよた》の危險《きけん》に對《たい》して理解《りかい》してゐて、これに備《そな》ふることである。危險《きけん》の大要《たいえう》は、イ、陽生《やうせい》にも自《みづか》ら覺《さと》ることがない。ロ、歸爐《きろ》の後《のち》、精《せい》が化《くわ》せざれば、陰氣《いんき》が來復《らいふく》する、その時《とき》煅煉《たんれん》の法《はふ》を知《し》らない。ハ、神光《しんくわう》が照《せう》を失《うしな》ふ。ニ、呼吸《こきふ》が噓《きよ》を失《しつ》する。ホ、藥產《やくさん》にも知《し》るところがない。ヘ、升降《しようかう》に昏沈散亂《こんちんさんらん》する等《とう》。ト、丹《たん》が成《な》つても景《けい》を知《し》らない。チ、溫養《をんやう》宜《よろ》しきを失《うしな》ふ。リ、大藥《たいやく》が發現《はつげん》してもこれを採《と》らない。等《とう》である。古人《こじん》が「百日《にち》危險《きけん》を防《ふせ》ぐ。」といつてゐるが、修煉《しうれん》の始《はじ》めより終《をは》りに至《いた》るまで、危險《きけん》に就《つい》ては愼重《しんちよう》なる防《ばう》慮《りよ》を拂《はら》はなければならない。

以錯修錯煉之妄爲也。

〔讀方〕以《もつ》て錯修錯煉《さくしうさくれん》するの妄爲《まうゐ》なり。

〔解說〕金丹《きんたん》の訣《けつ》を知《し》らずして修養《しうやう》を說《と》き、これを行《ぎやう》ずるは、すべて妄爲《まうゐ》たるを免《まぬか》れない。古人《こじん》が「さもあらばあれ萬般差別《ばんぱんさべつ》の法《はふ》、總《す》べて金丹《きんたん》と事同《ことおな》じからず。」と。金丹《きんたん》の法《はふ》に基《もとづ》かざる各種《かくしゆ》の修法《しうはふ》は、すべて旁門外道《ばうもんげだう》である。

或者聞㆓其性命之門戸㆒。

〔讀方〕或《あるひ》は、その性命《せいめい》の門戸《もんこ》を聞《き》けども、

〔解說〕前《さき》のは性命《せいめい》に就《つ》いて理解《りかい》しなかつたのであるが、これは性命《せいめい》に就《つ》いて、その門戸《もんこ》だけは聞《き》いてゐるが、その眞髓《しんずゐ》に就《つ》いては何《なん》の知《し》るところもない。これもまた危險《きけん》である。

正理不ㇾ明。根源不ㇾ透。

〔讀方〕正理《せいり》明《あきら》かならず、根源《こんげん》透《とほ》らず。

〔解説〕正理《せいり》、根源《こんげん》、即《すなは》ち性命《せいめい》の眞説《しんせつ》である。邪師《じやし》に惑《まど》はされて、外《ほか》に向《むか》つて道《みち》を求《もと》むるが如《ごと》きは、己《おのれ》が根源《こんげん》にあらず。根源《こんげん》は、己《おのれ》より立《た》つるの外《ほか》はない。

入於旁門。

〔讀方〕旁門《ばうもん》に入《い》り、

〔解説〕世《よ》に無數《むすう》の門戸《もんこ》がある。それらはすべて自己《じこ》の性命《せいめい》を知《し》らざる者《もの》である。若《も》し自《じ》己《こ》の性命《せいめい》に就《つ》いて、正當《せいたう》の理解《りかい》を得《え》ざる限《かぎ》りは、また他《た》の旁門《ばうもん》に走《はし》るべき筈《はず》はない。正理《せいり》根源《こんげん》はたゞ一つである。一つの外《ほか》はすべて旁門《ばうもん》である。

執於一邊。

〔讀方〕一邊《ぺん》に執《しふ》す。

〔解説〕中正《ちうせい》の大道《だいだう》に本《もと》づかず、邊邪《へんじや》の小徑《せうけい》に執著《しふちやく》する。凡《およ》そ今《いま》の修道《しうだう》の者《もの》、神《しん》を以《もつ》て炁《き》を収《をさ》め、以《もつ》て己《おの》れの命《めい》を修《しう》することを知《し》らず、ために淫根斷《いんこんだん》ぜず、常時走漏《じやうじそうろう》すること、未《か》修《しう》の凡夫《ぼんぷ》と何等《なんら》擇《えら》ぶところがない。また津液《しんえき》（唾液《だえき》）を呑《の》むことを學習《がくしふ》する者《もの》がある。かくして徒《いたづ》らに後天《こうてん》の物質《ぶつしつ》（有形《いうけい》の物質《ぶつしつ》即《すなは》ち津液《しんえき》）を弄《ろう》し、元關《げんくわん》の消息等《せうそくとう》に至《いた》つては、少《すこ》しも知《し》るところがない。これは修持《しうち》の名《な》を知《し》つて、未《いま》だその實《じつ》を知《し》らざる者《もの》の往々《わう〳〵》陷《おち》いる通《つう》弊《へい》である。

雖レ曰レ歸レ道。奈ニ性命不レ合。神炁不レ交。

〔讀方〕道《みち》に歸《き》すと雖《いへど》も、性命合《せいめいがつ》せず、神炁交《しんきまじ》はらざるをいかんせん。

〔解説〕性命《せいめい》も、神炁《しんき》も、一つものである。修道《しうだう》の要《えう》は、これを融會《ゆうくわい》して一にするのに在《あ》る。若《も》しその二者《しや》が交《まじ》はらざれば、道《みち》を修《しう》すと雖《いへど》も、何《なん》の益《えき》もなく、眞種子《しんしゆし》は遂《つひ》に發生《はつせい》しない。眞種子《しんしゆし》が發生《はつせい》しなければ、丹《たん》が成《な》り、道《みち》を成《じやう》ずるの時《とき》はない。

眞元闇耗なれば炁耗散す

縱自修爲

〔讀方〕たとひ自《みづか》ら修爲《しうゐ》するも、

〔解説〕性命神炁《せいめいしんき》の融會《ゆうくわい》を知《し》らずして、ほしいまゝに自《みづか》ら修《しう》するは、徒《いたづ》らに身心《しんく》を苦《くる》しむるのみである。神炁《しんき》が融會《ゆうくわい》すればこそ、修道《しうだう》が安樂《あんらく》の法門《はふもん》になるのである。これに反《はん》してその融會《ゆうくわい》がなければ、一の苦行《くぎやう》たるに過《す》ぎず、何《なん》の益《えき》もあることがない。

眞元闇耗。

〔讀方〕眞元闇耗《しんげんあんかう》にして、

〔解説〕眞元《しんげん》とは陽炁《やうき》である。修《しう》してゐるうちには、或《あるひ》は陽炁《やうき》が發生《はつせい》することがあらう。若《も》しその時《とき》、これを採取《さいしゆ》することを知《し》らなければ、炁《き》は外《そと》に耗散《かうさん》してしまふを免《まぬか》れない。

終歸ニ於無ヲ所レ成矣。

精微に達せざれば採工を味却す

〔讀方〕終《つひ》に成《な》るところなきに歸《き》す。

〔解說〕叙上《じよじやう》の如《ごと》きは、道《みち》に志《こゝろざ》しても、正道《せいだう》を知《し》らないので、すべてが徒勞《とらう》に歸《き》して、何《なに》も成《な》るところがない。

或有㆓夙緣㆒相逢。言語相投。知㆓乎調法㆒。

〔讀方〕或《あるひ》は夙緣《しゆくえん》あつて相逢《あひあ》ひ、言語《げんご》相投《あひとう》じ、調法《てうはふ》を知《し》るも、

〔解說〕調法《てうはふ》を知《し》るとは、活子時《くわつしじ》が到《いた》つたときに、風火《ふうくわ》を用《もち》ふるの候《こう》を知《し》ることである。これは道《みち》に志《こゝろざ》し、正道《せいだう》に就《つい》ては多少聞《たせうき》くところある者《もの》に就《つ》いて注意《ちうい》を與《あた》へてゐるのである。かく大體《だいたい》の調法《てうはふ》に就《つ》いては知《し》つてゐても、火《ひ》には文武《ぶんぶ》の別《べつ》がある。文武《ぶんぶ》を巧《たく》みに用《もち》ふるには時《とき》がある。それらに就《つ》いて知《し》るところがなければ、その功《こう》は畢竟空《ひつきやうむな》しいことになる。

未ㇾ能ㇾ達㆓乎精微㆒。

〔讀方〕未《いま》だ精微《せいび》に逹《たつ》すること能《あた》はず。

〔解說〕精微《せいび》、もとより言《い》ひ難《がた》い。たゞ自《みづか》ら元關《げんくわん》の精炁《せいき》神《しん》の三者《しや》を行持《ぎやうぢ》し、これをもつて相離《あひはな》れず、相執《あひしふ》せざる微妙《びめう》の關係《くわんけい》は、體驗《たいけん》によつて知《し》るべきである。が、心《こゝろ》を用《もち》ふること愼重《しんちよう》ならざれば、その精微《せいび》は遂《つひ》に窺《うかゞ》ふことが出來《でき》ない。

煉已之生浮。

〔讀方〕已《おの》れを煉《ね》ることの生浮《せいふ》、

〔解說〕心《こゝろ》の純熟《じゆんにゆく》せざることである。

行功之沉睡。

〔讀方〕功《こう》を行《ぎやう》ずることの沉睡《ちんすゐ》なるは、

〔解說〕自《みづか》ら靈覺《れいかく》せざることである。

及レ至ニ陽生時一。

〔讀方〕陽生《やうせい》の時《とき》に至《いた》るに及《およ》んで、

〔解說〕活子時《くわつしじ》の來《きた》つたことである。これには無論內《むろんうち》の發相《はつさう》たる內景《ないけい》と、外《そと》の發相《はつさう》たる外景《ぐわいけい》とがある。

迷而不ニ自靈覺一。

〔讀方〕迷《まよ》ふて自《みづか》ら靈覺《れいかく》せず。

〔解說〕陽生《やうせい》の時《とき》が至《いた》つても、的確《てきかく》にこれを知《し》るところがないので、空《むな》しく機《き》を逸《いつ》してしまふのみである。

烝薰形起。

炁に主なければ外走す

〔讀方〕炁《き》薫《くん》じ形《けい》起《おこ》るも、

〔解說〕陽生《やうせい》の時《とき》には、元關《げんくわん》に於《おい》て炁《き》が薫《くん》じ來《きた》つて溫暖《をんだん》になる。それと共《とも》に外腎《ぐわいじん》の擧《あぶ》る兆《てう》がある。

昧二却採工一。

〔讀方〕採工《さいこう》を昧却《まいきやく》す。

〔解說〕採工《さいこう》とは、既《すで》に藥《くすり》が産《さん》した限《かぎ》りは、これを採取《さいしゆ》しなければならない。これを採《さい》工《こう》といふ。今《いま》や炁薫《きくん》形起《けいき》の兆《てう》を見《み》ても、沈睡《ちんすゐ》してゐて、その時機《じき》を失《しつ》してしまつた。

炁之極動。變而外施。

〔讀方〕炁《き》の極《きは》めて動《うご》くあるも、變《へん》じて外《ほか》に施《ほどこ》す。

〔解說〕元炁《げんき》盛《さか》んに發生《はつせい》し、その動《どう》を極《きは》めた時《とき》、これを採取《さいしゆ》せざれば、自《おのづか》ら陽關《やうくわん》を出《い》づるに至《いた》る。かくて先天《せんてん》の元炁《げんき》は、變《へん》じて後天有形《こうてんいうけい》の淫精《いんせい》となつて走出《そうしつ》する。

既無主。則無所留。

〔讀方〕既《す》でに主《しゆ》なければ、則《すなは》ち留《とゞ》むるところなし。

〔解說〕主《しゆ》たるものは神《しん》である。留《とゞ》むるものは息《そく》である。採工《さいこう》は全《まつた》く神《しん》と呼吸《こきふ》との能《のう》に依《よ》らなければならない。今《いま》、炁《き》が發生《はつせい》しても、神《しん》と呼吸《こきふ》とを利用《りよう》する方法《はふはふ》を解得《かいとく》せざるが故《ゆゑ》に、炁《き》も留《とゞ》むるところがない。

拱關一旦泄去。

〔讀方〕關《くわん》を拱《きよう》して一旦泄去《たんせつきよ》せば、

〔解說〕精《せい》が一旦陽關《たんやうくわん》を泄去《せつきよ》した限《かぎ》りは、採工《さいこう》は全《まつた》く空《むな》しといふべきである。

用火の法を知らざれば陰覺來援す

安有二藥之可レ調可レ煉一乎。

〔讀方〕いづくんぞ藥《くすり》の調《てう》すべく、煉《れん》すべきあらんや。

〔解説〕炁《き》すでに止《とゞ》まらざれば、調《てう》するにも、煉《ね》るにも、藥《くすり》とすべきものがない。これ畢《ひつ》竟《きやう》、心《こゝろ》まことならず、意專《いもつぱ》らならざるがためである。愚夫《ぐふ》は知《し》らず、たゞ炁《き》の容易《ようい》に止《とゞま》り難《がた》いのを歎《たん》じてゐる。

且既知二乎靈覺之調法一

〔讀方〕且《か》つ既《す》でに靈覺《れいかく》の調法《てうはふ》を知《し》れども、

〔解説〕靈覺《れいかく》とは神知《しんち》である。法《はふ》とは神《しん》を以《もつ》て呼吸《こきふ》を指導《しだう》し、元炁《げんき》を攝《せつ》して爐《ろ》に歸《き》せしめ、以《もつ》て烹煉《はうれん》することである。

而又無レ所レ成。何也。

〔讀方〕而《し》かもまた成《な》るところなし。何《なん》ぞや。

〔解説〕既《すで》に靈覺《れいかく》の調法《てうはふ》を知《し》つてゐるのであるから、丹法《たんぱふ》に於《おい》ては可《か》なり煉熟《れんじゆく》の域《ゐき》に達《たつ》したものである。それでも猶成《なほな》らないものがある。その理由《りいう》は何《なん》によるか。

蓋不レ知二其中丹法之逐節・火候之次第一

〔讀方〕蓋《けだ》しその中《うち》、丹法《たんぱふ》の逐節《ちくせつ》、火候《くわこう》の次第《しだい》を知《し》らず。

〔解説〕丹法《たんぱふ》には、火候《くわこう》の次第《しだい》がある。時《とき》に應《おう》じて或《あるひ》は文火《ぶんくわ》、或《あるひ》は武火《ぶくわ》を、巧《たく》みに利用《りよう》せざる限《かぎ》りは、丹《たん》は決《けつ》して成《な》るものではない。即《すなは》ち、イ、陽《やう》の未《いま》だ生《しやう》ぜざるときは、神《しん》を丹《たん》田《でん》に收《をさ》め、倂《あは》せて息《そく》を用《もち》ふる。それはたゞ緜々《めん〳〵》として斷《た》えざるが如《ごと》く、一息《そく》一息《そく》に根《こん》に歸《き》せしむるの心《こゝろ》を用《もち》ふる。即《すなは》ち文火《ぶんくわ》の工《こう》である。古《いにしへ》に所謂《いはゆる》「爐中《ろちう》の火種《くわしゆ》」と稱《しよう》するものは是《こ》れである。凡《およ》そ火《ひ》は風《かぜ》を得《う》るときは旺《さか》んになるは原則《げんそく》であるが、かの爐中《ろちう》の殘火《ざんくわ》は、これに風《かぜ》を送《おく》るときは、直《たゞ》ちにこれを失《うしな》ふが故《ゆゑ》に、特《とく》に小心《せうしん》なるを要《えう》する。今修道《いましうだう》の起手《きしゆ》に於《おい》て、我等《われら》の炁《き》は、かの爐《ろ》中《ちう》の殘火《さんくわ》の如《ごと》く微少《びせう》のものである。須《すべか》らくこれを育成《いくせい》して、眞種《しんしゆ》と爲《な》さなければならぬ。それには、文火《ぶんくわ》の溫柔《をんじう》なるを以《もつ》て養《やしな》はなければならぬ。ロ、陽既《やうす》でに生《しやう》ずれば、これを採《と》るに武火《ぶくわ》を用《もち》ふる。陽生《やうせい》の時《とき》、その勢《いきほひ》をして縱《ほし》いまゝにしてはならぬ。故《ゆゑ》に武火《ぶくわ》を以《もつ》てこれを制伏《せいふく》するを要《えう》する。ハ、歸爐《きろ》には、神息《しんそく》を以《もつ》て相助《あひたす》ける。所謂《いはゆる》文火《ぶんくわ》の工《こう》である。ニ、爐中《ろちう》に於《おい》て煅煉《たんれん》するには、これを動《うご》かすに薰《くん》を以《もつ》てし、これを皷《こ》するに風《ふう》を以《もつ》てすとの敎《をしへ》がある。乃《すなは》ち武火《ぶくわ》の工《こう》である。ホ、煉後《れんご》に至《いた》りては、これを溫養《をんやう》するを要《えう》する。所謂《いはゆる》文火《ぶんくわ》の工《こう》である。かくの如《ごと》く機《き》に應《おう》じて、文武《ぶんぶ》の火《ひ》を用《もち》ふべきである。若《も》しその逐節《ちくせつ》次第《しだい》を知《し》らざれば炁《き》の耗散走泄《かうさんそうせつ》を免《まぬか》れない。

是以盲修瞎煉。

〔讀方〕これを以《もつ》て盲修瞎煉《まうしうかつれん》す。

〔解說〕學道《がくだう》の人《ひと》、輕《かる》〳〵しく師《し》の言《げん》を聞《き》いて、自《みづか》ら得《え》たりと爲《な》す。隨《したが》つて修時《しうじ》に至《いた》つて、工法錯亂《こうはうさくらん》するものがある。

不レ知調藥者。

〔讀方〕知《し》らず、調藥《てうやく》は、

〔解說〕即《すなは》ち起手《きしゆ》の法《はふ》のことである。

武火採レ之。

〔讀方〕武火《ぶくわ》これを採《と》る。

〔解說〕武火《ぶくは》は、息《そく》をもつて炁《き》を攝取《せつしゆ》するの方《はう》である。炁《き》の性《せい》として、生《しやう》ずるときは下降《かかう》するものである。自《みづか》ら逆《ぎやく》に上行《じやうかう》するものではない。若《も》しこれを逆《ぎやく》に上行《じやうかう》して、その源《みなもと》に歸《き》せしめんとするには、息《そく》を以《もつ》て招攝《せうせつ》しなければ出來《でき》ない。またこれを闔闢《かふへき》の機《き》と稱《しよう》するので、五祖《そ》は「闔闢《かふへき》明《あきら》かならざれば、採藥歸爐《さいやくきろ》すること能《あた》はず。」といつてゐる。

武火煉レ之。

〔讀方〕武火《ぶくわ》これを煉《ね》る。

〔解說〕武火《ぶくわ》は、採藥《さいやく》、煉藥《れんやく》、周天《しうてん》の秘機《ひき》で、仙佛《せんぶつ》の密義《みつぎ》になつてゐる。武火《ぶくわ》に就《つ》いて、よく知《し》るところがなければ、丹《たん》が成《な》るものではない。武火《ぶくわ》を闔闢《かふへき》の機《き》と稱《しよう》するは、前《まへ》にいつた如《ごと》くである。卽《すなは》ち風《かぜ》を鼓《こ》動《どう》し、精《せい》を純化《じゆんくわ》させるの具《ぐ》である。また槖籥《たくやく》ともいふ。で、太上老君《たいじやうらうくん》曰ふ「天地《てんち》の間《かん》は、それ猶槖籥《なほたくやく》の如《ごと》きか。」とは、この事《こと》である。

文火養レ之。

〔讀方〕文火《ぶんくわ》これを養《やしな》ふ。

〔解說〕文火《ぶんくわ》は、吹噓《すゐきよ》によりて養《やしな》ふことである。闔闢《かふへき》と異《ことな》つてゐる。吹噓《すゐきよ》は後天《こうてん》の氣《き》のみを用《もち》ふるのであるが、闔闢《かふへき》は先天《せんてん》の炁《き》と後天《こうてん》の氣《き》とを倂用《へいよう》するものである。卽《すなは》ち先後《せんこう》の二炁《き》が、元闕《げんくわん》の中《うち》に於《おい》て相應動《あひおうどう》するの消息《せうそく》である。これに四箇《こ》の往來《わうらい》がある。假《か》りに一呼《こ》一吸《きふ》の兩箇《りやうこ》の往來《わうらい》をもつて闔闢《かふへき》とすれば、誤《あやま》つてゐる。人《ひと》あり問《と》ふて曰《いは》く「吹噓《すゐきよ》（文火《ぶんくわ》）と闔闢《かふへき》（武火《ぶくわ》）と、用法《ようはふ》の異《こと》なる所以《ゆゑん》を聞《き》きたい。」曰《いは》く「吹噓《すゐきよ》は神炁《しんき》が動《うご》かない。闔闢《かふへき》は神炁《しんき》が俱《とも》に動《うご》く。また闔闢《かふへき》の神炁《しんき》は、不動《ふどう》の間《かん》に動《うご》くものである。若《も》しそれが玄闕《げんくわん》の外《ほか》に動《うご》いたとすれば、煉藥《れんやく》の闔闢《かふへき》ではない。それでは、神炁《しんき》が交《まじ》はつて、眞種《しんしゆ》を孕《はら》むに至《いた》らない。たとへば、雌雄《しゆう》が外《ほか》に在《あ》つて、相鼓舞《あひこぶ》すればとて、子《こ》を生《う》まないのと同《おな》じ事《こと》である。」

忘レ火以待二其自生一之故耳。

〔讀方〕火《ひ》を忘《わす》れて以《もつ》てその自生《じせい》を待《ま》つの故《ゆゑ》のみ。

〔解説〕更《さ》らに文火《ぶんくわ》を以《もつ》て溫養《をんやう》した後《のち》、火《ひ》を忘《わす》れ、渾然《こんぜん》として靜《しづ》かにしてゐて、陽《やう》の再生《さいせい》をまつてゐる。

且既明二其逐節一。曉二其煉法一。何以張レ脈僨興。

〔讀方〕且《か》つ既《すで》にその逐節《ちくせつ》を明《あきら》かにし、その煉法《れんぱふ》を曉《さと》る。何《なに》を以《もつ》てか脈《みやく》を張《は》つて僨興《ふんこう》するや。

〔解說〕叙上《じよじやう》の如《ごと》く、用火煅煉《ようくわたんれん》の方法《はうはふ》をも、順序《じゆんじよ》をも明《あきら》かに知《し》つてゐながら、動《やゝ》もすれば陽精《やうせい》が走泄《そうせつ》するが如《ごと》き壞景《くわいけい》のあるのは何《なん》の故《ゆゑ》か。即《すなは》ち風火《ふうくわ》を用《もち》ひて到《いた》らざるところがあるので、陰氣《いんき》と陰精《いんせい》が發生《はつせい》したのである。若《も》しもその時《とき》、武火《ぶくわ》を用《もち》ひて煅煉《たんれん》し、かゝる景象《けいしやう》なきに至《いた》つて、まさに無事《ぶじ》を保《たも》つのである。

無意之慾起。

〔讀方〕無意《むい》の慾起《よくおこ》り、

〔解說〕これも陰精《いんせい》が丹田《たんでん》のうちに在《あ》つて、怪《くわい》をなし、心君《しんくん》をして妄動擾亂《まうどうじようらん》せしめる。爲《た》めに意《い》なくして淫《いん》を想《おも》ふやうになる。この時《とき》には當然闔闢《たうぜんかふへき》の法《はふ》を用《もち》ひて、爐內《ろない》の眞火《しんくわ》を鼓《こ》

夢精は陰氣を煅去せざるため

動《どう》して、この陰精《いんせい》を化《くわ》することを考《かんが》へなければならぬ。これを「祕密天機救命寶法《ひみつてんききうめいはうはふ》」と稱《しよう》する。虚靜天師《きよせいてんし》の入藥鏡《にふやくきやう》に「慾心《よくしん》一たび起《おこ》らば、速《すみや》かに武火《ぶくわ》を用ひて煅煉《たんれん》せよ。」とあるのは、この事《こと》である。

種種陰魔陰怪來擾。

〔讀方〕種々《しゆ〻》の陰魔《いんま》陰怪《いんくわい》來擾《らいぜう》す。

〔解説〕陰精《いんせい》がなすところの種々《しゆ〻》の魔怪《まくわい》がある。或《あるひ》は鬼神龍虎《きしんりうこ》等《とう》の形《かたち》を現《あらは》して、誘惑《いうわく》し、或《あるひ》は脅《おびや》かすことがある。

或沉寐時。外陽不レ擧。竟自泄レ之。叉何故也。

〔讀方〕或《あるい》は沈寐の時《とき》、外陽擧《がいやうあが》らず、竟《つひ》に自《みづか》らこれを泄《も》らす、叉何《またなに》の故《ゆゑ》ぞや。

〔解説〕或《あるひ》は睡《ねむ》りに沈《しづ》んだとき、外陽《くわいやう》が擧《あが》らないで、おのづから走泄《そうせつ》せしむることがある。

身心の奔勞を避けされば文火を失す

これ畢竟《ひつきやう》、煉時《れんじ》、風火《ふうくわ》を用《もち》ふることが少《すくな》かつた故《ゆゑ》である。若《も》し精修《せいしつ》の士《し》にして、よく已《おの》れを信《しん》じ、風火《ふつくわ》を用《もち》ひ、その工夫《くふう》に於《おい》て間斷《かんだん》がなければ、斷《だん》じてかゝることはない。

此乃火候用不到處。盡是陰氣變而不識。此時用武火。鼓巽風。煆去陰氣之法也。

〔讀方〕此《こ》れ乃《すなは》ち火候《くわこう》、用不到《ようふたう》の處《ところ》、悉《ことごと》く是《こ》れ陰氣《いんき》變《へん》じて識《し》らず。この時《とき》武火《ぶくわ》を用《もち》ひ、巽《そん》風《よう》を鼓《こ》するは、陰氣《いんき》を煆去《たんきよ》するの法《はふ》なり。

〔解説〕如上《じよじやう》の壞景《くわいけい》が現《あらは》れたのは、火候《くわこう》の到《いた》らないところがあるので、陰氣《いんき》が變《へん》じて怪《くわい》を爲《な》すのである。これを治《をさ》めるには、更《さ》らに武火《ぶくわ》を用《もち》ひて煉《ね》るより外《ほか》はない。否《いな》、この場合《ばあひ》武火《ぶくわ》を用《もち》ふることが、最善《さいぜん》の方法《はうはふ》である。

且夫眞修之所爲者。外若痴若愚。內安然逍遙。

〔讀方〕且《か》つ夫《そ》れ眞修《しんしう》の爲《な》すところは、外《ほか》、痴《ち》のごとく愚《ぐ》のごとく、内《うち》、安然《あんぜん》として逍遙《せうえう》す。

〔解說〕眞修《しんしう》には、外《そと》默々《もくもく》として物《もの》に拘《かゝ》はらず、内《うち》逍遙《せうえう》として無何有《むかう》の鄕《きやう》に遊《あそ》ぶが如《ごと》くでなければならない。然《しか》らざれば、すべて炁《き》を走《はし》らせ、これを耗散《かうさん》せしむる因《いん》である。

最忌ニ身之勞碌。

〔讀方〕最《もつと》も身《み》の勞碌《らうろく》と……。

〔解說〕その心《こゝろ》を靜《しづ》かに保《たも》つには、先《ま》づその身《み》を靜《しづ》かにしなければならぬ。

心之外馳。

〔讀方〕心《こゝろ》の外馳《ぐわいち》とを忌《い》む。

〔解說〕一たび走《はし》つた神《しん》を呼《よ》び返《かへ》して、丹田《たんでん》に收《をさ》める。これ卽《すなは》ち煉《れん》である。

苟不勤愼。則爐火斷而不續。失其文火。

〔讀方〕苟《いやしく》くも勤愼《きんしん》ならざれば、則《すなは》ち爐《ろ》火《くわ》、斷《たえ》て續《つゞ》かず。その文火《ぶんくわ》を失《うしな》ふ。

〔解說〕文火《ぶんくわ》はこれをその神《しん》に存《そん》し、これをその息《そく》に用《もち》ひ、緜々《めんく》息々《そくく》、根《こん》に歸《き》せしむるの法《はふ》である。平素《へいそ》この法《はふ》を失《うしな》つてゐては、その炁《き》を留《とゞ》むることは出來《でき》ない。

炁既無主。而無所鉤。

〔讀方〕炁既《きす》でに主《しゆ》なくして、鉤《こう》するところなければ、

〔解說〕主《しゆ》とは神《しん》である。鉤《こう》とは息《そく》である。炁既《きす》でに神《しん》と息《そく》との守《まも》りを失《うしな》へば、變《へん》じて走《そう》泄《せつ》せざるものはない。

不落下而變爲後天者。未之有也。

〔讀方〕落下《らくか》して、變《へん》じて後天《こうてん》と爲《な》らざるもの、未《いま》だこれあらざるなり。

〔解説〕炁《き》すでに神息《しんそく》の守《まも》りを失《うしな》ふときは、自然《しぜん》に變《へん》じて有形《いうけい》の精《せい》となつて走泄《そうせつ》する。人《ひと》が慾念《よくねん》なきも、走泄《そうせつ》する者《もの》あるのは、火煉《くわれん》がないためである。

此皆因下當二其際一不上レ知レ有下武火爲レ救二護命寶一之法上也。

〔讀方〕これみなその際《さい》に當《あた》り、武火《ぶくわ》の命寶《めいはう》を救護《きうご》することを爲《な》すの法《はふ》あるを知《し》らざるによるなり。

〔解説〕凡《およ》そ外馳《くわいち》の危險《きけん》ありと知《し》りたるときは、速《すみや》かに武火《ぶくわ》を用《もち》ひてこれを煉《ね》らなければならぬ。「忙裏閑《ばうりかん》を偸《ぬす》んで外藥《くわいやく》を調《てう》す。」とはこの事《こと》である。今《いま》や精《せい》が走泄《そうせつ》せんとする、所謂《いはゆる》忙裏《ばうり》（多忙《たばう》な時《とき》）である。その時修煉《ときしうれん》の時《とき》を造《つく》り出《だ》すのが、閑《かん》を偸《ぬす》むである。かくて外《そと》に逸走《いつそう》せんとする精《せい》を收回《しうくわい》するのであるから、外藥《くわいやく》を調《てう》すといふのである。

蓋其精泄去。其炁亦泄レ之。

〔讀方〕蓋《けだ》しその精泄去《せいせつきよ》せば、その炁《き》もまたこれを泄《も》らす。

〔解說〕精炁《せいき》もと一つである。故《ゆゑ》に精《せい》が逸走《いつきよ》すれば、炁《き》もまた泄走《せつきよ》するのは當然《たうぜん》である。

安得レ不レ謂ニ危險一哉。

〔讀方〕いづくんぞ危險《きけん》といはざるを得《え》んや。

〔解說〕火煉《くわれん》に精《くは》しからざるときは、努力《どりよく》した修法《しうはふ》も、一場《ちやう》の空勞《くうらう》とならざること、蓋《けだ》し稀《まれ》である。

夫採取明ニ乎二炁一。

〔讀方〕それ採取《さいしゆ》、二炁《き》を明《あき》らかにし、

〔解說〕こゝにいふ採取《さいしゆ》とは、外藥《くわいやく》を採取《さいしゆ》するの義《ぎ》である。二炁《き》は先天《せんてん》及《およ》び後天《こうてん》の二炁《き》である。先天《せんてん》の炁《き》は、後天《こうてん》の氣《き》を得《え》て、始《はじ》めて爐《ろ》に歸《き》するのである。守虚眞人《しゅきょしんじん》が「先天《せんてん》の炁《き》自《みづか》ら爐《ろ》に歸《き》すること能《あた》はず、後天《こうてん》の炁《き》を以《もつ》てこれを採《と》る。」とは、この謂《いひ》である。

陰蹻知㆓乎道路㆒。

〔讀方〕陰蹻《いんけう》、道路《だうろ》を知《し》る。

〔解說〕陰蹻《いんけう》とは、乃《すなは》ち精《せい》を攝取《せつしゅ》するの路《みち》である。その部位《ぶゐ》、穀道《こくだう》（大便道《だいべんだう》）の前《まへ》、膀胱《ぼうくわう》の後《うしろ》に在《あ》つて、上《うへ》、丹田《たんでん》に通《つう》じてゐる。是《こゝ》に於《おい》て藥《くすり》を採《と》るのである。張紫陽《ちやうしやう》の八脈經《みやくきやう》に云《いは》く「陰蹻《いんけう》の一脈《みやく》、諸聖《しよせい》これを秘《ひ》し、高人《かうじん》これを藏《ざう》す。」と。これ即《すなは》ち仙佛《せんぶつ》の藥《くすり》を採《と》る所《ところ》である。また馬天君《ばてんくん》、大洞經《たいどうきやう》を解《かい》して云《いは》く「一陽初《やうはじ》めて動《うご》くの時《とき》、一點《てん》の眞汞《しんこう》を臍下《せいか》に運《めぐ》らし、以《もつ》てこれを迎《むか》ふ。」と。眞汞《しんこう》とは、心中《しんちう》の元神《げんしん》のことである。これ蓋し採藥《さいやく》の秘訣《ひけつ》である。

是爲㆘勒㆓陽關㆒之法㆖也。

煅煉を失すれば精化せず

〔讀方〕これを陽關《やうくわん》を勒《ろく》するの法《はふ》と爲《な》すなり。

〔解說〕陽關《やうくわん》とは、上文《じやうぶん》の道路《だうろ》のことである。神《しん》を以《もつ》て精《せい》を攝《せつ》するは、この陽關《やうくわん》に於《おい》てするがゆゑに、陽關《やうくわん》を勒《ろく》するの法《はふ》と稱《しよう》するのである。

若夫歸爐之後。不ㇾ知ニ迴ㇾ風混合

〔讀方〕若《も》しそれ歸爐《きろ》の後《のち》、風《かぜ》を迴《めぐ》らして混合《こんがふ》する……。

〔解說〕風《かぜ》を迴《めぐ》らすとは、呼吸《こきふ》の氣《き》を迴旋《くわいせん》して、逆《ぎやく》に吹《ふ》くことである。委《くは》しくは次《つぎ》に述《の》べる。

煅煉之法ニ者。

〔讀方〕煅煉《たんれん》の法《はふ》を知《し》らざれば、

〔解說〕煅煉《たんれん》とは、上文《じやうぶん》の迴風《くわいふう》の法《はふ》である。自《みづか》らよく風《かぜ》を迴《めぐ》らすときは、爐內《ろない》の神炁《しんき》も、またよく混合《こんがふ》して一と爲《な》る。故《ゆゑ》に冲虚祖師《ちうきよそし》はいつてゐる。「神《しん》は炁《き》を宰《さい》すと雖《いへど》も、未《いま》だその炁《き》の宰《さい》すべきや否《いな》やを知《し》らず、以《もつ》て風《かぜ》を廻《めぐ》らしてこれを混合《こんがふ》す。」と。また心印經《しんいんきやう》に「風《かぜ》を廻《めぐ》らして混合《こんがふ》すれば、百日《にち》の工《こう》、靈《れい》なり。」と。すべて風《かぜ》を廻《めぐ》らして神炁《しんき》を煅煉《たんれん》し、以《もつ》て一と爲《な》すの必要《ひつえう》を説《と》かざるものはない。若《も》しその煅煉全《たんれんまつた》からざるときは、以下《いか》に述《の》ぶる危險《きけん》がある。

其元精與二陰精一。

〔讀方〕その元精《げんせい》と陰精《いんせい》と、

〔解説〕元精《げんせい》とは元炁《げんき》である。元炁《げんき》の動《どう》を元精《げんせい》と稱《しよう》する。陰精《いんせい》とは飲食《いんしよく》の精《せい》である。この精《せい》が諸種《しよしゆ》の怪《くわい》を爲《な》すのである。必《かなら》ず神炁《しんき》の二火《くわ》を假《か》りて、合《がつ》して一火《くわ》としなければならぬ。その法《はふ》、爐内《ろない》に於《おい》て巽風《そんぷう》を鼓動《こどう》し、この精《せい》を煉化《れんくわ》しなければならぬ。然《しか》らざれば、この精《せい》は遂《つひ》に化《くわ》するものではない。

依レ舊藏而不レ化。

〔讀方〕舊《きう》に依《よ》りて藏《ざう》して化《くわ》せず。

〔解説〕依然《いぜん》として丹田《たんでん》のうちに在《あ》つて、煉化《れんくわ》するに至《いた》らない。

陽之暫伏。頓然又生。名雖二調藥一。實不二爐中調法一。

〔讀方〕陽《やう》の暫《しば》らく伏《ふく》してまた生《しやう》ずるは、名《な》は調藥《てうやく》と雖《いへど》も、實《じつ》は爐中《ろちう》の調法《てうはふ》ならず。

〔解説〕陽《やう》が暫《しばら》く伏《ふく》してゐて、また生《しやう》ずることがある。然《しか》しこれは爐化《れんくわ》されたる精《せい》ではない。從《したが》つて眞《しん》の藥《くすり》と爲《な》るべき種《しゆ》ではない。

然後陽之復生者。

〔讀方〕然《しか》して後《のち》、陽《やう》の復生《ふくせい》するもの、

〔解説〕外腎《くわいじん》擧《あが》るが如《ごと》き景《けい》があるも、それは眞《しん》のものではない。次《つぎ》に記《しる》すが如《ごと》く、走泄《そうせつ》の現象《げんしやう》を見《み》る。

竟將以前未化之精。拱而射之。

〔讀方〕竟《つひ》に以前《いぜん》未《いま》だ化《くわ》せざるの精《せい》をもつて、拱《きよう》してこれを射《しや》す。

〔解説〕陽《やう》が生《しやう》じたるが如《ごと》き外景《ぐわいけい》があつても、それは眞實《しんじつ》のものではない。それは以前《いぜん》未《いま》だ化《くわ》せざるの精《せい》があつて、それが外《そと》に向《むか》つて走泄《そうせつ》せんとする前驅《ぜんく》現象《げんしやう》である。かくて、その精《せい》が走泄《そうせつ》すれば、こゝに一旦《たん》眞種子《しんしゆし》を失《うしな》ふとになる。

則其藥之無所産。

〔讀方〕即《すなは》ちその藥《くすり》の産《さん》するところなし。

〔解説〕かくて眞種《しんしゆ》を失《うしな》つたのであるから、周天《しうてん》の火《ひ》を行《ぎやう》ずることが出來《でき》ない。

不レ思二己之精不一レ返。謂二師之訣不一レ眞。

〔讀方〕己《おのれ》の精《せい》の返《かへ》らざるを思《おも》はず、師《し》の訣眞《けつしん》ならずといふ。

〔解說〕かく自《みづか》ら退《たい》を生《しやう》ずる。凡《およ》そかくの如《ごと》き場合《ばあひ》に遭遇《さうぐう》したなら、よくこの書《しよ》に照《て》らして、修法《しうはふ》の缺陷《けつかん》、那邊《なへん》にあるかを探《さぐ》り、新《あら》たに心《こゝろ》を警策《けいさく》して、道《みち》に進《すゝ》むを要《えう》する。

何不レ悟之甚也。

〔讀方〕何《なん》ぞ悟《さと》らざるの甚《はなは》しきや。

〔解說〕以上調藥《いじやうてうやく》の法《はふ》をいつたものである。

且藥產薰爐之際。

〔讀方〕且《か》つ藥產薰爐《やくさんくんろ》の際《さい》。

〔解説〕眞炁《しんき》が丹田《たんでん》に在《あ》つて、神《しん》と交歡《かうくわん》が行《おこな》はれてゐる。暖炁《だんき》融々《ゆうく》として、内《うち》に自《おのづか》ら皷動《こどう》してゐる。これをよく用《もち》ふれば、上升《じやうしよう》せしめ、以《もつ》て眞《しん》の種子《しゆし》となるも、その法《はふ》を得《え》ざるときは、精《せい》に化《くわ》して走泄《そうせつ》する。今《いま》や、その危機《きき》に立《た》つてゐる。依《よ》つて次《つぎ》の言《げん》がある。

危險大矣哉。

〔讀方〕危險大《きけんだい》なるかな。

〔解説〕この場合《ばあひ》に、正念《しやうねん》を以《もつ》てこれに就《つ》くの法《はふ》を知《し》らされは、必《かなら》ず神炁《しんき》交合《かうがふ》の機《き》を失《しつ》する。爲《た》めに炁守《きまも》りを失《うしな》つて、精《せい》に化《くわ》して走泄《そうせつ》するに至《いた》る。故《ゆゑ》に「危險大《きけんだい》なるかな」といふのである。

彼愚昧。

〔讀方〕彼《かれ》、愚昧《ぐまい》にして、

〔解說〕昏沈《こんちん》によりて正覺《しやうかく》を生《しやう》ぜず。愚昧《ぐまい》と稱《しよう》する所以《ゆゑん》である。

不㆓早自提點㆒。

〔讀方〕早《はや》く自《みづか》ら提點《ていてん》せず、

〔解說〕すでに調藥《てうやく》した。早々藥產《さう〱やくさん》の景《けい》を提點《ていてん》し來《きた》らなければならない。今《いま》やその機《き》の來《きた》ることが遲々《ちゝ》としてゐる。

貪㆓著其樂㆒。

〔讀方〕その樂《らく》に貪著《とんちやく》す。

〔解說〕こゝにいふ樂《らく》は、凡樂《ぼんらく》とは別《べつ》であるが、その道《みち》を妨《さまた》ぐることは、彼《かれ》と是《これ》、その結《けつ》果《くわ》に於《おい》て異《こと》なるところがない。卽《すなは》ち、藥《くすり》が產《さん》しても、交合《かうがふ》の法《はふ》を知《し》らざるため、その炁《き》の交《かう》機《き》を失《うしな》ひ、空《むな》しく炁《き》の歡翕《くわんきふ》を費《つひや》す。かの活子時《くわつしじ》の來《きた》るとき、その炁《き》が融々《ゆう〱》として溫暖《をんだん》なるは、修道《しうだう》の者《もの》をしてこゝに耽著《たんちやく》せしめて、無止無底《むしむてい》の坑坎《かうかん》に陷《おとしい》らしむるものである。愼《つゝし》まなければならぬ。

內失其照。

〔讀方〕內《うち》その照《せう》を失《うしな》ふ。

〔解說〕神《しん》が炁《き》に交《まじは》らざることを內《うち》にその照《せう》を失《うしな》ふといつたものである。

己交將別之時。

〔讀方〕すでに交《まじ》はつて將《まさ》に別《わか》れんとするの時《とき》。

〔解說〕すでにこの處《ところ》に於《おい》て神炁《しんき》が交合《かうがふ》する。これ卽《すなは》ち眞種《しんしゆ》である。古仙《こせん》はこれを「超然《てうぜん》交《かう》」といつてゐる。まさにこの處《ところ》に於《おい》て採藥《さいやく》の候《こう》を明《あきら》かにし、これを採取《さいしゆ》しなければならぬ。然《しか》るに、その候《こう》が至《いた》つてもこれを知《し》らない。これを「候《こう》あつて火《ひ》なし。」といふのである。藥《くすり》を喪失《さうしつ》すること、たゞ半息《はんそく》の間《あひだ》に在《あ》る。實《じつ》に危險《きけん》といはなければならぬ。

若不レ卽生二復覺一者。

〔讀方〕若《も》し卽《すなは》ち復覺《ふくかく》を生《しやう》ぜずんば、

〔解說〕この時《とき》。速《すみや》かに靈念《れいねん》を用《もち》ひてこれを採《と》らなければならぬ。

則味二却採工一矣。

〔讀方〕則《すなは》ち採工《さいこう》を味却《まいきやく》せん。

〔解說〕上文《じやうぶん》には靈念《れいねん》を以《もつ》て採《と》るといつて、こゝにまた採工《さいこう》といふのは、その間少《かんすこ》しく相《さう》異《い》がある。念《ねん》はよくその炁《き》を採《さい》するも、その炁《き》を攝《せつ》して爐《ろ》に歸《き》せしむることは出來《でき》ない。故《ゆゑ》に神《しん》を以《もつ》て呼吸《こきふ》を用《もち》ひ、その炁《き》を採《と》る、これを採工《さいこう》といふのである。今《いま》や機《き》を見《み》るに昧《くら》いので、採工《さいこう》を失《うしな》ふことになる。

所産之眞種。

〔讀方〕所産《しよさん》の眞種《しんしゆ》、

〔解説〕神炁《しんき》のことである。

不レ能ニ自歸一レ爐。

〔讀方〕自《みづか》ら爐《ろ》に歸《き》すること能《あた》はず。

〔解説〕爐《ろ》とは下丹田《かたんでん》のことである。風火《ようくわ》を用《もち》ひざれば、眞炁《しんき》は爐《ろ》に歸《き》するに至《いた》らない。

洋洋乎。

〔讀方〕洋々乎《やう〱こ》として、

〔解説〕恍蕩《くわうたう》として、取《とり》とまりがないために、竟《つひ》に泄走《せつそう》するに至《いた》る。

神息を失すれば外路に逸走す

竟自泄去。累積之工。空無レ所レ有。豈不レ悲乎。

〔讀方〕竟《つひ》に自《みづか》ら泄去《せつきよ》す。累積《るゐせき》の工《こう》、空《むな》しくして有《あ》るところなし。豈《あに》悲《かな》しからずや。

〔解說〕かくてすべてが徒勞《とらう》に終《をは》る。これ畢竟《ひつきやう》、心《こゝろ》專《もつぱ》らならず、意《い》誠《まこと》ならざるによる。この以上《いじやう》は藥產《やくさん》の危險《きけん》を言《い》つたものである。

若夫升降之機。又在二乎斗柄一。

〔讀方〕若《も》しそれ升降《しようかう》の機《き》は、また斗柄《とへい》にあり。

〔解說〕升降《しやうかう》とは、周天《しうてん》のことである。斗柄《とへい》は丹田《たんでん》である。即《すなは》ち周天《しうてん》を行《ぎやう》ずる機樞《きすう》は丹田《たんでん》に在《あ》ることをいつたのである。

神息之力也。

〔讀方〕神息《しんそく》の力《ちから》なり。

〔解說〕神《しん》は炁《き》を伴《ともな》ふて共《とも》に行《ゆ》き、共《とも》に住《ぢう》するの主《しゆ》である。息《そく》は炁《き》を促《うな》がして進退《しんたい》せしむるの機《き》である。主《しゆ》が機《き》を得《え》ざれば、その能《のう》を現《あらは》すこと能《あた》はず。機《き》は主《しゆ》がなければめぐるものではない。その主《しゆ》も機《き》も、意《い》がなくては、一定《てい》の針路《しんろ》が立《た》たない。この三つの物《もの》を並《なら》び用《もち》ひて、始《はじ》めて眞《しん》を得《え》られるのである。故《ゆゑ》に升降《しようかう》によりて究竟丹《きうきやうたん》が成《な》るに至《いた》るのは、すべて神息《しんそく》の力《ちから》である。

炁之行。而息不レ逼。

〔讀方〕炁《き》の行《ゆ》きて、息《そく》逼《せま》らざれば、

〔解說〕炁《き》がおのづからめぐることがあつても、息《そく》がこれを導《みちび》かなければ、炁《き》は路《みち》に隨《したが》つて行《ゆ》くことが出來《でき》ない。

乃導二引旁門一。

〔讀方〕すなはち旁門《ばうもん》に導引《だういん》す。

〔解說〕徒《いたづ》らに氣《き》を運《めぐ》らして以《もつ》て道《みち》とする外道《げだう》が多《おほ》い。息《そく》が炁《き》を導《みちび》かなければ、正《たゞ》しき周《しう》天《てん》の路《みち》から外《そと》に逸走《いつそう》する。

非二闔闢道一也。

〔讀方〕闔闢《かふへき》の道《みち》にあらざるなり。

〔解說〕闔闢《かふへき》は、乃《すなは》ち大道最妙《たいだうさいめう》の天機《てんき》である。必《かなら》ず眞師《しんし》を得《え》てその法《はふ》を得《え》なければならぬ。

息之應而度不レ合。

〔讀方〕息《そく》の應《おう》じて度《ど》合《がつ》せず。

〔解說〕息《そく》は適應《てきおう》に行《おこな》はれても、周天《しうてん》の度數《どすう》に依《よ》らざるものは、丹《たん》は結《むす》ばない。

乃無知之外道。

〔讀方〕乃《すなは》ち無知《むち》の外道《げだう》のみ。

〔解説〕今《いま》の後天《こうてん》の氣《き》を運《めぐ》らす者《もの》の如《ごと》きは、これである。

非周天之數也。

〔讀方〕周天《しうてん》の數《すう》にあらざるなり。

〔解説〕周天《しうてん》は三百六十五度《ど》四分度《ぶんど》の一である。この度《ど》に暗合《あんがふ》せざれば、元炁《げんき》を運行《うんかう》すると雖《いへど》も、萬々丹《ばん〱たん》を成《な》すことは出來《でき》ない。

不但炁之不結

〔讀方〕たゞ炁《き》の結《むす》ばざるのみならず、

〔解說〕炁《き》が別路《べつろ》に耗散《かうさん》してしまふのみではなく、また次《つぎ》の危險《きけん》がある。

亦費㆓藥之空生㆒。

〔讀方〕また藥《くすり》の空生《くうせい》を費《つひや》す。

〔解說〕藥《くすり》が生《しやう》じても、丹《たん》を成《な》すこと能《あた》はざれば、藥《くすり》は空《むな》しく耗散《かうさん》する。

則周天之危險。即藏㆓其內㆒矣。

〔讀方〕則《すなは》ち周天《しうてん》の危險《きけん》、卽《すなは》ちその內《うち》に藏《ざう》す。

〔解說〕周天《しうてん》の危險《きけん》は、周天《しうてん》の度數《どすう》を顧《かへり》みざるに在《あ》る。以上數語《いじやうすうご》周天《しうてん》の危險《きけん》を言《い》つたものである。

藥爐に歸し文火薰蒸を失す

夫藥之歸㆑爐。

〔讀方〕それ藥《くすり》の爐《ろ》に歸《き》するや、

〔解說〕爐《ろ》とは下《か》丹田《たんでん》のことたるいふまでもない。またこれを中宮《ちうきう》といふ。

若文火之失㆓薰蒸㆒

〔讀方〕若《も》し文火《ぶんくわ》の薰蒸《くんじよう》を失《うしな》ふときは、

〔解說〕時刻《じこく》を以《もつ》てこれを吹嘘《すゐきよ》しても、それに徹《てつ》せざるところが多《おほ》い。薰蒸《くんじよう》を失《しつ》すとは、薰蒸《くんじやう》周《あま》ねからざるの義《ぎ》である。

則陰氣又存㆑之。

〔讀方〕則《すなは》ち陰氣《いんき》またこれを存《そん》す。

〔解說〕陰氣《いんき》は、丹田《たんでん》に火《ひ》が到《いた》らないために生《しやう》ずるのである。

諸般怪現・皆由㆓此之故㆒也。

〔讀方〕諸般《しよはん》の怪《くわい》の現《げん》ずるは、みなこの故《ゆゑ》に由《よ》るなり。

〔解說〕諸般《しよはん》の怪《くわい》とは、陰人鬼神《いんじんきしん》の現《げん》ずるを見《み》るが如《ごと》きことがある。これ陰氣《いんき》が發生《はつせい》して爲《な》すところのものである。かくの如《ごと》き怪現《くわいげん》じたと見《み》たときは、まさに武風《ぶふう》を以《もつ》てこれを吹《ふ》き、武火《ぶくわ》をもつてこれを煉《ね》るを要《えう》する。然《しか》らざれば、陰氣《いんき》が陽炁《やうき》に勝《か》ちて、それをそのまま存置《そんち》するときは、往々《わう〳〵》危險《きけん》の病《やまひ》を生《しやう》ずることがある。

且平常無事・若失㆓其薰蒸㆒。

〔讀方〕且《か》つ平常無事《へいじやうぶじ》なるも、若《も》しその薰蒸《くんじよう》を失《うしな》ひ、

〔解說〕息《そく》を用《もち》ひてこれを噓《きよ》するに當《あた》つて、過失《くわしつ》があれば、丹《たん》が成《な》らない。

誤食㆓香辣㆒。

〔讀方〕誤《あやま》つて香辣《かうらつ》を食《しよく》し、

〔解説〕丹《たん》の成《な》らんとするときは、香辣《かうらつ》の物《もの》を食《く》ふことを忌《い》む。それは炁《き》を散《さん》ずるの危險《きけん》がある。

勞其身心。

〔讀方〕その身心《しんく》を勞《らう》し、

〔解説〕身心《しんく》に勞《らう》あるときは、爐火《ろくわ》の作用《さよう》が衰《おとろ》へる。ために危險《きけん》の病《やまひ》の出《い》づることがある。

味其動靜。

〔讀方〕その動靜《どうせい》に昧《くら》ければ、

〔解説〕こゝに動靜《どうせい》といふのは、心意《しんい》の動《どう》ではなく、丹田《たんでん》の炁《き》の動靜《どうせい》である。若《も》し丹田《たんでん》の炁《き》の動《うご》くのを知《し》らないで、これを收《をさ》め、靜《しづ》かに熏《くん》ずるときは、丹《たん》に危險《きけん》がある。丹田《たんでん》の炁《き》の動《うご》いたときは、宜《よろ》しく武火《ぶくわ》を用《もち》ふべきである。

丹則異生。

〔讀方〕丹則《たんすなは》ち異《い》生《せい》す。

〔解說〕丹《たん》に危險《きけん》ありとはこの事《こと》である。

或時迫爐而出。

〔讀方〕或《あ》る時《とき》は爐《ろ》に迫《せま》つて出《い》づ。

〔解說〕爐《ろ》とは丹田《たんでん》のことである。丹《たん》の成《な》るのは、神光《しんくわう》の護持《ごち》と呼吸《こきふ》の薰蒸《くんじよう》とに依《よ》らなければならない。若《も》し一時《じ》でも、神《しん》と息《そく》との照管《せうくわん》を怠《おこた》るときは、炁《き》は丹田《たんでん》より逸出《いつしゆつ》する。或《あるひ》は身前《しんぜん》に走《はし》り、或《あるひ》は身後《しんご》に走《はし》り、全身何《ぜんしんいづ》れの部位《ぶゐ》にも走《はし》つて、障碍《しやうがい》を爲《な》すものである。能《よ》くその訣《けつ》を知《し》らざる者《もの》は、これを爐《ろ》に還《かへ》すことが出來《でき》ない。人《ひと》は暗示《あんじ》の作用《さよう》によつて、身心《しん〳〵》何《いづ》れかの部位《ぶゐ》に、或《あ》る種《しゆ》の變化《へんくわ》を起《おこ》し得《う》ることを知《し》つてゐる。それは神《しん》の作用《さよう》である。が、炁《き》がその守《まも》りを逸《いつ》するときは、またよく諸多《しよた》の變化《へんくわ》を起《おこ》すものなることを知《し》らない。炁《き》が身前《しんぜん》、身後《しんご》の各部位《かくぶゐ》に走《はし》るのを走丹《そうたん》と稱《しよう》してゐる。走丹《そうたん》を收回《しうくわい》する方法《はうはふ》は、靜《しづ》かにしてこれを待《ま》つてゐれば、丹《たん》が何《いづ》れの路《みち》より逸出《いつしゆつ》し、何《いづ》れの所《ところ》に藏匿《ざうとく》してゐるかを知《し》ることが出來《でき》る。既《す》でにその當處《たうしよ》を知《し》れば、微呼吸《びこきふ》を用《もち》ひて丹田《たんでん》を吹《ふ》き、當初《たうしよ》より原路《げんろ》を經《へ》て丹《たん》田《でん》に返《かへ》すことが出來《でき》る。これを行《おこな》ふこと一回《くわい》にして返《かへ》らざれば、その返《かへ》るまで數回《すうくわい》これを行《おこな》ふを要《えう》する。これを收丹《しうたん》の法《はふ》と稱《しよう》す。

火生丹を走らす

或時火生。

〔讀方〕或《あ》る時《とき》は火生《ひしやう》ず。

〔解說〕火生《くわせい》とは、熱《ねつ》によつて丹《たん》を走《はし》らしむるの危險《きけん》である。その原因《げんいん》としては、飲食《いくしよく》のうちに火《ひ》を動《うご》かすものがあるか、或《あるひ》は熱水《ねつすゐ》に浴《よく》したかである。この二者《しや》は、往々《わう〳〵》丹火《たんくわ》を動《うご》かして、その法《はふ》を得《え》ざらしむるものである。これを救《すく》ふには、一つの黑雲《こくうん》を想念《さうねん》し、これを眼前《がんぜん》に懸《か》からしめ、神《しん》を以《もつ》て引《ひ》いて丹田《たんでん》に入《い》らしむるやうにするがよい。然《しか》らばその火《ひ》はおのづから退《しりぞ》くことになる。

水生陰人

或時見㆓水生㆒。或陰人現象。

〔讀方〕或《あ》るときは水《みづ》の生《しやう》ずるを見《み》、或《ある》ひは陰人《いんじん》の現象《げんしやう》あり。

〔解說〕水生《すゐせい》及《およ》び陰人《いんじん》は陰氣《いんき》の致《いた》すところである。呼吸《こきふ》の火《ひ》が斷續《だんぞく》するため、この景《けい》が來《きた》るのである。これを救《すく》ふには、急《きふ》に呼吸《こきふ》の息《そく》を用《もち》ひ、武火《ぶくわ》をもつてこれを吹《ふ》くがよい。かくすれば、如上《じよじやう》の壞景《くわいけい》（不良《ふりやう》の發相《はつさう》）を見《み》ず、丹《たん》また光明《くわうみやう》なるを得《う》る。

止火時の危險

若不㆘得㆓其法㆒救㆖之。而失㆓在頃刻之間㆒。夫烝之滿而丹成。其危險者。在㆓當㆑止而不㆑止。不㆑當㆑止而止之訣㆒焉。

〔讀方〕若《も》しその法《はふ》を得《え》てこれを救《すく》はずんば、喪失《さうしつ》すること頃刻《けいこく》の間《あひだ》に在《あ》り。それ炁《き》滿《み》ちて、丹成《たんな》る。その危險《きけん》は、當《ま》さに止《とゞ》まるべくして止《とゞ》まらず、當《ま》さに止《とゞ》まるべからずして止《とゞ》まるの訣《けつ》に在《あ》り。

〔解說〕これを治《をさ》むる法《はふ》は、風火經《ふうくわきやう》のうちに在《あ》るがゆゑに略《りやく》す。

若夫火之圓足。又勤勤於薰蒸。

〔讀方〕若《も》し夫《そ》れ火《ひ》の圓《まどか》かに足《た》れるも、また薰蒸《くんじやう》に勤々《きん〳〵》たり。

〔解說〕薰蒸《くんじよう》とは呼吸《こきふ》の逆吹噓《ぎやくすゐきよ》がある。火《ひ》既《すで》に足《た》りたるときは、當然《たうぜん》これをやめなければならぬ。それを止《や》めないで、吹噓《すゐきよ》をつゞけてゐる。卽《すなは》ち上文《じやうぶん》、當《ま》さに止《とゞ》まるべくして止《とゞ》まらずとはこれである。

相護於性命。

〔讀方〕性命《せいめい》を相護《あひまも》る。

〔解說〕神《しん》を以《もつ》て返照《へんせう》することである。

或有ㇾ意放。則汞散鉛冷。

〔讀方〕或《あるひ》は意《い》あつて放《はな》つときは、則《すなは》ち汞散《こうさん》じて鉛冷《えんひやゝ》かなり。

〔解說〕火《ひ》を止《とゞ》むるには、止《とゞ》むる法《はふ》がある。然《しか》るに空《むな》しくこれを放擲《はうてき》すれば、陰氣復《いんきふたゝ》び來《きた》つて、諸多《しよた》の壞景《くわいけい》を見《み》ることになる。

丹之怪異。不ニ又重生一乎。

〔讀方〕丹《たん》の怪異《くわいい》、また重《かさ》ねて生《しやう》ぜざらんや。

〔解說〕如上陰氣《じよじやういんき》の變化《へんくわ》の條下《でうか》にあるが如《ごと》き怪異《くわいい》が、またこゝに至《いた》つて生《しやう》ずる。丹《たん》が今將《いまま》さに成《な》らんとする時《とき》である。極《きは》めて愼重《しんちよう》なる注意《ちうい》を要《えう》する。

謹慎ならざれば久修も傷る

非師之訣不眞。乃己之失照。然丹己成者。急於超脫。若貪著塵俗。待以年月。一時不覺丹之迫爐汞飛鉛走。哀哉。空空已乎。余願同志者。將此危險。審而察之。細而悟之。精而行之。則永保無失矣。

〔讀方〕師《し》の訣眞《けつしん》ならざるにあらず。乃《すなは》ち己《おの》れの照《せう》を失《うしな》へるなり。然《しか》して丹已《たんす》でに成《な》る者《もの》にして、超脫《てうだつ》に急《きふ》なる。若《も》しくは塵俗《ちんぞく》に貪著《とんちやく》して、待《ま》つに年月《ねんげつ》を以《もつ》てす。一時《じ》に、丹《たん》の爐《ろ》に迫《せま》り、汞飛《こうと》び鉛走《えんはし》るを覺《おぼ》へず。哀《かな》しいかな、空々《くうく》として已《や》んぬるかな。余《よ》願《ねが》はくは、同《どう》志者《ししや》、この危險《きけん》をもつて、審《つまび》らかにしてこれを察《さつ》し、細《さい》にしてこれを悟《さと》り、精《せい》にしてこれを行《おこな》はゞ、則《すなは》ち永保《えいほ》して失《しつ》なからん。

〔解說〕如上《じよじよう》の危險《きけん》に遭遇《さうぐう》して、丹《たん》が遂《つひ》に成《な》らざることがあつても、己《おの》れが徹底《てつてい》したる省《せい》察《さつ》を缺《か》くが爲《た》めで、必《かなら》ずしも師《し》の訣《けつ》が眞《しん》ならざるが爲《た》めではない。また丹《たん》が已《す》でに成《な》つて、内外《ないぐわい》にその發相《はつさう》があつたときは、愼重《しんちよう》にこれを措置《そち》しなければならぬ。然《しか》るに結果《けつくわ》を急《いそ》いで妄動《まうどう》したり、俗塵《ぞくぢん》を斷《だん》ずることが出來《でき》ないで、歳月《さいげつ》を重《かさ》ねて體得《たいとく》しようと、故意《こい》に悠々《いう〳〵》としてゐたのでは、將《ま》さに成《な》らんとする丹《たん》を走失《そうしつ》することになる。願《ねが》はくは同志者《どうししや》が、ここに記《しる》す危險《きけん》に照《て》らして、よく研覈《けんかく》して、法《はふ》に遵《したが》つて行《おこな》ふときは、永《なが》く保《たも》つて失《しつ》なきに至《いた》るであらう。

煉丹修養法　畢

道語字解

煉丹《れんたん》の法《はふ》は極《きは》めて簡易《かんい》なるも、これに關《くわん》する書《しよ》を讀《よ》まんとすれば、徹頭徹尾《てつとうてつび》、譬喩《ひゆ》をもつて充《み》たさるゝが故《ゆゑ》に、その眞意《しんい》を探《さぐ》るに苦《くるし》まざるを得《え》ない。本書《ほんしよ》を讀《よ》む人士《じんし》もまたその感《かん》を同《おな》じくせらるべきを信《しん》ず。依《よ》りてこゝに極《きは》めて杜撰《づさん》なれども、簡單《かんたん》なる字解《じかい》を附《ふ》す。一時《じ》の便《べん》に供《きよう》せらるれば幸《さいはひ》である。

文字《もんじ》の排列《はいれつ》は、必《かなら》ずしも正《たゞ》しき發音《はつおん》に依《よ》らず。火《くわ》を「か」に收《をさ》むるが如《ごと》し。

字解《じかい》は極《きは》めて簡單《かんたん》なれば、その求《もと》むる語《ご》の下《もと》に於《おい》て、十分《ぶん》の理解《りかい》を得《え》ざるときは、更《さ》らにその關係《くわんけい》ある語《ご》に就《つ》いて、檢索參照《けんさくさんしやう》せられたし。譬《たと》へば「以火《いくわ》」に於《おい》て「神《しん》」及《およ》び「丹《たん》」を參照《さんしやう》するが如《ごと》し。

あ

〔愛〕神炁《しんき》互《たがひ》に相合《あひがつ》する內景《ないけい》に名《な》づけたる名《な》、人間《にんげん》の愛《あい》も蓋《けだ》しこれより發《はつ》するか。

〔惡持法〕佛語《ぶつご》。修禪《しゆぜん》に於《お》てその方法《はうはふ》を誤《あやま》りたるもの。

い

〔以火〕神《しん》を以《もつ》て支配《しはい》し丹《たん》を煉《ね》ること。

〔移火〕神《しん》によりて移《うつ》したる火《ひ》。

〔意〕意志《いし》。神《しん》が意志《いし》を制《せい》して炁穴《きけつ》を守《まも》らされば、丹成《たんな》り難《がた》し。

〔一心支〕佛語《ぶつご》、心《こゝろ》、禪定《ぜんぢやう》の境《きやう》に冥合《めいがふ》して一なること。故《ゆゑ》に定體《ぢやうたい》の稱《しよう》あり。五支《し》の一。

〔未だ化せざるの精〕炁《き》に化《くわ》せずして、炁穴《きけつ》に殘留《ざんりう》する精《せい》。若《も》しこれが走泄《そうせつ》するときは、他《た》の藥《くすり》を伴《ともな》ふて散逸《さんいつ》せしむる憂《うれひ》あり。

〔引火〕元神《げんしん》の火《ひ》を引《ひ》いて炁《き》に合《がつ》せしむること。

〔因緣觀〕佛語《ぶつご》。十二因緣《いんねん》を觀《くわん》じて解脫《げだつ》を求《もと》むるの觀《くわん》。五停心觀《でうしんくわん》の一。

〔因地〕佛語《ぶつご》、煉丹《れんたん》に於《おい》て轉《てん》じて丹田《たんでん》を指《さ》す。卽《すなは》ち仙果《せんくわ》を證《しよう》する眞種子《しんしゆし》を育成《いくせい》するの地《ち》。

〔淫姤を藥と爲す〕邪說《じやせつ》ありて女陰《ぢよいん》を以《もつ》て鼎《てい》と爲《な》し、男女《だんぢよ》の合《がふ》を以《もつ》て藥《くすり》と爲《な》す。

〔淫精〕炁《き》が慾《とく》のために動《うご》くときは有形《いうけい》の精《せい》に化《くわ》して精道《せいだう》より走泄《そうせつ》す。卽《すなは》ち精液《せいえき》。

〔婬機〕正《ただ》しからざる炁《き》の發動《はつどう》。

〔陰怪〕火《ひ》の周《あま》ねく行渡《ゆきわた》らざるために生《しやう》ずる幻覺《げんかく》。また諸多《しよた》の邪念《じやねん》を生《しやう》ずるにも用《もち》ふ。

〔陰氣〕火《ひ》の周《あま》ねく行渡《ゆきわた》らざるために生《しやう》ずる氣《き》。

〔陰蹻〕丹田《たんでん》より精道《せいだう》に至《いた》るの道《みち》、こゝに於《おい》て外藥《ぐわいやく》卽《すなは》ち走泄《そうせつ》せんとする精《せい》を收回《しうくわい》する部位《ぶい》。陰蹻《いんけう》の一脈《みやく》、諸聖《しよせい》これを秘《ひ》し高眞《かうしん》これを藏《ざう》すと稱《しよう》せらる。

〔陰爻〕陽爻《やうかう》と併《あは》せて周天《しうてん》の度數《どすう》を數《かぞ》ふるに用《もち》ふ。

〔陰縮〕陰萎《いんゐ》。

〔陰人〕陰氣《いんき》の結《むす》んだ現象《げんしやう》にして人《ひと》の形《かたち》を爲《な》すもの。

〔陰神〕同上《どうじやう》。神《かみ》の如《ごと》くに現《あら》はれるもの。

〔陰精〕五穀《こく》によりて成《な》れる精《せい》。有形《いうけい》の精《せい》、卽《すなは》ち精液《せいえき》のこと。

〔陰符〕周天《しうてん》の火《ひ》が下降《かかう》の路《みち》を取《と》ること。

う

〔有情〕佛語《ぶつご》。陽《やう》の種子《しゆし》。

〔優陀那〕佛語《ぶつご》。丹田《たんでん》。

〔運火〕呼吸《こきふ》の火《ひ》を運《めぐ》らすこと。
〔運周天〕周天《しうてん》を行《ぎやう》ずること。

え

〔回光返照〕神《しん》を以《もつ》て丹田《たんでん》を守《まも》ること。
〔慧命〕佛語《ぶつご》。元精《げんせい》。これによりて神《しん》を補《ほ》益《えき》し慧《ゑ》を増長《ぞうちやう》するが故《ゆゑ》なり。
〔鉛〕炁《き》。
〔鉛汞〕鉛《えん》は炁《き》、汞《こう》は神《しん》。喩《たとへ》なり。
〔鉛窟〕丹田《たんでん》。本來《ほんらい》炁《き》の住處《ぢうしよ》なる故《ゆゑ》にいふ。

お

〔乙陽〕周天《しうてん》の際《さい》上升《じやうしよう》すること。乙陽《をつやう》とは若々《わかく》しき陽《やう》の義《ぎ》。
〔己れ〕本然《ほんねん》の虚靈《きよれい》、眞《しん》の自己《じこ》。
〔溫養〕文火《ぶんくわ》をもつて養《やしな》ふこと。

か

〔下降路〕周天《しうてん》に於《おい》て泥丸《でいぐわん》より丹田《たんでん》に降《くだ》る路脈《ろみやく》。即《すなは》ち任脈《にんみやく》。
〔下手〕煉丹《れんたん》に着手《ちやくしゆ》すること。
〔火化〕風火《ふうくわ》を以《もつ》て精《せい》を煉《ね》つて丹《たん》とすること。
〔火化斷淫の法〕丹《たん》が成《な》れば淫等《いんとう》の亂念《らんねん》が息《や》むゆゑにいふ。

〔火工〕火《ひ》を用《もち》ひて精《せい》を煉《ね》る故《ゆゑ》に煉丹《れんたん》の修《しゆ》行《ぎやう》を火工《くわこう》といふ。

〔火候〕文武《ぶんぶ》火《くわ》を用《もち》ふる順序《じゆんじよ》。

〔火逼〕火《ひ》を以《もつ》て促《うな》がすこと、即《すなは》ち心息《しんそく》を以《もつ》て炁《き》をめぐらすをいふ。

〔火煉〕風火《ふうくわ》を以《もつ》て煉《ね》る。

〔河車〕炁《き》。

〔河車路〕周天《しうてん》の際炁《さいき》のめぐる路脈《ろみやく》。

〔假丹〕修法《しうはふ》を誤《あやま》つたとき丹《たん》に似《に》たるものが發生《はつせい》するが、結果《けつくわ》は走泄《そうせつ》するを免《まぬか》れない。

〔假想〕佛語《ぶつご》、數息觀《すそくくわん》は數息《すそく》といふ事實《じじつ》を對象《たいしやう》として觀《くわん》ずるのに對《たい》して、不淨觀《ふじやうくわん》等《とう》は假想《かさう》の境《きやう》、即《すなは》ち不淨等《ふじやうとう》を想像《さうざう》して觀《くわん》ずるが故《ゆゑ》に假想《かさう》といふ。

〔假道〕眞道《しんだう》に對《たい》して誤《あやま》れる道《みち》を假道《かだう》といふ。

〔灰心長坐〕心《こゝろ》を灰《はい》の如《ごと》く冷《ひやゝ》かにして長期《ちやうき》に渉《わた》つて坐《ざ》するをいふ。多《おほ》くは無益《むえき》の修行《しゆぎやう》を稱《しよう》す。

〔怪〕修煉《しうれん》すると雖《いへど》も心中《しんちう》の陰氣《いんき》除《のぞ》かざるときは諸多《しよた》の亂念《らんねん》を生《しやう》ずること。

〔廻旋〕精《せい》の動《うご》くこと。

〔海〕炁穴《きけつ》。

〔晦朔の交〕陰極《いんきは》まつて陽生《やうしやう》ぜんとする部位《ぶゐ》、即《すなは》ち炁穴《きけつ》をいふ。時《とき》をいふにあらず。

〔外呼吸〕口鼻《こうび》を以《もつ》て行《おこな》ふ呼吸《こきふ》のこと。心《こゝろ》

に觀《くわん》じつゝ行《おこな》ふ呼吸《こきふ》に對《たい》していふ。

〔外腎〕炁穴《きけつ》を内腎《ないじん》と稱《しよう》す。これに對《たい》して陰莖《いんけい》をいふ。

〔外丹〕自身《じしん》に求《もと》めずして、有形《いうけい》の藥《くすり》を採《さい》煉《れん》して造《つく》る丹《たん》のこと。

〔外藥〕有形《いうけい》の藥《くすり》。また外《ほか》に走《はし》らんとする精《せい》を返《かへ》して作《つく》りたる藥《くすり》。

〔外遊〕淫精《いんせい》となつて外《ほか》に走泄《そうせつ》すること。

〔外陽〕外腎《ぐわいじん》と同義《どうぎ》。陰莖《いんけい》のこと。

〔覺支〕佛語《ぶつご》。禪定《ぜんぢやう》によりて發《はつ》する境《きやう》を覺《かく》知《ち》すること。五支《し》の一。

〔風〕呼吸《こきふ》。神炁《しんき》を助《たす》けて身《み》の内《うち》をめぐる用《よう》あり。

〔活子時〕陽生又《やうせいまた》は藥産《やくさん》によりてその景《けい》の現《あらは》れた時《とき》、又陽氣生《またやうきせい》ともいふ。

〔坎下〕坎《かん》は北《きた》、丹田《たんでん》の部位《ぶゐ》、故《ゆゑ》に坎下《かんか》と稱《しよう》す。

〔坎火〕炁《き》の發動《はつどう》するもの。

〔坎水の炁〕丹田《たんでん》に住《ちう》する炁《き》、周天《しうてん》の炁《き》に名《な》づけず。

〔坎離〕坎《かん》は北《きた》、離《り》は南《みなみ》、故《ゆゑ》に坎《かん》を以《もつ》て炁《き》に、離《り》を以《もつ》て神《しん》に喩《たと》ふ。

〔斡運〕神《しん》が炁穴《きけつ》に住《ちう》して運周天《うんしうてん》を照管《せうくわん》すること。

〔寒泉〕炁《き》の喩《たとへ》。

〔還虚〕心身《しんしん》を虚空《こくう》の如《ごと》くに觀《くわん》じて忘我《ばうが》の境《きやう》に入《い》ること。以《もつ》て陽《やう》を發生《はつせい》せしむる方便《はうべん》とす。

〔還原〕炁《き》を炁《き》穴《けつ》に返《かへ》すこと。

〔觀〕佛語《ぶつご》。定《ぢやう》に入《い》り思惟《しゐ》すること。

〔觀慧〕佛語《ぶつご》。思惟《しゐ》によりて發《はつ》する睿智《えいち》。

〔觀支〕佛語《ぶつご》。禪《ぜん》によりて發《はつ》する心境《しんきやう》を觀《くわん》察分別《さつぶんべつ》すること。五支《し》の一。

き

〔己〕自己《じこ》のこと。煉丹《れんたん》に於《おい》ては修煉《しうれん》の主《しゆ》體《たい》となる。

〔己土〕周天《しうてん》に於《おい》て下降《かかう》する炁《き》。

〔起火〕周天《しうてん》を行《ぎやう》ずる始《はじ》め。多《おほ》く神火《しんくわ》を指《さ》していふ。

〔起手〕修行《しゆぎやう》に着手《ちやくしゆ》すること。

〔炁〕腎中《じんちう》の炁《き》と稱《しよう》して、無形《むけい》のもの。腎《じん》とは腎臟《じんざう》にあらず、丹田《たんでん》をいふ。

〔炁を補ふ〕一般《はん》の中年者《ちうねんしや》は炁《き》が耗散《かうさん》してゐる故《ゆゑ》に、法《はふ》を以《もつ》て補《おぎな》ふこと。

〔炁穴〕炁《き》の伏《ふく》するところ、丹田《たんでん》のこと。臍下《せいか》一寸下《すんさが》り奥《おく》へ進《すゝ》みたる部位《ぶゐ》。

〔炁の子〕神《しん》をいふ。炁《き》が煉成《れんせい》されて神安《しんやす》きを得《う》るが故《ゆゑ》。一種《しゆ》の逆說《ぎやくせつ》。

〔炁の母〕精《せい》をいふ。精《せい》が煉成《れんせい》されて炁《き》に化《くわ》す。精《せい》より出《い》づる炁《き》なるが故《ゆゑ》にいふ。

〔氣〕呼吸《こきふ》の氣《き》。炁氣《きき》もと同字《どうじ》なれども、特《とく》に先天《せんてん》の氣《き》に對《たい》して炁《き》を用《もち》ひ、後天《こうてん》の氣《き》に對《たい》して氣《き》を用《もち》ふ。

〔喜〕佛語《ぶつご》。得《え》たところの法《はふ》に對《たい》して歡喜

を感《かん》ずる。十功徳《くどく》の一。

〔喜支〕 佛語《ぶつご》。定相《ちやうさう》の發現《はつげん》に對《たい》して歡喜《くわんき》を生《しやう》ず。五支《し》の一。

〔歸根〕 周天《しうてん》せる炁《き》が暫時《ざんじ》炁穴《きけつ》に於《おい》て靜復《せいふく》すること。

〔歸爐〕 藥《くすり》が發生《はつせい》したとき一旦《たん》丹田《たんでん》に收《をさ》むること。

〔疑〕 佛語《ぶつご》。自己《じこ》の任《にん》に堪《た》えざるを思《おも》ひ逡《しゆん》巡《じゆん》すること。

〔吸機の闔〕 吸氣《きふき》には外表《ぐわいへう》の氣《き》下《くだ》つて、内《ない》裏《り》の炁《き》升《のぼ》る。これを吸機《きふき》の闔《かふ》といふ。

〔救護〕 中年《ちうねん》、精《せい》の已《すで》に敗《やぶ》れたる者《もの》は先《ま》つ精《せい》を補《おぎな》ふ法《はふ》を講《かう》ずること。

〔逆〕 精《せい》を用《もち》ふることの順逆《じゆんぎやく》をいふ。精《せい》が自然《しぜん》のまゝに外《そと》に走《はし》るを順《じゆん》とし、これを抑止《よくし》するを逆《ぎやく》とす。

〔逆に修す〕 煉丹《れんたん》は、精《せい》を逆回《ぎやくくわい》するの道《みち》なればいふ。

〔虚危穴〕 虚危《きよき》は北方《ほくはう》の星《ほし》の名《な》、故《ゆゑ》に丹《たん》田《でん》の喩《たとへ》とす。

〔虚危の地〕 虚危穴《きよきけつ》に同《おな》じ。

〔虚極靜篤〕 心《こゝろ》を空《むなし》くして道《みち》に精進《しやうしん》すること。

〔虚靜〕 心《こゝろ》を虚靜《きよせい》に保《たも》つこ。

〔虚に還る〕 （還虚《くわんきよ》を見《み》よ。）

〔虚無〕 虚靜《きよせい》とほゞ同意義《どういぎ》に用《もち》ひらる。

〔虚無の窟〕 丹田《たんでん》を稱《しよう》す。炁《き》の發生《はつせい》を待《ま》つ際《さい》に稱《しよう》す。

〔虛靈〕　心《こゝろ》の本體《ほんたい》は何等《なんら》執着《しふちやく》なく應變《おうへん》の作《さ》用《よう》ある故《ゆゑ》にいふ。

〔境界相應〕　佛語《ぶつご》。定心《ぢやうしん》と定相《ぢやうさう》とがよく融合《ゆふがふ》すること。十功德《くどく》の一。

〔竅〕　炁穴《きけつ》。

〔竅中の竅〕　炁穴《きけつ》。八脈《みやく》の輳成《そうせい》するところ。特《とく》にまた竅中《けうちう》の竅《けう》と稱《しよう》す。

〔凝火〕　神火《しんくわ》を凝《こ》らして丹《たん》を修《しう》すること。

〔金丹〕　煉藥《れんやく》の功《こう》によりて得《う》る體驗實證《たいけんじつしよう》。

〔金丹の主宰〕　炁《き》を照管《せうくわん》するの神《しん》。炁《き》の外《ほか》に在《あ》る神《しん》は丹《たん》を成《な》すものにあらず。

〔金鼎〕　丹田《たんでん》の稍上《やゝうへ》に位《くらゐ》す。

く

〔苦海〕　本來佛語《ほんらいぶつご》。炁穴《きけつ》のこと。また淨土《じやうど》ともいふ。煉《ね》れば淨土《じやうど》となり、然《しか》らざれば苦海《くかい》となる。

〔空〕　佛語《ぶつご》。根本禪《こんほんぜん》が發《はつ》すれば心地《しんち》空《くう》にして罣礙《けいげ》なきを得《う》ること。十功德《くどく》の一。

〔空運〕　炁《き》を伴《ともな》はずして、たゞ神《しん》と息《そく》のみがめぐること。

〔空定〕　心《こゝろ》を空《くう》にして修煉《しうれん》に入《い》るもの。この書《しよ》に於《おい》ていふ空定《くうぢやう》は佛語《ぶつご》の空定《くうぢやう》を指《さ》すにあらず。

〔空鐺〕　風火《ふうくわ》のみを用《もち》ひて藥《くすり》なきを空鐺《くうたう》を

烹《に》るといふ。

〔藥〕丹《たん》を作《つく》る種子《しゆし》、烹《き》が熟《じゆく》して丹《たん》となる道程《だうてい》。

〔藥の老嫩〕藥《くすり》を煉《ね》るに時機《じき》がある。嫩《どん》は未熟《みじゆく》、老《らう》は過熟《くわじゆく》。

〔君火〕神《しん》のこと。烹《き》を主宰《しゆさい》する故《ゆゑ》にいふ。

〔君心〕同上《どうじやう》。

〔薫蒸〕文火《ぶんくわ》のこと。心《こゝろ》を以《もつ》て呼吸《こきふ》を使《つか》はずして、呼吸《こきふ》のまゝに藥《くすり》を溫養《をんやう》すること。

け

〔外道〕丹《たん》を用《もち》ふることを知《し》らざる修養《しうやう》。

〔解脫〕佛語《ぶつご》。五蓋《がい》より脫《だつ》したこと。十功《く》徳《どく》の一。

〔桂柯〕日《ひ》を頭《かしら》に、月《つき》を腹《はら》に喩《たと》ふ。月《つき》の桂《かつら》といふところより丹田《たんでん》の喩《たとへ》とす。

〔景〕發相《はつさう》。藥產《やくさん》或《あるひ》は成丹《せいたん》の時《とき》發《はつ》する內外《ないぐわい》の現象《げんしやう》。

〔傾危〕丹《たん》が成《な》らんとして成《な》らざるもの。

〔輕〕佛語《ぶつご》。定中《ぢやうちう》に於《おい》て體《たい》が輕《かる》く擧《あが》らんとするを感《かん》ずること。八觸《そく》の一。

〔月華〕烹《き》が烹穴《きけつ》に在《あ》つてその生氣《せいき》の認《みと》め得《え》られることの喩《たとへ》。

〔月明〕同上《どうじやう》。

〔乾坤〕乾首坤腹《けんしゆこんぷく》の稱《しよう》。泥丸《でいぐわん》と丹田《たんでん》の喩《たとへ》。

〔乾策〕坤策《こんさく》と併《あは》せて周天《しうてん》の度數《どすう》を定《さだ》むる

基礎《きそ》とする。

〔乾首〕乾《けん》は天《てん》にして上《うへ》に位《くらゐ》す。故《ゆゑ》に稱《しよう》す。

〔坤用九〕坤用《こんよう》六と併《あは》せて周天《しうてん》の度數《どすう》を定《さだ》む。

〔元關〕炁穴《きけつ》。

〔元炁〕炁《き》は丹《たん》の元《もと》となるが故《ゆゑ》に元炁《げんき》といふ。

〔元竅〕炁穴《きけつ》。

〔元黃〕炁穴《きけつ》。元關《げんくわん》黃庭《くわうてい》を一にしたる名《な》か。或《あるひ》は黃《くわう》は坤《こん》に屬《ぞく》する故《ゆゑ》に坤《こん》と爲《な》し、丹田《たんでん》となすか。

〔元神〕神《しん》は丹《たん》を煉《ね》るの主《しゆ》。故《ゆゑ》に稱《しよう》す。

〔元神の火〕元神《げんしん》によつて丹《たん》を煉《ね》る。神《しん》を火《ひ》に喩《たと》ふ。

〔元精〕炁《き》の動《うご》くを精《せい》といふ。

〔幻丹〕修煉《しうれん》正《たゞ》しからず、丹成《たんな》るに似《に》たるも暫《しばら》くにして消散《せうさん》するを幻丹《げんたん》といふ
〔幻藥〕藥《くすり》の不良《ふりやう》にして走泄《そうせつ》の憂《うれひ》あるもの。

〔玄關〕炁穴《きけつ》。

こ

〔呼機の關〕呼氣《こき》には外表《ぐわいへう》の氣上《きのぼ》つて、內《ない》裏《り》の炁降《きくだ》る。これを呼機《こき》の閉《へい》といふ。

〔呼吸〕元神《げんしん》を元炁《げんき》に融合《ゆうがふ》せしめ、これを周天《しうてん》せしむるの用《よう》と爲《な》す。

〔鼓噓〕呼吸《こきよ》。

〔午行二十四〕午行《ごかう》は下降路《かかうろ》に當《あた》り陰《いん》に屬《ぞく》す。二十四は坤陰《こんいん》の數《すう》なり。

〔五蓋〕佛語《ぶつご》。貪欲《とんよく》、瞋恚《しんい》、愚痴《ぐち》、掉悔《てうげ》、睡眠《すゐみん》の五は人《ひと》の本心《ほんしん》を蓋覆《がいふく》する故《ゆゑ》にいふ。

〔五通〕佛語《ぶつご》。天眼《てんげん》、天耳《てんに》、他心《たしん》、宿命《しゆくめう》、神境《じんきやう》を五通《つう》と稱《しよう》す。種々《しゆぐ》の奇蹟《きせき》を行《おこな》ふ能力《のうりよく》。

〔五停心觀〕禪定《ぜんぢやう》の品類《ひんるゐ》。數息觀《すそくくわん》、不淨觀《ふじやうくわん》、因緣觀《いんねんくわん》、慈心觀《じしんくわん》、念佛觀《ねんぶつくわん》の五つをいふ。

〔工法〕外丹外藥《ぐわいたんぐわいやく》を煉《ね》る工法《こうはふ》に喩《たと》へて、修煉《しうれん》を工法《こうはふ》といふ。

〔交合〕神炁《しんき》の冥合《めいがふ》すること。

〔交姤〕交合《かうがふ》に同《おな》じ。

〔交媾〕交合《かうがふ》に同《おな》じ。

〔行火〕周天《しうてん》の火《ひ》をめぐらすこと。

〔行往住止多少の限法〕周天《しうてん》に關《くわん》するの語《ご》。行《かう》はめぐらすこと、住《ちう》はとゞめ、はじめ、終《をは》り、その行《おこな》ふ數《すう》の多少《たせう》をいふ。

〔好持法〕佛語《ぶつご》。修禪《しゆぜん》の狀態《じやうたい》の尤《もつと》もよきもの。

〔吼一聲〕藥產《やくさん》の時《とき》、内外《ないぐわい》の藥《くすり》が忽然《こつぜん》として發生《はつせい》するに喩《たと》ふ。

〔劫運〕時《とき》の移《うつ》りかはり。

〔黄芽〕藥《くすり》の嫩《わか》く以《もつ》て育《やしな》ふべきもの。

〔黄庭〕丹田《たんでん》の上金鼎《うへきんてい》、金鼎《きんてい》の稍上《やゝうへ》黄庭《くわうてい》。

〔黄道〕周天《しうてん》の路脈《ろみやく》。

〔姤〕 易《えき》の卦《くわ》、陽中《やうちう》一陰《いん》の發生《はつせい》せしもの。以《もつ》て周天降路《しうてんかうろ》の始《はじ》め午《ご》の部位《ぶゐ》とす。

〔後天の氣〕 呼吸《こきふ》の氣《き》。

〔後天の神〕 散動《さんどう》する心《こゝろ》。

〔後天の精〕 淫精《いんせい》。

〔恍惚〕 天地《てんち》神我《しんが》を忘《ばう》じたる心境《しんきやう》、藥《くすり》はこの間《かん》に發生《はつせい》す。

〔高眞〕 高聖《かうせい》なる心《こゝろ》を有《いう》する眞人《しんじん》。

〔降火〕 神火《しんくわ》を降《くだ》すこと。

〔闔闢〕 心《こゝろ》を以《もつ》て運營《うんえい》する呼吸《こきふ》。武火《ぶくわ》に用《もち》ふ。

〔刻漏〕 また漏刻《ろうこく》。本來時《ほんらいとき》を計《はか》るの器《き》、呼《こ》吸《きふ》の喩《たとへ》。

〔刻漏の火〕 武火《ぶくわ》。

〔穀精〕 穀食《こくしよく》によりて成《な》る精《せい》、卽《すなは》ち淫精《いんせい》。

〔穀道〕 大便道《だいべんだう》。

〔坤火〕 先天《せんてん》の炁《き》。

〔坤策〕 乾策《けんさく》に併《あは》せて周天《しうてん》の度數《どすう》を定《さだ》むる根礎《こんそ》。

〔坤腹〕 乾《けん》を首《しゆ》と爲《な》すに對《たい》して、腹《はら》を稱《しやう》し丹田《たんでん》の喩《たとへ》とす。

〔坤用六〕 （乾策《けんさく》を參照《さんせう》せよ。）

〔根本禪〕 佛語《ぶつご》。特殊《とくしゆ》の觀想《くわんさう》を用《もち》ひず、ただ定《ぢやう》によりて發《はつ》する定體《ぢやうたい》。

〔混採〕 秩序《ちつじよ》なき採藥《さいやく》。

〔混沌〕 神炁《しんき》合《がふ》一の境《きやう》、眞種子《しんしゆし》この中《うち》に生《しやう》ず。

〔混煉〕 秩序《ちつじよ》なき煉藥《れんやく》。

〔崑崙峰頂〕頭頂《づちやう》の喩《たとへ》。

〔渾然〕神炁《しんき》合《がふ》一して物我《ぶつが》を忘《ばう》じたる心境《しんきやう》。

〔近分定〕佛語《ぶつご》。根本禪《こんほんぜん》に近《ちか》きもの、四禪《ぜん》各々《おの〳〵》近分定《こんぶんぢやう》あり。

さ

〔朘〕嬰兒《えいじ》の陽《やう》。

〔西天二十八祖〕佛語《ぶつご》。印度《いんど》に於《おい》て佛陀《ぶつだ》より達磨《だるま》に至《いた》る二十八代《だい》の祖師《そし》、印度《いんど》は支那《しな》より西方《さいはう》に在《あ》る故《ゆゑ》に西天《さいてん》と稱《しよう》す。

〔採取〕藥《くすり》を採取《さいしゆ》するの義《ぎ》。

〔採取周天〕藥《くすり》を採取《さいしゆ》しつゝ行《ぎやう》ずる周天《しうてん》。

〔採封〕採取《さいしゆ》と封固《ふうこ》。

〔採煉〕採取《さいしゆ》と煉藥《れんやく》。

〔採藥〕藥《くすり》を採取《さいしゆ》すること。採取《さいしゆ》には武火《ぶくわ》を用《もち》ふ。

〔細住〕佛語《ぶつご》。麁住《そぢう》より稍進《やゝすゝ》みたる定境《ぢやうきやう》。

〔臍〕丹田《たんでん》は體内《たいない》に在《あ》つて見難《みがた》き故《ゆゑ》に、臍《へそ》を指《さ》してその部位《ぶゐ》を示《しめ》す。

〔三事の調和〕佛語《ぶつご》。禪定《ぜんぢやう》に際《さい》して身《しん》、息《そく》、心《しん》の三を調和《てうわ》すること。

〔三十六〕陽爻《やうかう》の策數《さくすう》。周天《しうてん》の度數《どすう》を定《さだ》むる基礎《きそ》。

〔三禪〕佛語《ぶつご》。根本禪《こんほんぜん》の下位《かゐ》より數《かぞ》へて第《だい》三。樂《たのしみ》尤《もつと》も多《おほ》し。

〔三途〕佛語《ぶつご》。惡社會《あくしやくわい》の名《な》。地獄《ぢごく》の火《ひ》、畜《ちく》生《しやう》の相啖食《あひかんしよく》する血《ち》、修羅《しゆら》の刀杖《かうぢやう》、併《あは》せて三途《づ》と稱《しよう》す。

〔參禪〕佛語《ぶつご》。師《し》に參謁《さんえつ》して禪《ぜん》を修《しう》すること。

し

〔子炁〕精《せい》より生《しやう》じたる義《ぎ》、故《ゆゑ》に精《せい》を母《はゝ》となすに對《たい》して稱《しよう》す。

〔子行三十六〕子行《しかう》は上升《じやうしよう》路《ろ》に當《あた》り陽《やう》に屬《ぞく》す。三十六は乾陽《けんやう》の策數《さくすう》なり。

〔子午を徘徊す〕周天《しうてん》を行《ぎやう》ずること。子午《しご》とは上升下降《じやうしようかかう》の道《みち》。徘徊《はいくわい》は往來《わうらい》。

〔子後午前〕上升《じやうしよう》の路《みち》。

〔子箱〕フイゴの側《かたはら》に付《つ》いて風《かぜ》を爐《ろ》に送《おく》る小箱《こばこ》。

〔止〕佛語《ぶつご》。心《こゝろ》を靜《しづか》にして定《ちやう》を發《はつ》する方法《はうはふ》。

〔止火〕丹《たん》既《す》でに成《な》りたる故《ゆゑ》周天《しうてん》の火《ひ》を行《ぎやう》ずるを止《や》む。

〔止火の景〕丹《たん》の成《な》りたるときは胸腹部《きようふくぶ》に白光《びやくくわう》を見《み》る。これを止火《しくわ》の景《けい》となす。

〔止觀〕佛語《ぶつご》。止《し》は思惟《しゐ》の集中《しうちう》、觀《くわん》は叡智《えいち》の運營《うんえい》。

〔止觀均等〕佛語《ぶつご》。止觀《しくわん》は偏《へん》すべからず、必《かなら》ず均等《きんとう》なるを要《えう》す。第四禪《だいしぜん》は止觀均《しくわんきん》等《とう》の境地《きやうち》。

〔四禪〕佛語《ぶつご》。三禪《さんぜん》の樂支《らくし》を斷《だん》じて、靜寂《せいじやく》安穩《あんのん》なる定境《ちやうきやう》。

〔四諦〕佛語《ぶつご》。苦集滅道《くじゆめつだう》を稱《しよう》す。

〔四揲〕易《えき》の卜筮《ぼくぜい》に於《おい》て其策《そのさく》を四づゝ揲《てふ》す。周天《しうてん》の度數《どすう》の基礎《きそ》。

〔自然の造化〕精《せい》が性慾《せいよく》によりて流出《りうしゆつ》し子《こ》を生《しやう》ずること。

〔紫府〕丹田《たんでん》。

〔持法の人〕佛語《ぶつご》。よく法《はふ》に從《したが》つて修持《しうち》する人《ひと》。

〔收丹〕丹成《たんな》つて火《ひ》を止《や》め、溫養《をんやう》し收採《しうさい》すること。

〔周天〕丹田《たんでん》より脊《せ》を通《つう》じて泥丸《でいぐわん》に升《のぼ》り、泥丸《でいぐわん》より胸腹《きようふく》を通《つう》じて丹田《たんでん》に降《くだ》る循《じゆん》環《くわん》の路脈《ろみやく》。

〔周天築基の工〕中年《ちうねん》の人《ひと》は大周天《だいしうてん》を行《ぎやう》ずるに先《さき》だつて行《おこな》ふ補精《ほせい》の法《はふ》。

〔修士〕丹《たん》を修《しう》するの士《し》。

〔修持〕道《みち》を修煉《しうれん》し受持《じゆぢ》すること。

〔修禪〕佛語《ぶつご》。禪定《ぜんぢやう》を修《しう》すること。

〔修丹〕丹《たん》を煉《ね》る修行《しゆぎやう》。

〔修道〕修丹《しうたん》に同《おな》じ。

〔十功德〕佛語《ぶつご》。初禪《しよぜん》が發《はつ》するときは八觸《そく》と共《とも》に十功德《くどく》を發《はつ》す。卽《すなは》ち空《くう》、明《みやう》、定《ぢやう》、智《ち》、善心《ぜんしん》、柔軟《にうなん》、喜《き》、樂《らく》、解脫《げだつ》、境界《きやうかい》相應《さうをう》。

〔十二因緣〕佛語《ぶつご》。衆生《しゆじやう》が生死輪轉《しやうじりんてん》する順《じゆん》序《じよ》を十二に分《わか》つて說《と》く。

〔十二辰〕十二支《し》なり。周天《しうてん》の黃道《くわうだう》の十二の部位《ぶゐ》。

〔柔軟〕佛語《ぶつご》。初禪《しよぜん》の柔軟《じうなん》なる心境《しんきやう》を味得《みとく》

すること。十功德《くどく》の一。

〔重〕佛語《ぶつご》。初禪《しよぜん》が發《はつ》したるとき、身《み》に重《ちう》壓《あつ》の感《かん》を生《しやう》ず。八觸《そく》の一。

〔色定〕佛語《ぶつご》。根本《こんぽん》四禪《ぜん》のこと。

〔識神〕心《こゝろ》が空無《くうむ》を味得《みとく》してゐること、必《かなら》ずしも善境界《ぜんきやうかい》にあらず。

〔識性〕識神《しきじん》に同《おな》じ。

〔七返還丹〕七は金《きん》の成數《せいすう》、神炁《しんき》を鉛汞《えんこう》に喩《たと》ふ。鉛汞《えんこう》を炁穴《きけつ》に入《い》るゝを返《へん》といひ、泥丸《でいぐわん》に升《のぼ》らしむるを還《げん》といふ。かくて丹成《たんな》る、故《ゆゑ》に稱《しよう》す。

〔七返丹成る〕七返還丹《へんげんたん》と同《おな》じ。

〔沙門〕佛語《ぶつご》。出家《しゆつけ》して道《みち》を求《もと》むる人《ひと》。

〔舍利〕本來佛骨《ほんらいぶつこつ》の稱《しよう》なるも、火化《くわく》して取《と》る故《ゆゑ》に、轉《てん》じて藥《くすり》の稱《しよう》とす。

〔舍利子〕藥産《やくさん》の時《とき》の藥《くすり》。佛弟子《ぶつでし》舍利子《しやりし》の名《な》を轉用《てんよう》す。

〔邪火〕火《ひ》の法《はふ》を得《え》ざるもの。

〔邪相〕佛語《ぶつご》。八觸《そく》、十功德《くどく》の發相《はつさう》に過不《くわふ》及《きふ》のあるもの。

〔取火〕先天《せんてん》の炁《き》の火《ひ》を取《と》る。

〔種子〕藥産《やくさん》、これを煉丹《れんたん》の種子《しゆし》と爲《な》す。

〔祝融峰の定僧〕祝融峰《しゆくゆうほう》の修定《しうぢやう》の僧《そう》、女《によ》人《にん》のために定《ぢやう》の敗《やぶ》れたる故事《こじ》あり。

〔熟境〕精《せい》が順境《じゆんきやう》を忘《わす》るゝ能《あた》はざるをいふ。

〔熟路〕精《せい》が常習《じやうしふ》として走泄《そうせつ》するところの路程《ろてい》。

〔純陰〕中年《ちうねん》にして精《せい》の甚《はなは》だ敗《やぶ》れたる人《ひと》。

〔順〕性慾《せいよく》の發動《はつどう》のまゝに行《おこな》ふこと。

〔順に行ふ〕順《じゆん》と同《おな》じ。

〔閏餘〕根《こん》に歸《き》すること。

〔初禪〕根本禪《こんぽんぜん》の最初《さいしよ》の位《くらゐ》。覺觀《かくくわん》の二支《しし》尤《もつと》も強《つよ》く發動《はつどう》する。

〔小徑〕大道《たいだう》に對《たい》しての小道《せうだう》。

〔小周天〕大周天《だいしうてん》を行《ぎやう》ずる準備《じゆんび》として行《ぎやう》ずる修法《しうほふ》。

〔小藥〕小周天《せうしうてん》の種子《しゆし》と爲《な》る藥《くすり》。

〔升降〕周天《しうてん》の異稱《いしよう》。

〔正禪五支〕佛語《ぶつご》。根本禪《こんぽんぜん》には覺《かく》、觀《くわん》、喜《き》、樂《らく》、一心《しん》の五支《し》を具《ぐ》す。

〔正相〕佛語《ぶつご》。八觸《そく》十功德等《くどくとう》の正《たゞ》しき發相《はつさう》。

〔消息〕闔闢《かふへき》の機《き》の運營《うんえい》。

〔消息子〕フイゴの中《なか》にありて進退《しんたい》して風《かぜ》を生《しやう》ずる仕《し》かけ。

〔照〕心《こゝろ》が丹田《たんでん》を守《まも》ること。用處《ようしよ》多《おほ》し。

〔衝〕天體《てんたい》の相對《あひたい》すること。以《もつ》て神炁《しんき》の同《どう》用《よう》に喩《たと》ふ。

〔衝脈〕炁穴《きけつ》より發《はつ》する脈《みやく》。八脈《みやく》の一。

〔上根〕丹《たん》を修《しう》して尤《もつと》も容易《ようい》に成《な》るべき素《そ》質《しつ》を有《いう》する人《ひと》。

〔上求菩提下化衆生〕佛語《ぶつご》。自《みづか》ら修《しう》しまた他《た》を利《り》すること。

〔上升〕周天《しうてん》に於《おい》て丹田《たんでん》より泥丸《でいぐわん》に升《のぼ》ること。

〔上升路〕如上《じよじやう》の路脈《ろみやく》。即《すなは》ち督脈《とくみやく》。

〔上地〕 佛語《ぶつご》。上《うへ》の階級《かいきふ》の禪境《ぜんきやう》。

〔定〕 佛語《ぶつご》。禪定《ぜんぢやう》。

〔定〕 佛語《ぶつご》。一心安穩《しんあんおん》にして散動《さんどう》することがない。十功徳《くどく》の一。

〔淨化〕 修煉《しうれん》によりて情慾《じやうよく》を化《くわ》して道《みち》となすこと。

〔淨土〕 佛語《ぶつご》。丹田《たんでん》の喩《たとへ》に用《もち》ふ。

〔心〕 八脈《みやく》の一。上《うへ》は心《しん》に通《つう》ずと是《これ》なり。

〔心火〕 神火《しんくわ》なり。

〔心境〕 心《こゝろ》の狀態《じやうたい》。

〔心中の元神〕 元神《げんしん》は心《こゝろ》の本體《ほんたい》にして精《せい》粹《すゐ》なるもの。故《ゆゑ》にいふ。

〔身中の活子時〕 藥産《やくさん》の時《とき》、丹田《たんでん》に暖信《だんしん》あり、外《そと》に陽擧《やうきよ》の景《けい》あり。

〔身中の璇璣〕 周天《じうてん》の路脈《ろみやく》。

〔津液〕 津液《しんえき》を呑《の》んで身《み》を養《やしな》ふと稱《しよう》する小《せつ》道《だう》あり。津液《しんえき》は唾液《だえき》なり。

〔眞意〕 まことなる意《い》。丹田《たんでん》を守《まも》るときは煉丹《れんたん》に於《おい》て誤《あやまり》なし。

〔眞火〕 神火《しんくわ》。

〔眞覺〕 神知《しんち》。藥産等《やくさんとう》の時期《じき》を體驗《たいけん》によりて知《し》ること。

〔眞炁〕 炁《き》。

〔眞機〕 身内《しんない》に完成《くわんせい》したる採煉《さいれん》の機《き》。

〔眞元〕 丹《たん》の眞種子《しんしゆし》。

〔眞汞〕 有形《いうけい》の汞《こう》を假汞《かこう》といふに對《たい》して、元神《げんしん》を稱《しよう》す。

〔眞種子〕 藥《くすり》。以《もつ》て丹《たん》の眞種子《しんしゆし》となす。

〔眞種子の父母〕 神炁交《しんきまじは》りて藥《くすり》を生《しやう》ずるが故《ゆゑ》、神炁《しんき》を稱《しよう》していふ。

〔眞神〕 神《しん》。

〔眞人呼吸の處〕 丹田《たんでん》の稱《しよう》。眞人《しんじん》の呼吸《こきよ》は口鼻《こうび》を以《もつ》てせず。丹田《たんでん》を以《もつ》てす。

〔眞性〕 神《しん》。

〔眞精〕 精《せい》。

〔眞丹〕 丹《たん》。

〔眞道〕 必《かなら》ず丹《たん》を成《じやう》じ得《う》る道《みち》。

〔眞陽の氣〕 修煉《しうれん》によつて身内《しんない》に滿《み》たしたる生氣《せいき》。

〔神〕 心中《しんちう》の元神《げんしん》。

〔神〕 心《こゝろ》の妙用《めうよう》。

〔神を凝らす〕 神炁《しんき》を合《がふ》一するため、思《し》惟《ゐ》を集中《しふちう》すること。

〔神火〕 心《こゝろ》。

〔神炁全合〕 神炁《しんき》を合《がつ》して一とするは煉《れん》丹《たん》の最初《さいしよ》の工法《こうはふ》。

〔神光〕 心《こゝろ》の光《ひかり》。また丹《たん》の成《な》るときの外景《ぐわいけい》。

〔神室〕 炁穴《きけつ》。煉丹《れんたん》の時《とき》元神《げんしん》こゝを守《まも》る故《ゆゑ》にいふ。

〔神知〕 藥生《やくせい》の體驗自覺《たいけんじかく》。

〔深禪定〕 佛語《ぶつご》。程度《ていど》の深《ふか》き禪定《ぜんちやう》。

〔進火〕 丹田《たんでん》より上《のぼ》る火《ひ》。

〔進退行火〕 周天《しうてん》の火《ひ》。

〔震の一陽〕 藥産《やくさん》の時陽擧《ときやうちが》るの景《けい》。

〔人道〕 人《ひと》を生《しやう》ずる道《みち》、仙道《せんだう》と相反《さうはん》す。

〔腎〕 腎臟《じんざう》にあらず、精《せい》の生《しやう》ずる府《ふ》として時《とき》に炁穴《きけつ》と稱《しよう》す。

〔腎中の元炁〕元炁《げんき》は腎中《じんちう》に住《ちう》するが故《ゆゑ》に稱《しよう》す。

〔任脈〕泥丸《でいぐわん》より胸腹《きようふく》の內壁《ないへき》に沿《そ》ふて丹田《たんでん》を降《くだ》る路脈《ろみやく》。

〔瞋蓋〕佛語《ぶつご》。怒《いか》ること。五蓋《かい》の一。

す

〔水火交媾〕神炁相合《しんきあひがつ》すること。

〔水中火〕先天《せんてん》の炁《き》。

〔吹嘘〕神《しん》を加《くよ》へざる呼吸《こきふ》。

〔睡眠〕佛語《ぶつご》。五蓋《かい》の一。

〔數息觀〕佛語《ぶつご》。息《いき》を數《かぞ》へて定《ぢやう》に住《ちう》すること。五停心觀《でうしんくわん》の一。

せ

〔世法〕男女合《だんぢよがつ》して子《こ》を生《しやう》ずるは常事《じやうじ》なり。これを世法《せはふ》と稱《しよう》す。

〔施受〕施《ほどこ》すは精《せい》、受《う》くるは炁《き》。

〔正理〕神炁《しんき》の合成《がふせい》を主《しゆ》とする簡易《かんい》の道《みち》。

〔生炁〕陽氣《やうき》。

〔西南の道〕坤《こん》の方位《はうゐ》、依《よ》りて腹《はら》と爲《な》す。

〔性〕心《こゝろ》の靜《しづ》かなるをいふ。

〔性〕心《こゝろ》の本體《ほんたい》。

〔靑陽洞裏〕精《せい》の生《しやう》じたる丹田《たんでん》。

〔淸濁〕陽《やう》の藥《くすり》に化《くわ》するは淸《せい》、淫精《いんせい》に化《くわ》し

て走《はし》るは濁《だく》。

〔聖胎〕神氣《しんき》合《がつ》して胎《たい》を結《むす》ぶこと。即《すなは》ち藥《くすり》をいふ。

〔精〕元氣《げんき》の動《うご》くをいふ。

〔精未だ敗れず〕童眞《どうしん》にして未《いま》だ精《せい》の走《そう》泄《せつ》なきもの。

〔精華〕元精《げんせい》。

〔精竅〕氣穴《きけつ》。

〔精已てに敗る〕中年《ちうねん》の人《ひと》、精《せい》の耗散《かうさん》せしもの。

〔精生〕文火《ぶんくわ》の養《やしなひ》によりて精《せい》の生《しやう》じたること。

〔精道〕精《せい》の走泄《そうせつ》する管《くわん》。

〔靜中動〕氣《き》の動《どう》を始《はじ》めたこと。これを覺《かく》知《ち》したとき周天《しうてん》を行《ぎやう》ずべし。

〔脊腎〕腎臟《じんざう》のこと。氣穴《きけつ》を腎《じん》とすると區《く》別《べつ》するために稱《しやう》す。

〔節序〕火《ひ》を用《もち》ふるに順序《じゆんじよ》あり、即《すなは》ち火候《くわこう》。

〔攝精〕走泄《そうせつ》せんとする精《せい》を收回《しうくわい》して藥《くすり》となすこと。

〔雪山〕心身《しんく》の空《くう》なること。以《もつ》て淨盡《じやうじん》されたる氣穴《きけつ》に喩《たと》ふ。

〔逼る〕氣《き》を促《うな》がして周天《しうてん》を行《ぎやう》ずること。

〔仙〕丹《たん》を成《じやう》して證果《しやうくわ》を得《え》たる聖者《せいじや》。

〔仙丹〕丹《たん》のこと。

〔仙道〕煉丹《れんたん》の道《みち》。

〔先天〕常人《じやうじん》の覺知《かくち》せざる境《きやう》。

〔先天眞一の氣〕元氣《げんき》が發動《はつどう》したるもの。

〔先天の炁〕元炁《げんき》。後天《こうてん》の有形《いうけい》の精《せい》と別《わか》つ。

〔先天の神〕元神《げんしん》。雜念《ざふねん》と區別《くべつ》するため先《せ》天《てん》と稱《しよう》す。

〔先天の精〕後天《こうてん》の精《せい》と別《わか》つために稱《しよう》す。炁《き》に化《くわ》して丹《たん》となるはこの精《せい》なり。

〔善心〕佛語《ぶつご》。三寶《ばう》に對《たい》して信順《しんじゆん》の心《こゝろ》を起《おこ》すこと。十功德《くどく》の一。

〔漸法〕中根下《ちうこんげ》根《こん》の人《ひと》のために設《まう》けたる次《し》第修行《だいしゆぎやう》の法《はふ》。

そ

〔麁住〕佛語《ぶつご》。修禪《しうぜん》の初心《しよしん》に於《おい》て發《はつ》する心《しん》境《きやう》。塵境《ちんきやう》が思惟《しゐ》を亂《みだ》さない狀態《じやうたい》。

〔走泄〕精《せい》の淫精《いんせい》に化《くわ》して射出《しやしゆつ》すること。

〔走失〕走泄《そうせつ》に同《おな》じ。

〔走丹〕丹《たん》成《な》らんとして、情慾《じやうよく》のために精《せい》に化《くわ》して走失《そうしつ》すること。

〔走漏〕走泄《そうせつ》に同《おな》じ。

〔造化〕男女合《だんぢよがつ》して子《こ》を生《しやう》ずる機《き》に對《たい》して神炁《しんき》合《がつ》して藥《くすり》を生《しやう》ずる機《き》を稱《しよう》す。

〔息火〕卯《ばう》、即《すなは》ち上升《じやうしよう》時《じ》の沐浴《もくよく》。

〔息風〕呼吸《こきふ》を風《かぜ》に喩《たと》へて息風《そくふう》と稱《しよう》す。

〔巽風〕易《えき》の卦《け》の名《な》。巽《そん》を風《ふう》と爲《よ》す。呼吸《こきふ》の喩《たとへ》。

〔巽風升降〕呼吸《こきふ》が神炁《しんき》に伴《とも》ふて周天《しうてん》を行《ぎやう》ずること。

〔巽風扇〕呼吸《こきふ》を以《もつ》て火《ひ》に加《くわ》へこれを旺盛《わうせい》

ならしむるの喩《たとへ》。

た

〔**打七一門**〕一種《しゆ》の旁門外道《ばうもんげだう》。

〔**大極の時**〕陽将《やうまさ》に生《しやう》ぜんとして生《しやう》ぜざるの時《とき》。

〔**大周天**〕築基《ちくき》の工《こう》終《をは》りて後着手《のちちやくしゆ》する法《はふ》。

〔**大道**〕正大《せいだい》の道《みち》。

〔**大藥**〕大周天《だいしうてん》の種子《しゆし》とする藥《くすり》、即《すなは》ち小周《せうしう》天《てん》に於《おい》て煉成《れんせい》したる丹《たん》。

〔**大力の白牛**〕佛語《ぶつご》。意《い》を取《と》つて、炁《き》の發《はつ》生《せい》して動《うご》くことに喩《たと》ふ。

〔**大路**〕大道《たいだう》に同《おな》じ。

〔**太陰**〕腎中《じんちう》の炁《き》。

〔**太虚**〕汪洋《わうやう》として邊際《へんさい》を知《し》らざる心境《しんきやう》。

〔**太陽**〕心《こゝろ》の元神《げんしん》。

〔**胎**〕藥《くすり》。懐胎《くわいたい》十ケ月《げつ》にして人《ひと》の生《うま》るゝ如《ごと》く、藥《くすり》が炁穴《きけつ》に在《あ》りて丹《たん》に化《くわ》するを待《ま》つに喩《たと》ふ。

〔**帶脈**〕横《よこ》に通《つう》ずるを帶脈《たいみやく》と爲《な》す。八脈《みやく》の一。

〔**對斗明星**〕佛語《ぶつご》。斗《と》は炁《き》、明星《みやうじやう》は炁《き》の活《くわつ》躍《やく》即《すなは》ち陽生《やうせい》に喩《たと》ふ。佛陀《ぶつだ》、明星《みやうじやう》を見《み》て成道《じやうだう》したといふ故事《こじ》あり。

〔**槖籥**〕闔闢《かふへき》に同《おな》じ。周天《しうてん》の呼吸《こきふ》。

〔**丹**〕藥《くすり》を煉成《れんせい》したるもの。

〔**丹を修す**〕煉丹《れんたん》の修行《しゆぎやう》。

〔丹經〕煉丹《れんたん》の書《しよ》。

〔丹台〕煉丹《れんたん》を修《しう》する家《いへ》。

〔丹田〕丹《たん》の種子《しゆし》の發《はつ》する部位《ぶゐ》、故《ゆゑ》に丹田《たんでん》といふ。炁穴《きけつ》に同《おな》じ。

〔丹道〕煉丹《れんたん》の道《みち》。

〔丹成る〕藥《くすり》が丹《たん》に化《くわ》したること。

〔採攝〕炁《き》の所在《しよざい》を探《さぐ》りこれを收回《しうくわい》すること。

〔煅煉〕神炁《しんき》を鉛汞《えんこう》に喩《たと》ふ。丹《ゆゑ》にこれを煉《れん》成《せい》するを煅煉《たんれん》と稱《しよう》す。

〔彈指〕丹道《たんだう》に於《おい》ては、特《とく》に藥《や》産陽擧《さんやうきよ》の瞬《しゆん》間《かん》を稱《しよう》す。

〔暖〕佛語《ぶつご》。初禪《しよぜん》の發相《はつそう》として身《み》に暖《だん》を感《かん》ず。八觸《そく》の一。

〔暖炁〕藥産《やくさん》の內景《ないけい》として炁穴《きけつ》に暖《だん》を生《しやう》ず。所謂《いはゆる》「火《ひ》、臍下《せいか》に發《はつ》す」るもの。

〔暖氣〕藥産《やくさん》の內景《ないけい》としての暖氣《だんき》。

〔暖信〕臍下《せいか》に暖《だん》の生《しやう》じたるを藥産《やくさん》の徵《ちやう》とすること。信《しん》は通信《つうしん》の義《ぎ》。

ち

〔智〕佛語《ぶつご》。根本禪《こんほんぜん》を發《はつ》すれば昏迷《こんめい》を離《はな》れ廱智明《といちあきら》かなり。十功德《くどく》の一。

〔中下の流〕未《いま》だ煉丹《れんたん》の道《みち》に熟達《じゆくたつ》せざるもの。

〔中宮〕炁穴《きけつ》。

〔中黃〕炁穴《きけつ》。

〔築基〕煉丹《れんたん》の基礎《きそ》を築《きづ》く修法《しうはふ》。即《すなは》ち小周《せうしう》天《てん》の工法《こうはふ》。

〔築基の工〕築基《ちくき》に同《おな》じ。

〔超脱〕煉丹《れんたん》の功成《こうな》つて心身《しんく》無礙《むげ》なるを得《う》ること。

〔掉悔〕後悔《こうくわい》して心安《こゝろやす》からざること。五蓋《がい》の一。

〔調時〕調藥《てうやく》には火《ひ》を用《もち》ふるの時期《じき》あること。

〔調所〕調藥《てうやく》の所《ところ》、即《すなは》ち炁穴《きけつ》。

〔調法〕調藥《てうやく》の方法《はうはふ》。

〔調藥〕精《せい》が已《す》でに生《しやう》じたる故《ゆゑ》、これを薫《くん》蒸《じよう》して藥《くすり》と爲《な》す工程《こうてい》。

〔潮亢〕炁滿《きみ》ちたること。

〔潮來る〕炁滿《きみ》ち陽擧《やうあが》ること。

つ

〔通明〕佛語《ぶつご》。禪定《ぜんぢやう》の種類《しゆるゐ》、通明禪《つうめうぜん》と稱《しよう》す。この禪《ぜん》を修《しう》すれば神通《じんつう》を發《はつ》すといふ。

て

〔停息〕周天《しうてん》を休止《きうし》すること。止火《しくわ》の義《ぎ》にあらず。

〔信符〕酉時《いうじ》の沐浴《もくよく》。

〔蒂〕炁穴《きけつ》。

〔提火〕先天《せんてん》の炁《き》を起《おこ》すこと。

〔鼎器〕藥《くすり》を烹《に》る器《き》。鼎《てい》は爐《ろ》の上《うへ》に位《くらゐ》する故《ゆゑ》、丹田《たんでん》を爐《ろ》とするに對《たい》して頭首《とうしゅ》を鼎《てい》となす。

〔泥丸〕頭頂《づちやう》の內部《ないぶ》。

〔泥丸頂〕泥丸《でいぐわん》と同《おな》じ。

〔天氣下降地氣上升〕周天《しうてん》の喩《たとへ》。

〔天機〕藥産《やくさん》の時至《ときいた》りたること。

〔天罡〕北辰《ほくしん》、神《しん》が炁穴《きけつ》に在《あ》りて周天《しうてん》を主宰《しゅさい》するの喩《たとへ》。

〔天心〕炁穴《きけつ》。天罡《てんかう》と同義《どうぎ》。

〔天心の主宰〕元神《げんしん》が丹田《たんでん》に住《ぢう》して周天《しうてん》を行《おこな》ふこと。

〔天津〕頭《かしら》、また泥丸《でいぐわん》。

〔天地氤氳〕神炁《しんき》の融合《ゆうがふ》すること。神《しん》を天《てん》と為《な》し炁《き》を地《ち》と為《な》す。

〔天地合璧〕天地《こんち》氤氳《いんうん》と同《おな》じ。

〔天地の極〕周天《しうてん》に於《おい》て頭《かしら》は上《うへ》の極《きょく》、腹《はら》は下《した》の極《きょく》、即《すなは》ち頭腹《とうふく》の喩《たとへ》。

〔天然交〕神炁《しんき》の交《まじは》るは自然《しぜん》にして然《しか》り、故《ゆゑ》にいふ。

〔天然の眞宰〕神《しん》が炁穴《きけつ》に住《ぢう》すれば全身《ぜんしん》を支配《しはい》す、故《ゆゑ》にいふ。されど炁穴《きけつ》に在《あ》らざるときは全身《ぜんしん》の統《とう》一が破《やぶ》れて號令《がうれい》行《おこな》はれざるに至《いた》る。

と

〔斗〕炁穴《きけつ》。

〔斗牛〕周天《しうてん》の路《みち》の喩《たとへ》。

〔斗杓の循環〕融合《ゆうがふ》したる神氣《しんき》が氣穴《きけつ》より出《い》でゝ周天《しうてん》を爲《な》すの喩《たとへ》。

〔斗杓〕同上《どうじやう》。

〔東瀛〕東海《とうかい》に仙山《せんざん》ありと、古代《こだい》支那人《しなじん》の想像《さうざう》の仙鄕《せんきやう》。

〔東土六代〕佛語《ぶつご》。支那《しな》は印度《いんど》の東方《とうはう》に位《くらゐ》する故東土《ゆゑとうど》といふ。達磨《だるま》西來《さいらい》して衣鉢《えはつ》を傳《つた》へてより六祖《そ》慧能《ゑのう》に至《いた》る六代《だい》。

〔當令〕初《はじ》めての採藥《さいやく》。

〔動〕佛語《ぶつご》。初禪《しよぜん》の發相《はつさう》の一として心身《しんく》に動搖《どうえう》の感《かん》あり。八觸《そく》の一。

〔動氣〕陽生發動《やうせいはつどう》の氣《き》。

〔童眞〕年少《ねんせう》にして精《せい》の未《いま》だ走泄《そうせつ》せざるもの。

〔道〕仙道《せんだう》。

〔道教〕仙道《せんだう》。道教《だうけう》の名《な》は漢《かん》の張道陵《ちやうだうりよう》に始《はじ》まる。

〔道家〕道教《だうけう》と同《おな》じ。

〔道場〕佛語《ぶつご》。氣穴《きけつ》に喩《たと》ふ。

〔道德經〕老子《らうし》の著書《ちよしよ》。

〔道路〕周天《しうてん》の路脈《ろみやく》。

〔時〕藥產其他《やくさんそのた》修丹《しうたん》に際《さい》して特殊《とくしゆ》の徵候《ちようこう》ある一定《てい》の時機《じき》。

〔時至り神知る〕陽生《やうせい》、藥產《やくさん》、共《とも》にこれを活子時《くわつしじ》といふ。何《いづ》れも氣《き》動《うご》くの景《けい》ある故《ゆゑ》これを自覺《じかく》するを神知《しんし》るといふ。

〔特勝〕佛語《ぶつご》。十六特勝《どくしよう》の數目《すうもく》あり。自《みづか》ら

定境《ちやうきやう》を照《て》らしつゝ進《すゝ》む禪定《ぜんちやう》。

〔督脈〕炁穴《きけつ》より脊《せ》の内面《ないめん》を通《つう》じて泥丸《でいぐわん》に至《いた》る路脈《ろみやく》。

〔貪欲〕求《もと》めて飽《あ》くことを知《し》らざるを貪欲《とんよく》といふ。五蓋《かい》の一。

〔頓法〕上根《じやうこん》の士《し》が行《ぎやう》ずる法《はふ》。

〔嫩〕藥《くすり》の未熟《みじゆく》なること。

な

〔内景〕自覺《じかく》によりて知《し》り得《う》る煉丹《れんたん》の工程《こうてい》に於《お》ける發相《はつさう》。陽生《やうせい》に於《おい》て臍下《せいか》に暖《だん》を自覺《じかく》するが如《ごと》きをいふ。

〔内呼吸〕外《そと》の呼吸《こきよ》に對《たい》して、心《こゝろ》のうちに観《くわん》ずる呼吸《こきよ》。

〔内腎〕脊腎《せきじん》と誤《あやま》るが故《ゆゑ》、特《とく》に内腎《ないじん》と稱《しよう》す。但《たゞ》し外腎《ぐわいじん》に對《たい》して設《まう》けたる名《な》、外腎《ぐわいじん》は男子《だんし》の陽《やう》なり。

〔内丹〕これを自己《じこ》の心身《しん〱》に求《もと》めて煉成《れんせい》するが故《ゆゑ》に内丹《ないたん》といふ。金屬《きんぞく》の鉛汞《えんこう》によりて煉成《れんせい》する外丹《ぐわいたん》に別《わか》つの名《な》。

〔内藥〕内丹《ないたん》と同《おな》じく外《そと》の鉛汞《えんこう》に分《わか》つための名《な》。

〔内煉の道〕外《そと》の金屬《きんぞく》の鉛汞《えんこう》を煉《ね》らず、内《うち》に神炁《しんき》を煉成《れんせい》するが故《ゆゑ》にいふ。

〔南辰〕南天《なんてん》の星辰《せいしん》の稱《しよう》。頭部《とうぶ》又《また》は元神《げんしん》の喩《たとへ》とす。

に

〔二候〕候《こう》。その指《さ》すところ一にあらず、陽生《やうせい》又《また》は藥產《やくさん》にては炁《き》の動《うご》くを一候と爲《な》し、神《しん》を以《もつ》て炁《き》を運營《うんえい》するを二候《こう》と爲《な》す。（第《だい》二部《ぶ》第《だい》十章《しやう》參照《さんせう》）

〔二禪〕佛語《ぶつご》、初禪《しよぜん》の覺觀《かくくわん》を斷《だん》じて喜感《きかん》徧《あまね》き禪境《ぜんきやう》。

〔二十四〕用《よう》六の策數《さくすう》、周天《しうてん》の度數《どすう》の基礎《きそ》。

〔入火〕神火《しんくわ》を炁《き》穴《けつ》に入《い》るゝこと。

〔入手〕修丹《しうたん》に入《い》る始《はじ》め。

〔柔軟〕ジウナンを見《み》よ。

〔肉悅〕性交《せいかう》の感《かん》ずる快感《くわいかん》。法悅《はふえつ》に對《たい》す。

ぬ

〔日精〕（ジツセイを見《み》よ）

〔如來〕佛語《ぶつご》。如々《じよく》のうちより來《きた》るの義《ぎ》。佛陀《ぶつだ》の稱《しよう》。

〔任脈〕（ジンミヤクを見《み》よ）

ね

〔念佛觀〕佛語《ぶつご》。定中佛《ぢやうちうぶつ》の相好《さうがう》を念想《ねんさう》するの觀《くわん》。五停《でう》心觀《しんくわん》の一。

の

は

〔**波旬**〕佛語《ぶつご》。天魔波旬《てんまはじゆん》の名《な》あり、好《この》んで正法《しやうぼふ》を破壊《はくわい》す。

〔**徘徊**〕往來《わうらい》の義《ぎ》。周天《しうてん》を行《ぎやう》ずることに用《もち》ふ。

〔**八十功德**〕佛語《ぶつご》。八觸《そく》の一々に十功德《くどく》を具《ぐ》す。合《がつ》して八十功德《くどく》とす。正禪《しやうぜん》の發《はつ》相《さう》。

〔**八觸**〕初禪《しよぜん》の發《はつ》したるとき心身《しん〳〵》に動《どう》、痒《やう》、輕《けい》、重《ちう》、冷《れい》、暖《だん》、澁《じふ》、滑《くわつ》の八觸《そく》を感《かん》ず。

〔**八脈**〕八脈《みやく》は炁穴《きけつ》これが樞軸《すうぢく》と爲《な》る。卽《すなは》ち炁穴《きけつ》の後《うしろ》は督脈《とくみやく》、前《まへ》は任脈《にんみやく》、中《なか》は衝《しよう》脈《みやく》、横《よこ》は帶脈《たいみやく》、上《うへ》は心《しん》、下《した》は陽關《やうくわん》、上《うへ》後《うしろ》は腎《じん》、上前《うへまへ》は臍《よい》に通《つう》ず、これなり。

〔**發相**〕多《おほ》く佛語《ぶつご》に用《もち》ひらる。修行《しゆぎやう》の道程《だうてい》に於《おい》て發《はつ》する現象《げんしやう》なり。

ひ

〔**火**〕煉丹《れんたん》に尤《もつと》も必要《ひつえう》なるは火《ひ》なり。その指《さ》すところ一ならず。或《あるひ》は炁《き》、或《あるひ》は神《しん》、或《あるひ》は呼吸《こきふ》、その所《ところ》によりて異《い》あり。

〔**火を行ず**〕周天《しうてん》の火《ひ》を行《めぐ》らすこと。

〔**火を引く**〕元神《げんしん》の火《ひ》を引《ひ》いて炁《き》に合《がつ》せしむること。

〔**火をめぐらす**〕火《ひ》を行《ぎやう》ずと同《おな》じ。

〔火、金を銷す〕武《ぶ》火《くわ》を以《もつ》て藥《くすり》を化《くわ》して丹《たん》とすること。

〔火の圓足〕丹將《たんま》さに成《な》らんとするときは、火《ひ》はすでに圓足《ゑんそく》したるゆゑ火《ひ》を止《とゞ》むるを要《えう》す。

〔扉閭〕烝《き》の動《うご》く處《ところ》。

〔微風吹動〕佛語《ぶつご》、呼《こ》吸《きふ》を以《もつ》て微々《びゞ》として吹《ふ》く。所謂《いはゆる》溫養《をんやう》の文火《ぶんくわ》。

〔微陽〕陽烝《やうき》の微《び》なること。

〔百日〕丹《たん》は凡《およ》そ百日《にち》にして成《な》る故《ゆゑ》に、修《しゆ》行《ぎやう》の純熟《じゆんじゆく》したる異稱《いしよう》。

〔百六十の邪相〕佛語《ぶつご》。十功德《くどく》にまた過《くわ》不及《ふきふ》の邪相《じやさう》ある故《ゆゑ》に、二十の邪相《じやさう》あり。**これを八觸《そく》に乘《じよう》ずれば百六十の邪相《じやさう》となる。**

〔牝牡の合〕男女《だんぢよ》の合《がふ》。

ふ

〔符を受く〕止火《しくわ》の候《こう》の現《あらは》れたるの稱《しよう》。その他《た》數義《すうぎ》あり。

〔武火〕呼吸《こきふ》を以《もつ》て元神《げんしん》の火《ひ》を吹動《すゐどう》したる緊重《きんぢう》の火《ひ》。

〔風火〕呼吸《こきふ》と元神《げんしん》なり。以《もつ》て烝《き》を煉成《れんせい》して丹《たん》と爲《な》す。

〔風箱〕フイゴの主《しゆ》たる箱《はこ》。

〔風輪〕風《かぜ》が周天《しうてん》に際《さい》して車輪《しやりん》の如《ごと》く全身《ぜんしん》を廻《めぐ》る故《ゆゑ》に稱《しよう》す。

〔服食〕元來外丹服食《ぐわんらいぐわいたんふくしよく》の義《ぎ》なるも、内丹《ないたん》受用《じゆよう》の義《ぎ》に轉用《てんよう》す。

〔復卦〕復《ふく》は純陰《じゆんいん》の下《した》に一陽《やう》の發生《はつせい》したる卦《くわ》にして北方子《ほくはうし》の位《くらゐ》なり。周天起端《しうてんきたん》の稱《しよう》とす。

〔復覺〕藥產《やくさん》は陽生《やうせい》の後更《のちさ》らに神知《しんち》す。故《ゆゑ》に復覺《ふくかく》の稱《しよう》あり。

〔輻輳の運轉〕輻輳《ふくそう》とは車輪《しやりん》の稱《しよう》、以《もつ》て周天《しうてん》の運轉《うんてん》に喩《たと》ふ。

〔佛陀〕佛語《ぶつご》。覺者《かくしや》と飜《ほん》す、こゝには釋尊《しやくそん》の稱《しよう》とす。

〔文火〕神《しん》これを主宰《しゆさい》せざる溫柔《をんじう》の火《ひ》。

〔文薰武煉〕文火《ぶんくわ》は薰蒸《くんじよう》に用《もち》ひ、武火《ぶくわ》は煆《たん》煉《れん》に用《もち》ふ。故《ゆゑ》に稱《しよう》す。

へ

〔辨時〕煉丹《れんたん》には時《とき》を辨《べん》ずるの要《えう》あり。陽《やう》生《せい》、藥產《やくさん》、周天《しうてん》、止火《しくわ》、すべて時《とき》にあらざるはなし。

ほ

〔保守〕精《せい》を保《ほ》して走泄《そうせつ》せざらしむる義《ぎ》。

〔補精〕中年《ちうねん》の者《もの》は修持《しうぢ》に當《あた》つて先《ま》づ補精《ほせい》の法《はふ》を講《かう》ずるの要《えう》あり。

〔戊土〕周天上升《しうてんじやうしよう》の義《ぎ》とす。

〔母氣〕精《せい》を煉《ね》つて炁《き》を出《いだ》す、炁《き》の母《はゝ》の義《ぎ》。

〔**菩提**〕佛語《ぶつご》。陽生《やうせい》の喩《たとへ》とす。

〔**菩提子**〕佛語《ぶつご》、菩提《ぼだい》と同義《どうぎ》に用《もち》ひらる。

〔**菩提水**〕佛語《ぶつご》。精炁《せいき》の稱《しやう》。

〔**方士**〕方術《はうじゆつ》の士《し》、外藥《ぐわいやく》の服食《ふくしよく》を說《と》く。

〔**方便**〕佛語《ぶつご》。道《みち》を成《じやう》ずるために修《しう》する方《はう》法《はふ》。

〔**法悅**〕恍惚銷魂《くわうこつせうこん》のうちに味《あぢは》ふところの快《くわい》感《かん》。

〔**法度**〕周天《しうてん》の數《すう》の限度《げんど》。

〔**法輪常轉**〕元《もと》は佛語《ぶつこ》なるも、こゝには周《しう》天《てん》を行《ぎやう》ずることに解《かい》す。

〔**封固**〕藥《くすり》を採《と》つて炁穴《きけつ》に藏《ざう》すること。封《ほう》固《こ》には文火《ぶんくわ》を用《もち》ふ。

〔**烹煉**〕藥《くすり》を煉《ね》つて丹《たん》と爲《な》すこと。

〔**萌動の機**〕陽生《やうせい》の機《き》。

〔**卯酉の法**〕沐浴《もくよく》。

〔**卯酉沐浴**〕卯酉《ばういう》の法《はふ》と同《おな》じ。

〔**房術**〕男女交合《だんぢよかうがふ》の術《じゆつ》。法《はふ》を以《もつ》てこれを行《おこな》はゞ性命《せいめい》に益《えき》ありと稱《しよう》する邪說《じやせつ》。

〔**防慮**〕修丹《しうたん》の道程《だうてい》に生《しやう》ずる危險《きけん》を防《ふせ》ぐ用《よう》意《い》。

〔**旁門**〕修丹《しうたん》の正《せい》を得《え》ざる方術《はうじゆつ》。また炁《き》が過まつて逸走《いつそう》したる岐路《きろ》を稱《しよう》することあり。

〔**旁門外道**〕上《かみ》に同《おな》じ。

〔**北海**〕北《きた》は炁穴《きけつ》の位地《ゐち》。海《うみ》は水《みづ》を湛《たゝ》ゆる處《ところ》。即《すなは》ち炁穴《きけつ》、一に氣海《きかい》の稱《しよう》あり。

〔**北辰**〕炁《き》を主宰《しゆさい》する神《しん》、また炁《き》の發動《はつどう》にも名《なづ》く。

〔北斗〕炁《き》の周天《しうてん》を行《ぎやう》ずるに喩《たと》ふ。

〔凡鉛〕元炁《げんき》を眞鉛《しんえん》と爲《な》すに對《たい》して、金屬《きんぞく》の鉛《なまり》を凡鉛《ぼんえん》と稱《しよう》す。

〔凡汞〕元神《げんしん》を眞汞《しんこう》と爲《な》すに對《たい》して、金屬《きんぞく》の汞《こう》を凡汞《ぼんこう》と稱《しよう》す。

〔煩惱流轉〕佛語《ぶつご》。衆生《しゆじやう》は煩惱《ぼんなう》のために六道《だう》に流轉《るてん》す。仙道佛道《せんだうぶつだう》共《とも》にこれを超脱《てうだつ》するの道《みち》を説《と》く。

ま

〔魔王〕佛語《ぶつご》。佛陀成道《ぶつだじやうだう》の時《とき》魔《ま》王《わう》魔《ま》軍《ぐん》を引《いん》率《そつ》して佛陀《ぶつだ》に逼《せま》る。これはこれ外魔《ぐわいま》。人《ひと》は多《おほ》く内魔《ないま》のために轉《てん》ぜらる。

〔魔事〕佛語《ぶつご》。修煉《しうれん》の道程《だうてい》に於《おい》て起《おこ》る障礙《しやうがい》。

〔魔衆〕佛語《ぶつご》。魔軍《まぐん》の衆《しう》。

〔魔女〕佛語《ぶつご》。佛成道《ぶつじやうだう》の時《とき》魔女《まぢよ》は佛《ぶつ》を誘惑《いうわく》せんとして果《はた》さず。

み

〔未到地定〕根本禪《こんぽんぜん》の初禪《しよぜん》を發《はつ》する前《まへ》に發《はつ》する定《ぢやう》。

〔脈を張て債興す〕不正《ふせい》なる陽生《やうせい》。

〔明〕佛語《ぶつご》。初禪《しよぜん》に入《い》りたるとき明淨美麗《めいじやうびれい》の發相《はつさう》を見《み》ること。十功徳《くどく》の一。

〔明星〕炁《き》發《はつ》して動《うご》く、即《すなは》ち陽生藥産等《やうせいやくさんとう》の

景《けい》。

〔む、め、も〕

む

〔牟尼〕佛語《ぶつご》。本來寂默《ほんらいじやくもく》の義《ぎ》。達磨《だるま》に「二候牟尼《こうむに》を取《と》る」の語《ご》あるを以《もつ》て、採取《さいしゆ》する藥《くすり》の稱《しよう》とす。

〔無何有の郷〕心《こゝろ》、靜寂《せいじやく》に住《ぢう》すること。

〔無極〕神炁《しんき》合《がつ》して渾沌未《こんとんみ》分《ぶん》の時《とき》。

〔無漏〕丹成《たんな》つて炁再《きふたゝ》び外《ほか》に馳《は》せず。欲竇《よくとう》また開《ひら》かざるの義《ぎ》。

め

〔馬陰藏〕佛語《ぶつご》。佛陀《ぶつだ》は色欲《しきよく》を脫《だつ》し、陰《をん》（道《だう》に所謂陽《いはゆるやう》）深《ふか》く藏《ざう》して擧《あが》らざること馬《め》陰《をん》の深《ふか》く藏《かく》るゝが如《ごと》し。丹成《たんな》るときよく無《む》漏《ろう》を證《しよう》してこの相《さう》あり。

〔命〕坎中《かんちう》の炁《き》。離中《りちう》の神《しん》と合《あは》せて煆煉《たんれん》するときは丹成《たんな》る。

〔命門〕陽關《やうくわん》即《すなは》ち精道《せいだう》。

も

〔盲修瞎煉〕其法《そのはふ》を得《え》ずして妄《みだ》りに丹《たん》を修《しう》すること、盲《まう》の如《ごと》く瞎《かつ》の如《ごと》し。瞎《かつ》はそこひなり。

〔沐浴〕沐浴《もくよく》は、時《とき》に臨《のぞ》みて周天《しうてん》を休止《きうし》す

ること。

〔本に還り位に復す〕陽剛《やうがう》の炁《き》が一旦炁《たんき》穴に復《ふく》して安定《あんてい》を得《う》ること。

〔物〕陽《やう》に喩《たと》ふ。

や

〔藥産〕炁化《きくわ》して藥《くすり》と爲《な》るをいふ。この時《とき》宜《よろ》しく武火《ぶくわ》を以《もっ》て採取《さいしゅ》すべし。

〔藥産神知〕藥産《やくさん》の景《けい》到《いた》るときは暖氣《だんき》、炁《き》穴《けっ》に生《しやう》じよく自覺《じかく》するを得《う》るをいふ。

〔藥生〕藥産《やくさん》と同《おな》じ。

〔藥物〕神炁《しんき》を以《もっ》て藥物《やくぶつ》と爲《な》す。

ゆ

〔瑜伽〕定《ぢやう》を修《しう》して絶對《ぜったい》と冥合《めいがふ》する修法《しうはふ》。この行者《ぎやうじや》を瑜祇《ゆぎ》といふ。

〔有形の精〕淫精《いんせい》。

よ

〔用九〕乾《けん》の六爻《かう》がすべて動《どう》ずるを稱《しよう》す。周天《しうてん》の數《すう》の基礎《きそ》。

〔用六〕坤《こん》の六爻《かう》がすべて動《どう》ずるを稱《しよう》す。周天《しうてん》の數《すう》の基礎《きそ》。

〔痒〕佛語《ぶつご》。初禪發《しよぜんはつ》したるとき心身《しん〱》に痒《やう》を生《しやう》ず。八觸《そく》の一。
〔陽擧る〕陽生藥產《やうせいやくさん》の外景《ぐわいけい》。
〔陽運〕周天《しうてん》を行《ぎやう》ずること。
〔陽火〕元炁《げんき》の火《ひ》。
〔陽關〕炁穴《きけつ》より下《した》は陽關《やうくわん》に通《つう》ず。八脈《みやく》の一。
〔陽炁〕元炁《げんき》。
〔陽氣生〕活子時《くわつしじ》、即《すなは》ち陽生《やうせい》の時《とき》。
〔陽爻〕周天《しうてん》の數《すう》を定《さだ》むる基礎《きそ》。
〔陽神〕元神《げんしん》。
〔陽生〕即《すなは》ち陽氣生《やうきせい》。內景《ないけい》には暖信《だんしん》、外景《ぐわいけい》には陽擧《やうきよ》、癢生等《やうせいとう》の徵《ちよう》あり。
〔陽精〕元精《げんせい》。
〔陽生〕陽生《やうせい》の時《とき》全身《ぜんしん》の毛孔《もうこう》に癢感《やうかん》を生《しやう》ず以《もつ》て陽生《やうせい》を檢知《けんち》すべし。
〔欲定〕佛語《ぶつご》。根本《こんぽん》四禪《ぜん》を發《はつ》する以前《いぜん》の禪《ぜん》境《きやう》の稱《しよう》。
〔欲界定〕佛語《ぶつご》。自己《じこ》の存在《そんざい》は忘《わす》れないが、殆《ほと》んどこれを覺知《かくち》せざる禪境《ぜんきやう》。

ら

〔籟鳴る〕炁中《きちう》に火《ひ》の發《はつ》したる喩《たとへ》。
〔樂〕佛語《ぶつご》。正禪《しやうぜん》を發《はつ》したるとき心身《しんく》に怡《い》樂《らく》を感《かん》ず。十功德《くどく》の一。
〔樂支〕佛語《ぶつご》。根本禪《こんぽんぜん》に於《おい》て心安穩《こゝろあんうん》にして怡樂《いらく》を感《かん》ず。五支《し》の一。
〔亂提〕藥炁《やくき》未《いま》だ動《うご》かざるに亂《みだ》りに周天《しうてん》を

行《ぎやう》ずること。

り

【離火】元神《げんしん》の火《ひ》。

【離中の靈】元神《げんしん》。

【龍宮】龍《りう》を精《せい》と爲《な》す、精《せい》の宮《きゆう》卽《すなは》ち炁穴《きけつ》。

る

れ

【冷】佛語《ぶつご》。正禪《しやうぜん》發《はつ》するときは身《み》に冷觸《れいしよく》を生《しやう》ず。八觸《そく》の一。

【靈烏】元神《げんしん》の喩《たとへ》。烏《からす》は日中《につちう》にありこの傳說《でんせつ》あり。日《ひ》を元神《げんしん》に喩《たと》へていふ。

【靈覺】神知《しんち》。

【靈芽】陽生《やうしやう》じて未《いま》だ微《び》なるもの。

【靈鬼】假令《たとひ》諸多《しよた》の奇蹟《きせき》を行《ぎやう》じ得《う》るも、漏盡《ろじん》を得《え》ざれば五通《つう》の靈鬼《れいき》たるのみ。

【靈臺】心《こゝろ》をいふ。

【靈物】炁《き》及《およ》び神《しん》。この二者《しや》相合《あひがつ》して道《みち》を成《じやう》ずる故《ゆゑ》にいふ。

【靈陽宮】頭《かしら》、卽《すなは》ち元神《げんしん》の住處《ぢうしよ》。

【煉】藥《くすり》を煉《ね》ること、卽《すなは》ち周天《しうてん》を行《ぎやう》ずること。

【煉炁】炁化《きくわ》して藥《くすり》と爲《な》り、藥《くすり》を煉《ね》つて丹《たん》と爲《な》す。

【煉成】炁《き》を煉《ね》つて丹《たん》を成《な》すこと。

〔煉精〕精《せい》を煉《ね》るは炁《き》を發生《はつせい》せしむるための修法《しうはふ》。

〔煉丹〕藥《くすり》を煉《ね》つて丹《たん》となすと雖《いへど》も、その目的《もくてき》を前《まへ》に廻《めぐ》らして丹《たん》を煉《ね》ると稱《しよう》す。銅《どう》を鑄《い》て錢《ぜに》と爲《な》すを鑄錢《ちうせん》と稱《しよう》するが如《ごと》し。

〔煉丹家〕煉丹《れんたん》を修《しう》する人《ひと》。

〔煉丹の道〕仙道《せんだう》。

〔戀吸〕神炁《しんき》相合《あひがつ》すること戀《こ》ふて吸引《きふいん》するが如《ごと》し。

ろ

〔漏盡〕丹成《たんな》れば精《せい》また走漏《そうろう》することなしこれを漏盡《ろじん》といふ。

〔漏盡成〕漏盡《ろじん》の成《じやう》じたること。

〔漏盡通〕本來佛語《ほんらいぶつご》なり。漏盡《ろじん》を得《う》れば心《こゝろ》善《よ》く解脫《げせつ》して自在《じざい》なり。故《ゆゑ》に通《つう》と稱《しよう》す。

〔漏刻〕刻漏《こくろう》と同《おな》じ。周天《しうてん》の息《そく》の喩《たとへ》。

〔爐〕炁穴《きけつ》を爐《ろ》に喩《たと》ふ。その他《た》用《もち》ふること多《おほ》し。

〔爐焰〕爐《ろ》より先天《せんてん》の炁《き》の發《はつ》するをいふ。陽生《やうせい》、藥產等《やくさんとう》卽《すなは》ち是《こ》れなり。

〔爐中の火〕先天《せんてん》の炁《き》、爐焰《ろえん》と同《おな》じ。

〔爐中の火種〕微陽《びやう》、爐中《ろちう》の殘火《のこりび》の如《ごと》く、妄《みだ》りに鼓吹《こすゐ》するときは却《かへ》つてこれを失《うしな》ふ憂《うれひ》あり。溫養《をんやう》を要《えう》す。

〔爐中の精〕炁穴《きけつ》に在《あ》るの精《せい》。

〔爐鼎〕炁《き》穴《けつ》を爐《ろ》と爲《な》し、泥丸《でいぐわん》を鼎《てい》と爲《な》す。

〔爐鞴〕橐籥《たくやく》と同《おな》じ。武火《ぶくわ》を用《もち》ふること。

〔老〕藥《くすり》が過熟《くわじゆく》して藥炁《やくき》の耗散《かうさん》せるもの、煉《ね》つて丹《たん》と爲《な》すに堪《た》えず。

〔老子〕道徳經《だうとくきやう》を著《あらは》したる古聖者《こせいじや》。道教《だうけう》に於《おい》て太上老君《たいじやうらうくん》と稱《しよう》して尊崇《そんすう》す。

〔六度〕佛語《ぶつご》。菩薩《ぼさつ》の行《ぎやう》。布施《ふせ》、持戒《ちかい》・忍辱《にんにく》、精進《しやうじん》、禪定《ぜんぢやう》、智慧《ちゑ》、この六種《しゆ》の善《ぜん》行《ぎやう》は苦海《くかい》を度《わた》るの舟《ふね》なる故《ゆゑ》に六度《ど》といふ。

わ

〔終〕

解題

本書は昭和二年に実業之日本社から刊行された伊藤光遠『煉丹修養法』の復刻版である。原本は四六判上製であるが、復刻にあたってはA５判並製とした。

煉丹法とは、心を虚無の状態に置くことでまず精を養い、つぎに観想法によって精を気穴＝丹田に回収し、神気合一せしめて気穴より真気（薬）を発生させ、周天を行じてこの真気を練り、大薬を得るの法で、ここに至れば目より臍に至るの一路に光が走るのを見るに至る（止火）という。

さて、本書は三部構成からなる。

第一部では、修丹を行うに際してのさまざまな注意を述べたうえで、その実践法の要旨を具体的に述べる。筆者はここで生じた疑問については、第二部を参照熟読せよという。根本禅と煉丹法を対比し、前者は心的過程に重点を置き、後者は体的過程に重点を置くという相異はあるが、その内容において共通点が多いとして、具体的な現象を逐一あげて詳述している点は参考になる。仏道と仙道の一致を説いた白隠禅師を想いうかべるが、筆者によれば、白隠禅師の仙道はせいぜい胎息程度のもので煉丹ではないという。

第二部は、本書の眼目ともいうべきところで、柳華陽が煉丹の秘技を詳説した『金仙証論』を現代日本語に訳し、初心者でも理解できるように実践本位の詳しい解説を付している。柳華陽は、清の乾隆帝時代の禅師であるが、「仙仏合宗」を唱えた伍沖虚から仙道の秘旨を授けられ、伍柳丹法（伍は伍沖虚、柳は柳華陽）とよばれる一派を形成した人物である。他に著書として『慧命経』があり、これは、ユングの『黄金の華の秘密』に付録として集録されている。

第三部は仙道用語の小事典で、本書のみならず神仙道全般を理解するうえで裨益するところ大といえよう。

編集部

煉丹修養法

昭和二年四月　八　日　初版発行
令和五年一月二十五日　復刻版第四刷発行

著　者　伊藤光遠

発行所　八幡書店
東京都品川区平塚二—一—十六
KKビル五階
電話　〇三（三七八五）〇八八一
振替　〇〇一八〇—一—四七二七六三

ISBN978-4-89350-581-1 C0014 ¥4300E